全国高职高专院校药学类专业核心教材

药品调剂技术

（供药学、中药学专业用）

主　编　黄欣碧
副主编　廖乃英　樊鑫梅
编　者　（以姓氏笔画为序）
马千里（长春医学高等专科学校）
李巧芳（北京卫生职业学院）
李晓平（广西中医药大学附属瑞康医院）
张　波（广西工业职业技术学院）
黄欣碧（广西卫生职业技术学院）
廖乃英（广西卫生职业技术学院）
樊圣丽（山西药科职业学院）
樊鑫梅（江苏食品药品职业技术学院）

中国健康传媒集团
中国医药科技出版社·北京

内容提要

本教材是“全国高职高专院校药学类专业核心教材”之一，系根据高等职业学校药学类专业教学标准及药品调剂岗位需求，按照专业核心课程主要教学内容的基本要求和课程特点编写而成。内容上涵盖调剂学概论、西药调剂、中药调剂及药品调剂质量控制等内容。本教材为书网融合教材，即纸质教材有机融合电子教材、教学配套资源（PPT、微课、视频、图片等）、题库系统、数字化教学服务（在线教学、在线作业、在线考试），使教学资源更加多样化、立体化。

本教材主要供高职高专院校药学、中药学等专业教学使用，也可作为医药行业培训和自学用书。

图书在版编目（CIP）数据

药品调剂技术/黄欣碧主编．—北京：中国医药科技出版社，2021.12（2025. 8 重印）.

全国高职高专院校药学类专业核心教材

ISBN 978－7－5214－2883－4

Ⅰ.①药…　Ⅱ.①黄…　Ⅲ.①调剂学－高等职业教育－教材　Ⅳ.①R942

中国版本图书馆 CIP 数据核字（2021）第 253592 号

美术编辑　陈君杞

版式设计　友全图文

出版　**中国健康传媒集团**｜中国医药科技出版社

地址　北京市海淀区文慧园北路甲 22 号

邮编　100082

电话　发行：010－62227427　邮购：010－62236938

网址　www.cmstp.com

规格　889mm×1194mm 1/16

印张　11

字数　306 千字

版次　2021 年 12 月第 1 版

印次　2025 年 8 月第 7 次印刷

印刷　北京印刷集团有限责任公司

经销　全国各地新华书店

书号　ISBN 978－7－5214－2883－4

定价　35.00 元

出版说明

为了贯彻党的十九大精神，落实国务院《国家职业教育改革实施方案》文件精神，将“落实立德树人根本任务，发展素质教育”的战略部署要求贯穿教材编写全过程，充分体现教材育人功能，深入推动教学教材改革，中国医药科技出版社在院校调研的基础上，于2020年启动“全国高职高专院校护理类、药学类专业核心教材”的编写工作。

党的二十大报告指出，要办好人民满意的教育，全面贯彻党的教育方针，落实立德树人根本任务，培养德智体美劳全面发展的社会主义建设者和接班人。教材是教学的载体，高质量教材在传播知识和技能的同时，对于践行社会主义核心价值观，深化爱国主义、集体主义、社会主义教育，着力培养担当民族复兴大任的时代新人发挥巨大作用。在教育部、国家药品监督管理局的领导和指导下，在本套教材建设指导委员会和评审委员会等专家的指导和顶层设计下，根据教育部《职业教育专业目录（2021年）》要求，中国医药科技出版社组织全国高职高专院校及其附属机构历时1年精心编撰，现该套教材即将付梓出版。

本套教材包括护理类专业教材共计32门，主要供全国高职高专院校护理、助产专业教学使用；药学类专业教材33门，主要供药学类、中药学类、药品与医疗器械类专业师生教学使用。其中，为适应教学改革需要，部分教材建设为活页式教材。本套教材定位清晰、特色鲜明，主要体现在以下几个方面。

1. 体现职业核心能力培养，落实立德树人

教材应将价值塑造、知识传授和能力培养三者融为一体，融入思想道德教育、文化知识教育、社会实践教育，落实思想政治工作贯穿教育教学全过程。通过优化模块，精选内容，着力培养学生职业核心能力，同时融入企业忠诚度、责任心、执行力、积极适应、主动学习、创新能力、沟通交流、团队合作能力等方面的理念，培养具有职业核心能力的高素质技能型人才。

2. 体现高职教育核心特点，明确教材定位

坚持“以就业为导向，以全面素质为基础，以能力为本位”的现代职业教育教学改革方向，体现高职教育的核心特点，根据《高等职业学校专业教学标准》要求，培养满足岗位需求、教学需求和社会需求的高素质技术技能型人才，同时做到有序衔接中职、高职、高职本科，对接产业体系，服务产业基础高级化、产业链现代化。

3. 体现核心课程核心内容，突出必需够用

教材编写应能促进职业教育教学的科学化、标准化、规范化，以满足经济社会发展、产业升级对职业人才培养的需求，做到科学规划教材标准体系、准确定位教材核心内容，精炼基础理论知识，内容适度；突出技术应用能力，体现岗位需求；紧密结合各类职业资格认证要求。

4. 体现数字资源核心价值，丰富教学资源

提倡校企“双元”合作开发教材，积极吸纳企业、行业人员加入编写团队，引入一些岗位微课或者视频，实现岗位情景再现；提升知识性内容数字资源的含金量，激发学生学习兴趣。免费配套的“医药大学堂”数字平台，可展现数字教材、教学课件、视频、动画及习题库等丰富多样、立体化的教学资源，帮助老师提升教学手段，促进师生互动，满足教学管理需要，为提高教育教学水平和质量提供支撑。

编写出版本套高质量教材，得到了全国知名专家的精心指导和各有关院校领导与编者的大力支持，在此一并表示衷心感谢。出版发行本套教材，希望得到广大师生的欢迎，对促进我国高等职业教育护理类和药学类相关专业教学改革和人才培养做出积极贡献。希望广大师生在教学中积极使用本套教材并提出宝贵意见，以便修订完善，共同打造精品教材。

数字化教材编委会

主　编　黄欣碧
副主编　廖乃英　樊鑫梅
编　者　（以姓氏笔画为序）
马千里（长春医学高等专科学校）
李巧芳（北京卫生职业学院）
李晓平（广西中医药大学附属瑞康医院）
张　波（广西工业职业技术学院）
黄欣碧（广西卫生职业技术学院）
廖乃英（广西卫生职业技术学院）
樊圣丽（山西药科职业学院）
樊鑫梅（江苏食品药品职业技术学院）

前 言

药品调剂技术是教育部2019年高职学校药学专业教学标准中所列出的专业核心课程。通过本课程学习，旨在使学生掌握处方审核、调配原则与基本程序，能够按照处方正确、独立完成基础药品调剂工作，进行安全合理用药指导，能够正确完成静脉用药集中调配。

本教材编写是依据《国家职业教育改革实施方案》文件精神，坚持“以就业为导向、全面素质为基础，能力为本位”的现代职业教育教学改革方向，体现高等职业教育的属性，按照教育部《高等职业学校专业教学标准》要求，以专业人才培养目标为依据，以岗位需求为导向，以增强学生就业创业能力为核心，以职业能力培养为根本，并做到对应相应职业类别、衔接中职相应专业，科学规划、准确定位。内容上涵盖调剂学概论、西药调剂、中药调剂及药品调剂质量控制等内容。本教材参照高级中药调剂员国家职业标准、全国卫生系列药学（中药学）专业技术资格（职称）和国家执业药师等资格考试大纲要求编写，使教学内容更加贴近实际工作岗位的要求，为学生进入药品调剂岗位就业及进一步考取药师（中药师）资格奠定基础，具有较强的针对性和实用性。

本教材由黄欣碧担任主编，具体编写分工如下：第一章第一及第四节由廖乃英编写，第二及第三节由张波编写；第二章第一节由李巧芳编写，第二及第六节由黄欣碧编写，第三节由樊鑫梅编写，第四及第五节由李晓平编写；第三章第一节由廖乃英编写，第二节由樊圣丽编写，第三节由马千里编写，第四节由张波编写，第五节由黄欣碧编写；第四章由李巧芳编写；李晓平负责编写大纲及整本教材审核工作；黄欣碧负责全书统稿工作。

本教材在编写过程中得到全体编者及所在院校的大力支持，同时多家医疗机构、药品零售企业、行业领导及同行也给予支持和帮助，在此一并致以诚挚谢意。

由于编者水平与经验所限，难免存在不足与疏漏之处，恳请广大读者提出宝贵意见，以便进一步修订完善。

编 者

2021 年 10 月

目录

第一章　调剂学概论

PPT

第一节　绪　论

学习目标

知识目标

1. 掌握　调剂学作用；医院药房的组织机构；医院药房的任务；医院药房的分类；社会药房特点及人员要求；调剂服务礼仪的基本内容与技能。

2. 熟悉　医院药房岗位设置；社会药房分类；调剂工作中关于调剂服务礼仪的具体要求。

3. 了解　调剂学历史和现状；医院药房的性质；调剂服务礼仪的意义。

技能目标

能说出调剂学的基本作用；学会药房分类，能说出医院药学部的组织机构；了解药店药师特点；能熟记调剂服务礼仪在仪表、仪态、收方、发药、接听电话等环节的基本内容和要求。

素质目标

尊重生命、严谨细致，有传承调剂文化意识和团队合作精神。

导学情景

情景描述：小马在门店实习已经有五个月，在实习期间，她勤学好问，调剂业务熟练，文明待客，业绩非常好。小马对自己的仪容仪表严格要求，和蔼可亲，百问不厌，社区里的很多群众尤其是老年人都说她服务用心，特别喜欢让小马推荐药品。因得到群众的肯定，小马也特别有成就感。经理常夸赞小马是青年才干，并决定等小马一毕业就让其转为正式员工。还鼓励只要小马继续好好干，还会给她更大的发展空间。

情景分析：调剂人员不仅需要熟练的操作能力，也需要注重仪容仪表。

讨论：进入工作岗位之后，你会以怎样的状态对待工作呢？

学前导语：药品调剂是一项有关特殊商品的服务工作，调剂人员不仅需要熟练的业务能力，也要注重个人仪容仪表、礼貌待人。优良而用心的服务不仅能得到老百姓的肯定，也是调剂人员学会尊重人、尊重生命的医药学伦理体现。

调剂学是一门涵盖领域广，近年来发展较迅速的药学分支学科，其任务是研究和指导药品的正确合理使用，其目的是为患者提供安全、高效的药学服务。调剂学有狭义和广义之分，狭义的调剂学是指按照医师处方为患者配制，注明用法、用量，并进行用药交代的服务过程。广义的调剂学则是涉及上述技术和服务的多门学科，如药剂学、临床药理学、信息技术、药事管理及服务管理等，是涉及多学科的综合性、应用性学科。

一、调剂学历史

调剂学是随着药学的逐步发展而出现的。调剂学的起源与发展经历了漫长的探索和实践的过程，在近现代逐渐独立成为一门学科。

（一）调剂学的起源

1. 酒剂的发明 远在夏禹时期，人类祖先就已发明了酿酒技术。用酒来浸泡药物，制造药酒，这就是我国药物酒剂的早期雏形。甲骨文中即有“鬯其酒”的记载。据汉·班固《白虎通义·考黜篇》注释：“鬯者，以百草之香，郁金合而酿之成为鬯。”可见，“鬯其酒”就是制造芳香的药酒。酒剂的使用有利于中药有效成分的溶出，有助于临床疗效的提高，对医药的发展产生了重要的影响。

2. 汤液的创新 在用单味药治疗疾病的同时，为了更好地发挥药物的治疗作用和适应比较复杂的病情，人们开始把几种药物配合起来组成复方，用水作为溶剂经过煎煮后应用，这就是中药最早、最基本的剂型之一“汤剂”，最早的汤剂称为“汤液”，相传由商代伊尹所创制。晋·皇甫谧《针灸甲乙经》序中谓：“伊尹以亚圣之才，撰用神农本草，以为汤液。”汤剂的出现，标志着方剂的诞生，成为我国最早的中药制剂。

3. 药物调剂的产生 到了周代，宫廷医师已有明确分工，据《周礼·天官冢宰下》谓：“医师掌医之政令，聚毒药以供医事。”为众医之长，医师之下设有“府”职，掌司药物。这是我国中医药史上有关专职药物调剂的最早记载。

（二）调剂学的发展

1. 中药调剂的起步 《五十二病方》是我国史料最早的方剂书，其收载丸剂、散剂、汤剂等剂型，该书标志着中药调剂实践已具雏形。在春秋战国时期出现的《黄帝内经》更是全面总结了中药调剂的基本理论和操作技术。秦国统一后，朝廷设置药丞、主方、主药等职位，负责管理皇帝的药品和配方，此时医事管理和药事管理开始有了较明确的区分。西汉末年至东汉初年出现的我国现存最早的本草专著《神农本草经》，全书载药365种，论述了中药的基本理论，并介绍了中药的产地、采集、加工、贮存及真伪鉴别等，涵盖了中药的有毒无毒、配伍、辨证用药原则、服药方法及丸、散、膏、酒等多种剂型的调制方法等调剂知识。东汉时期著名医药学家张仲景所著的《伤寒杂病论》记载了药物的配伍、正确使用、合理煎煮、恰当炮制等丰富的调剂内容。

2. 中药调剂的蓬勃发展 唐代的经济文化繁荣，交通发达，外贸增加，药品输入日益增多。公元659年唐政府颁布了由苏敬、李静等23人编著的《新修本草》，该书记载药物达到844种，介绍药物的性味、产地、功效、禁忌和药物图谱，补充古书未收载的药品，修订有错内容的记载，是我国古代一部重要的药学专著，也是世界上公开颁布的最早的药典，比公元1542年欧洲纽伦堡药典要早800余年。孙思邈在《备急千金要方》中，记录了大量处方调剂知识如用药、服药等，并介绍了制药使用的剂量工具如称、斗、升、合以及制剂工具如铁臼、木臼、刀砧、玉槌、瓷钵、釜、铁匙等许多调剂工具，目前还很有现实指导意义。

宋代的医药学有较大的发展，这一时期的医药学著作较多，如《开宝本草》《图经本草》《太平惠民和剂局方》等。“太医局卖药所”，即我国第一家官办商业性药房也在此期间出现，可从事药材的储备、调制和销售，不仅有中药饮片，还有散剂、丸膏药、丹等剂型。此后“太医局卖药所”改称“惠民药局”。药局的产生促进了药材检验、成药生产的发展，带动了炮制、制剂技术的提高，并制定了制剂规范，《太平惠民和剂局方》即是这方面的重要文献。

元代仍沿用“惠民药局”，同时十分重视药品管理，明令禁止销售有毒药材如乌头、附子、巴豆、砒霜、藜芦、大戟、芫花、甘遂等。同时，“十八反”和“十九畏”歌诀的出现，也说明元代对药物配伍禁忌的重视。

明代时期，出现了李时珍、刘方泰等著名药学家。李时珍花费毕生精力编著了科学巨著《本草纲目》，该书不仅总结了我国16世纪以前的药物学知识，而且还广泛介绍了植物学、动物学、矿物学、冶金学等多学科知识，是我国科技史上极其辉煌的硕果。

药爱生命

《本草纲目》是李时珍自嘉靖三十一年（1552年）至万历六年（1578年），历时二十七载，三易其稿著成，共五十二卷，初刊于金陵。收载药物1892种，改绘药图1160幅，阐发药物的性味、主治、用药法则、产地、形态、采集、炮制、方剂配伍等，并载附方11096首。

李时珍在编写《本草纲目》的过程中，最使他头痛的就是由于药名混杂，往往弄不清药物的形状和生长的情况。过去的本草书并没有深入实际开展调查研究。在他父亲的启示下，李时珍认识到，“读万卷书”固然重要，但“行万里路”更不可少。于是，他一方面“搜罗百氏”，另一方面“采访四方”，深入实际进行调查。编著期间，多次离家外出考察，足迹遍及名山大川，弄清了许多疑难问题。

这部巨著，耗尽了李时珍毕生心血，给无数家庭带来安康幸福。同时，李时珍还给后人留下一种为医学事业舍身忘我的崇高精神，是我们每一位医药人员学习的标杆。

3. 西药调剂的产生　清代研究本草之风盛行，如赵学敏编著《本草纲目拾遗》，载药921种，不仅拾《本草纲目》之遗，而且对其已载药物治疗未备、根实未详者，也详加补充。清朝末年，资本主义在我国开始萌芽，医药行业开始蓬勃发展，私人药店也很兴盛，出现了北京“同仁堂”等著名药店。同时西医药开始传入中国。18世纪40年代，外商开始在我国的香港、上海、广州、天津等通商口岸设立西药房，如屈臣氏药房、上海英商老德记药房、德商科发药房等。1882年，旅美归侨罗开泰在广州创立泰安大药房，为国人最早开设的西药房。同时，西方各国大量派遣传教士和医生来我国，先后在澳门、广州等地开设诊所、医院，出售西药，以西医药理论为基础的西医学开始进入中国。这些西医院按疾病分科设置，同时开设有西药房，备有进口的化学药品。西药房同时也简单调配酊剂、溶液剂等临时制剂，开始了国内西药调剂的工作模式。

4. 中、西药调剂的发展　我国从古代开始，医师和药师的职业基本是不区分的，中医坐堂诊病，接着调剂药品，配方发药。进入20世纪，大量西药进入临床，西医药学的引入使传统调剂工作发生改变，药师的职业逐渐独立出来，医药开始分业。1949年后，医师和药师执业领域的划分更加明确。调剂学由简单的配方发药逐渐转向关注药物的使用方法、药物配伍等。

二、调剂学现状

传统的调剂工作是根据医师处方，按照调剂流程，及时、准确地调配和分发药剂，调剂处方必须严格按照处方调配操作规程。依据用药的不同，调剂工作分为西药调剂和中药调剂；同时依据调配场所的不同，又分为医院调剂和社会商业药房调剂。

现代医药科学的发展和医学模式的转变使医院药学的内涵发生了重大变化，由传统的药品“保障供应”型转向以患者为中心的“药学服务”型转变，调剂学的任务发生质的变化。调剂工作是整个药学部（科）的重要组成部分，是整个医疗工作中的重要一环。它将直接把药品交到患者手中立即使用，直接关系到患者的生命安危。

随着医院科技的发展和各级医院的规模、功能不断健全，调剂工作也有所发展，主要表现在专业化程度逐步增强，业务内涵逐渐丰富，岗位设置基本齐全，人员队伍相对固定，且在数量上有了较大增长，操作程序正逐步走向正规，条件较好的医院引入电子配方机和电脑管理，个别医院为了改进调剂称量操作，保证用药质量，减轻劳动强度，试行改变了饮片形态和定量分包的办法。所有这些都有助于改善医院的调剂工作，但调剂工作仍有诸多问题有待完善解决。目前我国医院药学和医院调剂的工作模式和发展状态主要有以下三个类型。

（一）单纯供应服务型

多数基层医院药房主要工作是药品的采购供应和药房的调剂。药师日常工作仅限于领药、调配、发药，因药师缺乏临床医学知识和药物治疗学知识，很少开展临床药学服务。

（二）知识与技术服务型

多数市级和部分县级医院的药学部门，除传统的药房调剂工作以外，还开展临床药学服务，进行处方分析和抗菌药物使用监测，为患者提供用药咨询、编写药讯，有条件的还进行治疗药物监测。

（三）知识技术服务与科研教学型

大型医疗机构的药学部门，调剂工作改成大窗口或柜台式服务模式，强调以患者为中心，注重人文服务，使用计算机信息系统进行处方审核和监测，引入门诊药房整盒发药系统和住院药房自动摆药系统等现代化调剂设备，提高调剂工作质量和效率，让药师有更多的时间开展门诊用药咨询、出院带药指导、参与临床查房和病例会诊、通过药学部的网页开展面向社会公众的网络药学服务等工作。同时药学部门还承担一定的科研教学任务，通过开展科研课题研究，以项目带发展，通过给学生授课和带教实习，以教学带发展，从而促进药学学科建设和发展。

练一练1-1

下列不属于调剂学现状的是（　）。

A. 调剂工作以保障“药品供应”型为主

B. 现代调剂工作专业化程度逐步增强，业务内涵逐渐丰富

C. 调剂工作岗位设置基本齐全，人员队伍相对固定

D. 调剂操作程序正逐步走向正规

E. 条件较好的医院引入电子配方机和电脑管理

答案解析

三、调剂学作用

调剂学在医疗卫生事业中的任务是帮助患者正确认识药物、使用药物，熟悉用药技巧，更好发挥应有的药效，为患者提供安全、高效的药学服务。调剂学的作用主要体现在以下方面。

1. 通过审核、调配处方及发药，为患者提供安全、有效及经济的药品，避免用药错误的现象。

2. 以患者为中心，提供药物合理应用的方法及相关知识，回答患者咨询、开展用药教育，为患者提供直接的、负责任的药学服务，提高医疗质量和患者的生活质量。

3. 严格按照规定管理麻醉药品、医疗用毒性药品和精神药品并监督临床使用等。

4. 社会药房的调剂工作还要担负配售卫生用具、医疗器械等任务。

想一想1-1

现代药学服务的模式是什么？

答案解析

PPT

第二节　医疗机构药房

医疗机构是指根据《医疗机构管理条例》和《医疗机构管理条例实施细则》的规定，经登记取得医疗机构执业许可证的机构。包括综合医院、中医医院、中西医结合医院、康复医院、妇幼保健院、社区卫生服务中心、乡（镇）卫生院、综合门诊部、诊所等十四大类，其中最主要的类别是医院。医院主要设置临床科室（包括内科、外科、妇科、儿科等）及医技科室［包括药学部（科）、检验科、放射科等］。

看一看

医院分类

医院按收治范围可分为综合医院、专科医院、康复医院、儿童医院、中医医院、传染病医院、职业病医院等。按所在地区，可分为城市医院（省、市、社区医院）、农村医院（县、乡、镇医院）。按所有制，可分为国家所有制医院、股份制医院、个体民营所有制医院。国家有关部门按照医院的功能和相应规模、技术、管理及服务质量等综合水平，将医院划为一定级别和等次。中国医院共分为三级十等，即一级甲、乙、丙等；二级甲、乙、丙等；三级特、甲、乙、丙等。

依据《医疗机构药事管理规定》，医疗机构应根据本机构的功能、任务、规模，设置相应的药学部门，三级医院设置药学部，并可根据实际情况设置二级科室；二级医院设置药剂科；其他医疗机构设置药房。医院药学部（科）和医院药房不仅承担药品供应、配送和调剂的业务，它也是医院药事管理的职能部门和提供药学服务的技术科室。

一、医院药学部（科）的组织机构

药学部门具体设置的业务科室，主要依据该机构的性质、就诊人数、住院人数、医院的建筑、药学部门的任务等多种因素综合考虑来定。目前，医院实施“以患者为中心”的服务理念，设置药学部门时，要充分体现以患者为中心，保证预防、医疗、保健等中心任务的完成。

（一）三级医院药学部（科）的组织机构

依据《医疗机构药事管理规定》，三级医院应设置药学部，并根据实际需要，可下设相应的二级科室，图1-1所示的组织机构仅供参考，各医院可根据本院具体业务、人员和工作量适当增减科室。

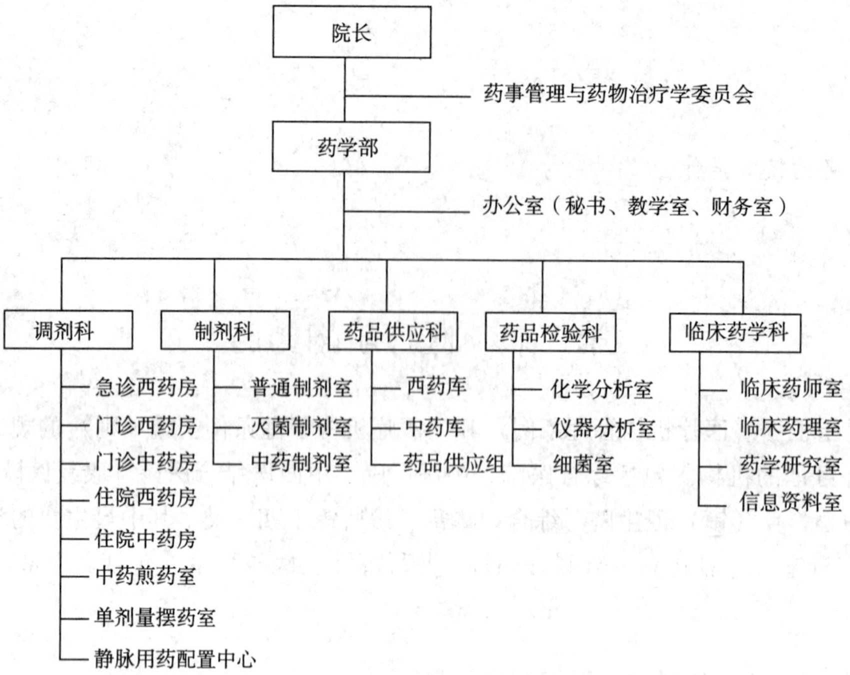

图1－1　三级医院药学部的组织机构

（二）二级医院药学部（科）的组织机构

依据《医疗机构药事管理规定》，二级医院应设置药剂科，图1－2所示的组织机构仅供参考，各医院可根据本院具体业务、人员和工作量适当增减科室。

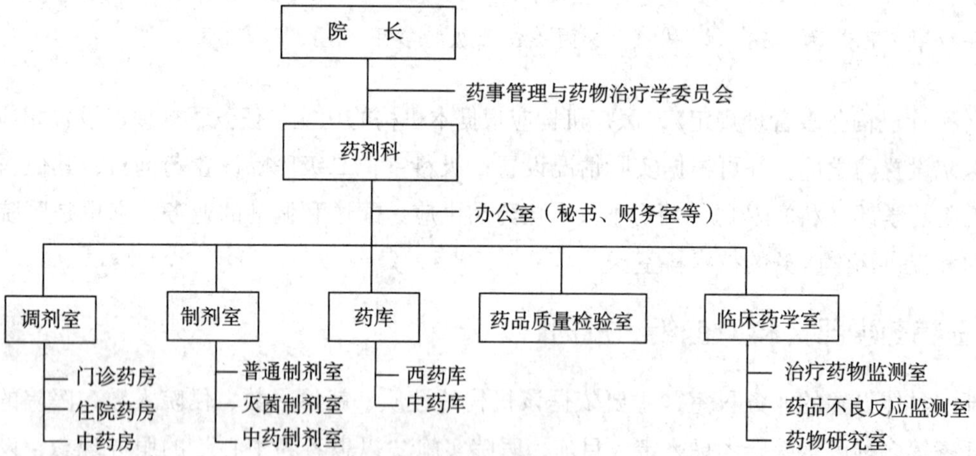

图1－2　二级医院药剂科的组织机构

（三）一级医院药学部（科）的组织机构

依据《医疗机构药事管理规定》，乡镇卫生院及社区卫生服务中心设置药房，图1－3所示的组织机构仅供参考，各医院可根据本院具体业务、人员和工作量适当增减科室。

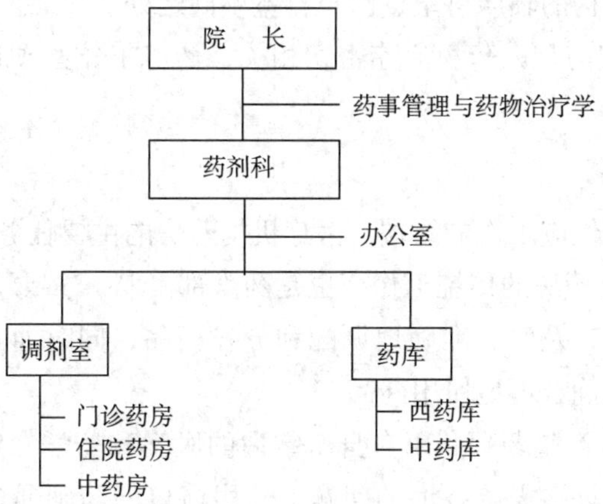

图 1－3　一级医院药剂科的组织机构

二、医疗机构药房

（一）医疗机构药房的分类

2011 年 1 月 30 日以卫医政发［2011］11 号文颁发的《医疗机构药事管理规定》第十一条规定："医疗机构应当根据本机构功能、任务、规模设置相应的药学部门"。根据上述要求，药学部（科）按照本医疗机构需要，下设若干药房，统称"调剂部门"。医院药房是医院药品供应工作的终端，根据服务对象和医疗区域的不同，医院药房分为门诊药房、住院药房和急诊药房。

1. 门诊药房　直接面对门诊患者，根据医师处方调配药品并发放交付患者。同时通过发药交代和用药咨询，指导患者正确合理使用药品。大型医疗机构的门诊药房根据调配药品类别的不同分为门诊西药房和门诊中药房。

（1）门诊西药房　主要为门诊患者调配西药处方。

（2）门诊中药房　主要为门诊患者调配中药饮片处方和中成药处方。

2. 住院药房　又称病区（房）药房，它直接面对住院患者，根据医师处方或者医嘱调配单调配药品并发放交付患者或者领药护士。

3. 急诊药房　面对病情危急的患者，需要快速抢救，及时用药。规模较小的医院，如果门（急）诊在同一区域或距离较近，可在门诊药房设立急诊专用窗口，并配置醒目的标志和提示。

此外，一些大型医疗机构的药学部门根据临床需要还设有儿科药房、传染科药房和皮肤科药房等专科药房。

（二）医疗机构药房的性质

医疗机构药房属医疗技术部门，具有事业性、专业技术性、综合性及服务性的特点。

1. 事业性　药房是医疗机构中的一个部门，直属院长领导，不具备法人资格，不承担投资风险。这是医疗机构药房与社会药房的根本区别。

2. 专业技术性　药房主要工作是调剂、制剂、药检、临床药学及药学监护等工作，专业技术要求高。工作职责体现在要求医院药师能审核和调配处方；能评价处方和处方调配中的药物；能配制院内制剂；能承担药物治疗监护工作；能够回答患者、医师、护士有关处方中药物的各方面问题；能提供药学服务等。《药品管理法》明确规定必须配备依法认定资格的药学技术人员，非药学技术人员不得直接从事药品调剂工作。随着专业分工的变细，其技术性水平要求也日趋提高。

3. 综合性　药房既具有专业技术性，同时又具经济性，经济活动频繁；还具有对药品质量检查、抽查的监督性。这是和医疗机构的临床科室、医技科室不同之处。

4. 服务性 医疗机构药房与临床药物治疗密切相关，药房工作必须以患者为中心，一切工作围绕保证药物治疗的合理与经济。

（三）医疗机构药房的任务

医疗机构药房是医院药品供应工作的终端。医疗机构药房的主要任务如下。

1. 调配处方 调剂工作是药房的传统工作，也是药学部（科）重要的工作内容之一。药房直接面对患者，根据医师处方或医嘱，及时、准确地调配和分发药品，同时通过发药交代、用药咨询、科普宣教等药学服务，指导患者正确合理地使用药品。

2. 开展用药咨询 用药咨询是药师利用自身所掌握的医学和药学专业知识，指导广大患者安全用药。患者在第一次取药时，有许多需要咨询的问题，药房窗口的药师通过发药交代，可以较好地解除患者用药的疑问。在工作、时间许可的情况下，药师应主动与患者交流，鼓励患者提出其他的疑问，并及时帮助解答，使患者能准确地按医嘱使用药物。药师在完成发药和咨询后，应告诉患者有疑问及时向药师咨询，并提供联系方式。

3. 药品请领与管理 根据药房药品消耗及库存情况，及时向药库请领药品，同时按照国家药品法律法规对药房内药品进行管理。

4. 承担教学工作 二级以上医疗机构药学部（科）还承担医药院校学生教学工作。教学工作也是医院药学部（科）的重要工作领域。授课和带教实习不但是医院药师培养药学人才的一项本职工作，同时，通过教学也能提高带教人员的知识水平和教学能力，大大促进医院药学各项工作的开展，提高学科发展水平。

（四）医疗机构药房的岗位设置

医疗机构药房主要工作内容包括接收和审核处方、调配处方药品、核对和发放药品、发药交代和用药指导等。其主要工作目标就是要确保患者药物治疗的及时性、准确性和合理性。根据工作内容，医疗机构药房主要设置以下岗位。

1. 处方审核岗位 2007年5月颁布实施的《处方管理办法》明确规定了药师对处方用药适宜性有审核责任，这表明药师在保证患者安全用药方面扮演越来越重要的角色。

《处方管理办法》还明确规定“具有药师以上专业技术职务任职资格的人员负责处方审核、评估、核对、发药以及安全用药指导”，这说明药师必须具备一定知识技能，熟悉药品管理法律法规、掌握药物治疗学等相关知识，获得资格后，方可胜任处方审核工作。

2. 处方调剂岗位 处方调剂是将审核合格的处方准确调配药品，正确书写药袋或粘贴标签的过程。《处方管理办法》明确规定取得药学专业技术职务任职资格的人员方可从事处方调剂工作。药士可从事处方调配工作。

3. 核对发药岗位 处方调剂完成后，发药药师应核对所调配的药品及患者姓名，将药品逐盒交付患者并向患者交代用法用量及注意事项。

《处方管理办法》明确规定“具有药师以上专业技术职务任职资格的人员负责处方审核、评估、核对、发药以及安全用药指导”。核对发药是药师的职责，对促进患者合理用药、减少药品不良反应及增加患者用药依从性等起着重要作用。

三、医疗机构药师的调剂特征

我国的法律法规对医疗机构药学部（科）的药师及其调剂有更多的要求，由此决定了医院药房的调剂特征。由于诊疗需要，大部分医院药学部（科）一般都设有门诊药房、急诊药房及住院药房，药师的业务领域广泛，调剂技术复杂。同时药事管理委员会、药库、制剂室及质检室等科室也为调剂部门提供技术支持和管理。

（一）法律法规对医院药师的要求

1.《药品管理法》规定，医疗机构应当配备依法经过资格认定的药师或者其他药学技术人员，负责本单位的药品管理、处方审核和调配、合理用药指导等工作。非药学技术人员不得直接从事药剂技术工作。

2.《处方管理办法》规定，医疗机构中取得药学专业技术职务任职资格的人员方可从事处方调剂工作。药师在执业的医疗机构取得处方调剂资格。具有药师以上专业技术职务任职资格的人员负责处方审核、评估、核对、发药以及安全用药指导；药士从事处方调配工作。药师应当凭医师处方调剂处方药品，非经医师处方不得调剂。

3.《医疗机构药事管理规定》规定，依法取得相应资格的药学专业技术人员方可从事药学专业技术工作。

4.《医院中药饮片管理规范》规定，直接从事中药饮片技术工作的，应当是中药学专业技术人员。负责中药饮片临方炮制工作的，应当是具有3年以上炮制经验的中药学专业技术人员；中药饮片煎煮工作应当由中药学专业技术人员负责，具体操作人员应当经过相应的专业技术培训。

（二）法律法规对调剂业务的要求

《药品管理法》《处方管理办法》均对医院药师的调剂行为和调剂业务作出了明确的规定，详见第二章西药调剂和第三章中药调剂。

? 想一想1-2

医院药房处方调配流程中审方、发药必须由具有药师、主管药师资格的药剂人员担任。你认为其意义如何？

答案解析

PPT

第三节 社会药房

社会药房是药品零售企业，也就是老百姓俗称的药店。伴随着我国人口的增长和老龄化加速，药品的绝对需求量增大。随着医疗保健体系和医疗保险制度的不断完善，“小病到药店，大病到医院”已成为很多患者新的选择，社会药房发展非常迅速。

一、社会药房的概念

社会药房是指将购进的药品直接销售给消费者的药品经营企业。

二、社会药房的分类

社会药房有不同的分类方法，因此形成了不同类型药房。

（一）按经营形式分类

1. 单体社会药房（独立社会药房） 依法取得药品经营许可证的单一门店的药品零售经营企业称为单体社会药房（或称为独立社会药房）。人们俗称零售药店。这类药店在我国药品零售业中占的比例很大，其中有的是企业法人，有的是二级法人。

2. 连锁社会药房（零售连锁药店） 是指经营同类药品，使用同一商号的若干门店，在同一总部的管理下，采取统一采购配送、统一质量标准、采购与销售分离、实行规模化管理的组织形式。人们俗称为零售连锁药店。药品零售连锁企业由总部、配送中心和若干门店构成。总部是连锁企业经营管理的核心；配送中心是连锁企业的物流机构，只准向该企业连锁范围内的门店进行配送，不得对该企业外部进行批发、零售；门店按总部的制度、规范要求，承担日常药品零售业务，门店不得自行采购药品。药品零售连锁企业应是企业法人，总店和各个门店必须依法分别取得药品经营许可证。

（二）按医保制度分类

1. 定点零售社会药房（定点零售药店） 是指经统筹地区劳动保障行政部门审查，并经社会保险经办机构确定的，为城镇职工基本医疗保险参保人员提供处方外配服务的零售药店。处方外配是指参保人员持定点医疗机构处方，在定点零售药店购药的行为。定点零售药店必须配备执业药师或依法经资格认定的药学技术人员，具备及时供应基本医疗保险用药和24小时提供服务的能力。

2. 非定点零售社会药房（非定点零售药店） 是指取得药品经营许可证但不具备为城镇职工基本医疗保险参保人员提供处方外配服务的零售社会药房。

看一看

药房分类

1. 社会药房　又称社区药房或零售药店，具有直接面向社会患者、分布广泛、经营范围多样且带有企业性质的特点。目前主要有零售药店和零售连锁药店。

2. 医院药房　又称医疗机构药剂科，它是医疗机构中从事诊断、治疗疾病所用药品的供应、调剂、配制制剂、提供临床药学服务的一个部门。

3. 门诊药房　担负着请领、调配发药、保管及对门诊患者进行药学咨询服务的任务。它对提高临床疗效和医院综合水平有着重要作用。

4. 住院药房　是药房调剂的一个组成部分，承担着住院患者用药调配及管理。依据法规调配住院患者处方和临床医师请领单，保证患者用药准确，优良无误。

三、社会药房的特点

社会药房必须按法定程序，经法定部门审定必须具备的基本条件，准予注册取得许可证，然后才能开展经营活动。与医疗机构药房相比，社会药房具有以下特点。

1. 具有企业性质 社会药房是从事流通活动，给社会提供药品，以盈利为目的而进行自主经营的法人资格的经济组织。要承担投资风险，这是社会药房与医疗机构药房不同之处。

2. 数量众多、分布很广 根据国家药品监督管理局2021年4月20日发布的《药品监督管理统计年度报告（2020年）》显示，截至2020年底，全国共有药品经营许可证持证企业57.33万家。其中，零售药店24.10万家，占经营企业数量的42.03%，零售连锁企业和门店数量31.92万家，占比55.68%，批发企业1.31万家，占比2.29%。

3. 经营多种商品 与医疗机构药房相比，社会药房除了经营处方药、非处方药外，还销售保健用品及简单的医疗器械。

四、社会药房的任务

1. 陈列药品 零售药店应按《药品经营质量管理规范》的要求将采购回来的药品陈列，方便药学人员调配处方药，方便患者拿取非处方药。同时通过陈列，可以展示公司主力医药商品，也可以为供应厂商提供商品展示。

2. 调配处方　零售药店应按《药品经营质量管理规范》及《处方管理办法》的要求对医师处方进行调配，经核对正确后发药给患者，并对患者进行用药指导。

3. 销售药品　零售药店应按《药品经营质量管理规范》和《处方药与非处方药流通管理暂行规定》的要求销售本药房的药品及其他商品，完成公司下达的营业计划。

4. 提供药学服务　面对日益激烈的市场竞争，社会药房必须将工作重心转移到药学服务方面上来，药学服务的内容主要有以下几方面。

（1）合理用药咨询　为患者介绍药品正确用法用量和解释药品不良反应等。

（2）建立药历　药历是指为患者建立的用药档案，其内容包括患者的一般资料、家族史、嗜好、过敏史，历次用药的药品名称、剂量、疗程和不良反应记录等。《优良药房工作规范》指出，根据需要对患者或消费者进行售药记录和用药跟踪，建立药历制度。如果患者每次从社会药房购买的药品都有记载，就可以方便患者管理自己的用药情况，方便药学技术人员向患者提供正确、专业的安全用药指导。

（3）建立随访制度　随访制度是药品售后服务的重要一环。通过随访，可以对患者用药情况进行定期、系统评价，及时了解患者用药问题，通过电话或上门服务，对老顾客进行跟踪随访，并将随访活动和相关的数据进行记录，掌握患者的用药情况，及时了解用药效果。及时发现并解决患者用药中的问题，为患者提供用药关爱。

（4）开展社区药学服务　社会药房可定期到附近的街道、社区、敬老院等单位，开展药物知识的宣传、举办健康教育讲座、发放合理用药宣传资料等，提高大众健康意识，树立社会药房的形象，不断开发新顾客。

五、社会药房的岗位设置

社会药房根据业务需求设置以下岗位。

1. 店长　设置店长岗位1个，负责店面的计划采购、营销策略、经营管理、监督管理店面一切日常事务。社会药房岗位结构见图1－4。

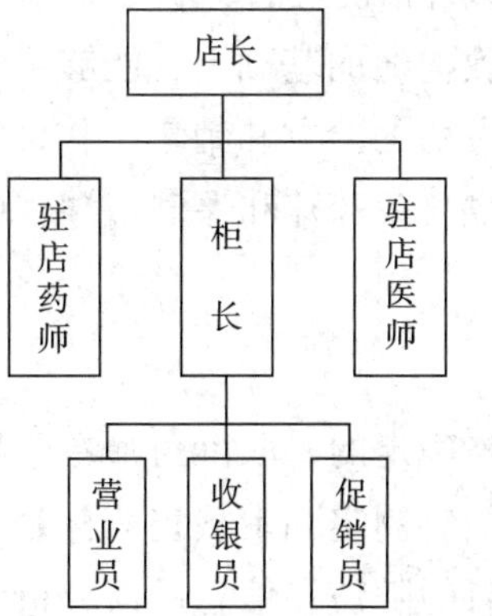

图1－4　社会药房岗位结构

2. 驻店药师（执业药师或药师）　设置驻店药师（执业药师或药师）岗位1个，负责审核、监督医生处方，负责各类药品的用药指导和咨询，管理药品和药学的服务质量。

3. 营业员　设置营业员岗位若干名，负责药店的销售，为店长分担责任，引导顾客购买药品，为顾客介绍本店药品的功效及副作用等。

4. 收银员 设置收银员岗位若干名，其职责是为顾客提供快速、准确的收银服务；规范执行各项收银作业，及时、准确地填写各类收银报表；在收银期间保管本班营业额等；营业员在实际工作中往往需兼职收银员。

5. 促销员 设置促销员岗位若干名，当好顾客参谋，掌握医药商品知识及销售技巧，热情回答顾客提出的各种问题，促进商品销售。

六、社会药房的人员要求

《药品经营质量管理规范》规定，企业法定代表人或者企业负责人应当具备执业药师资格；企业应当按照国家有关规定配备执业药师，负责处方审核，指导合理用药；质量管理、验收、采购人员应当具有药学或者相关专业学历或者具有药学专业技术职称。从事中药饮片质量管理、验收、采购人员应当具有中药学中专以上学历或者具有中药学专业初级以上专业技术职称。营业员应当具有高中以上文化程度或者符合省级药品监督管理部门规定的条件。中药饮片调剂人员应当具有中药学中专以上学历或者具备中药调剂员资格。

《处方药与非处方药流通管理暂行规定》规定，销售处方药和甲类非处方药的零售药店必须配备驻店执业药师或药师以上药学技术人员；执业药师应佩戴标明其姓名、技术职称等内容的胸卡；执业药师证书应悬挂在醒目、易见的地方。

《优良药房工作规范》（试行）规定，社会药房从业人员的思想道德和文化水平必须符合 GSP 的要求，在此基础上按功能将主要从业人员划分为四个等级，即店员、助理药师、药师、执业药师。

（一）店员

店员须具备高中以上学历，必须取得国家相关部门的上岗资格证书。药房根据实际情况可将店员分为初、中、高三级或初、高两级。由中国非处方药物协会组织的药店店员资质考试（GPC）培训可作为店员从业和晋级的重要依据之一。店员要能完成一般的销售任务和日常业务，并在更高级别的药学技术人员的指导下，为患者或消费者提供有关的药学服务。

（二）助理药师

助理药师是经过国家有关部门考试合格确定的、取得助理药师专业技术职务证书的药学技术人员。其工作职责包括在与患者或消费者有效沟通的基础上，能够了解患者或消费者的用药需求，准确提供非处方药，在执业药师指导下进行处方药的验方和销售工作，并做好处方、药物过敏反应、药物不良反应的记录工作。为患者及消费者提供自我药疗和保健指导，单独或指导店员为患者或消费者提供合适的药学服务。

（三）药师

药师是经过国家有关部门考试合格确定的、取得药师专业技术职务证书的药学技术人员。其工作职责除包括助理药师职责外，还应该能够制定和审核售药标签、药历和药品促销资料；独立审查和调配处方；参加或指导助理药师做好患者的随访和信息反馈分析工作；协助执业药师做好各项药房管理工作。

（四）执业药师

执业药师是经全国统一考试合格、取得《执业药师资格证书》并经注册登记、在社会药房执业的药学技术人员。执业药师负责处方的审核及监督调配，提供用药咨询与信息，指导合理用药，开展治疗药物的监测及药品疗效的评价等临床药学工作。

想一想1-3

执业药师报考条件是什么？

答案解析

七、药店药师的调剂特征

根据所学专业药师可分为西药师、中药师、临床药师；根据职称不同药师可分为药师、主管药师、副主任药师、主任药师；根据从业地点不同药师可分为医院药师、药店药师。

药品调剂工作是社会药房重要工作之一，它以调剂处方药或销售非处方药为主要内容。因社会药房和医院药房经营模式、服务患者的不同，故具有与医院药房药品调剂方式不同的特征。

（一）非处方药调剂的优势

甲类非处方药、乙类非处方药可不凭医师处方销售、购买和使用，但患者可以要求在执业药师或药师的指导下进行购买和使用。执业药师或药师应对患者选购非处方药提供用药指导或提出寻求医师治疗的建议。

非处方药调剂具有可节约患者时间、患者有购药自主权、药师可为患者推荐药品、药师可直接提供用药指导等优势。

（二）非处方药调剂的管理

非处方药调剂是社会药房药品调剂的一部分，具有医院药房不可替代的优势。《药品经营质量管理规范》规定，药店内处方药、非处方药应分区陈列，并有处方药、非处方药专用标识；企业应当在营业场所的显著位置悬挂药品经营许可证、营业执照、执业药师注册证等。营业人员应当佩戴有照片、姓名、岗位等内容的工作牌，是执业药师和药学技术人员的，工作牌还应当标明执业资格或者药学专业技术职称。在岗执业的执业药师应当挂牌明示。

《处方药与非处方药流通管理暂行规定》规定，在药品零售网点数量不足、布局不合理的地区，经过当地地市级以上药品监督管理部门审查、批准、登记的普通商业企业可以销售乙类非处方药。普通商业企业的乙类非处方药销售人员及有关管理人员必须经过当地地市级以上药品监督管理部门适当的药品管理法律、法规和专业知识培训、考核并持证上岗。

（三）处方药调剂

国家法律法规对社会药房调剂处方药与医院药房是一样的。《药品经营质量管理规范》规定，处方药不得采用开架自选的方式陈列和销售。《处方药管理办法》规定，药师应当凭医师处方调剂处方药品，非经医师处方不得调剂。具体的处方药调剂操作及要求详见第二章西药调剂第三节医院门诊药房调剂内容。

PPT

第四节　调剂服务礼仪

随着社会的发展和人民生活水平的提高，患者到医院就医或去社会药房购药，不仅希望得到良好的治疗和高质量的药品，同时也期望得到优质的服务，期望得到尊重和关爱。作为一名现代调剂员，熟悉并正确遵行服务礼仪，将会在竞争激烈的行业中获得更多的进步。

调剂人员注重个人仪容仪表，更能表现出服务的专业性。同时也为药店或药房树立良好的形象。

一、礼仪的概念和意义

礼仪是人们在社会交往中约定俗成的、以示尊敬的、应共同遵守的行为规范。随着社会文明程度的日益提高，人们对礼仪倍加推崇，讲文明、懂礼貌、尊重他人、服务社会已成为人类的共识。礼仪是人类文明进步的重要标志，是适应时代发展、促进个人进步和成功的重要途径。礼仪不仅能提升个人的精神品位，同时将有助于净化社会风气，提升国民素质和国家文明。

二、调剂服务礼仪的概念和意义

（一）调剂服务礼仪的概念

调剂服务礼仪是普通社交礼仪在调剂工作中的具体运用，是调剂人员应严格遵守的礼仪规范。调剂服务礼仪的含义是指调剂人员在工作岗位上向患者提供服务时应当遵循的礼仪原则与规范，主要包括调剂人员的仪容（容貌、服饰）规范、仪态（行为举止）规范、语言规范。

（二）调剂服务礼仪的意义

1. 有助于调剂员提高自身修养，塑造良好形象　礼仪是衡量一个人文明程度的准绳，它反映着一个人的气质风度、道德情操、精神风貌。可以说礼仪即教养，有教养才能文明。通过一个人对礼仪运用的程度可以察知其教养的高低、文明的程度和道德的水准。一个人的个人形象，是通过其仪容、仪表、举止、谈吐和教养综合表现的。礼仪具有美化自身的功能。调剂员通过学习、运用调剂服务礼仪，有助于其规范地维护个人形象，更充分地展示个人的良好教养、专业知识与优雅的风度。

2. 有助于改善医患关系，提高药学服务质量　调剂员每天要面对许多患者，在接待患者过程中，整洁美观的容貌、大方得体的着装、稳重文雅的举止、彬彬有礼的谈吐、亲切友好的态度和娴熟的服务技巧，使人感到安全、亲切，使人产生健康愉悦的情绪，进而产生积极的态度和行为，并迅速赢得顾客的信任，获得交往的成功，并能改善医患关系。开展调剂服务礼仪教育，能改善调剂员的礼仪素质，促进药学服务质量的提高。

3. 有助于塑造药房的良好形象，提高药房效益　礼仪是企业价值观念、道德观念、员工整体素质的集中体现。调剂员恰到好处地讲究礼仪，就会为自己的药房树立良好的信誉和形象，就容易获得社会各方的信任和支持，就可在激烈的竞争中处于不败之地。良好的调剂礼仪是塑造药房形象及提高药房效益的重要工具。所以，学习和运用调剂服务礼仪，已经不仅仅是自身形象的需要，更是提高药房竞争力的现实需要。

三、调剂服务礼仪的内容

（一）仪容

调剂员的仪容应端庄、整洁。端庄的仪容体现了调剂员的内在修养，也是对患者的尊重。

1. 头发与发型　调剂员要养成清洁头发的好习惯，坚持每天梳理、经常清洗、修剪头发，确保其不油腻粘连、不毛糙、无发屑、无汗馊味。发型是构成调剂员仪容美的重要内容，得体美观的发型，能给人一种整洁、庄重、文雅的感觉，能够体现一个人较高的修养与品位。调剂员在药房工作时，发型应简洁大方、庄重保守。男士不留长发，头发要前不覆额、侧不掩耳，后不及领、面不留须。女士头发不应过短或过长至披肩发，长发必须盘起，以免进行中药饮片调配时头发掉落药材中。

2. 面容　调剂员每天要洗脸净面，彻底清除脸上的污垢、汗渍、泪痕等不洁之物，保持面部整洁。男士不得留胡须，女士不得浓妆艳抹，提倡女士化淡妆，但不得使用香味浓烈的化妆品。不得佩戴与职业不相符的夸张性饰品。应随时清洁眼睛分泌物，避免红眼睛和黑眼圈。应保持鼻腔干净，随时清理鼻腔内外的污物，如果鼻毛长出鼻孔，应及时修剪。应注意去除耳朵部位的污垢和耳朵内的分泌物。上班前不能喝酒或吃有异味的食品。应坚持每天早晚刷牙、饭后漱口，以去除口部沉积的食物残渣、牙垢，做到牙齿整齐洁白，口腔无异味。

3. 手部与肢体　手部清洁与否能直接看出一个人的卫生习惯，工作前，调剂人员可以采用“七步洗手法”对手部进行清洁。进行中药饮片调配时，需要调剂员用手抓药，所以调剂员要保持手部的清洁，养成勤洗手、勤剪指甲的好习惯，不允许留长指甲及涂抹有色指甲油。根据需要可以戴方便调配饮片的手套。坚持勤洗澡，勤换衣袜，避免身体有汗臭味或其他不良气味。注意不要在工作场所出现剔牙齿、挖耳朵、抠眼屎、掏鼻孔、拔鼻毛、修指甲、脱鞋袜等这些既不卫生又不文雅的肢体行为。

4. 表情　调剂员在工作中面部表情应自然从容，略带微笑，让人感到真诚可信、和蔼可亲。在与患者交谈时，调剂员应与对方有目光交流，目光应温和，与对方视线接触时间以1～2秒比较适宜。上下打量患者或紧盯患者的某一部位都是不恰当、不礼貌的。墨镜的佩戴一般只适合户外，室内和工作场合慎戴墨镜。人们在生活中离不开微笑，工作中也离不开微笑，因为微笑使人自然放松，如沐春风，美好享受。有礼貌的微笑应是自然坦诚的内心真实情感的表露。可以多回忆美好往事，随时随地提醒自己保持微笑，经常面对镜子练习微笑。

5. 着装　调剂员应统一穿干净、整齐的工作服。工作服不得有残损，洗后需熨平整，根据季节变化统一更换长、短袖工作服；男士在工作服内需着衬衫，衬衫领子要挺阔，不可有污垢、油渍。女士内衣不可外露，不宜穿拖鞋。男士上班期间要穿长裤、袜子、皮鞋。胸卡或工号牌是向患者表明自己身份的标志，便于接受监督。胸卡佩戴时要求正面朝外，别在胸前，胸卡表面要保持干净，避免药液水迹污染。

看一看

药店店员的八种仪表禁忌

药店店员的八种仪表禁忌：①服装怪异，浑身珠光宝气，而且香气扑鼻；②衣服不整洁，纽扣掉落或脱线；③不佩戴胸卡或将胸卡藏于衣服内只露出一角；④表情颓废，抱肘拥胸，手插衣袋而立；⑤化妆时使用很奇怪的颜色；⑥头发颜色怪异，表面油腻有头皮屑；⑦浓妆艳抹，眼线和睫毛液渗出，带夸张耳环；⑧留长指甲，涂有色指甲油或短指甲内留有污垢。

（二）仪态

仪态是指人的姿态和风度。姿态是指一个人在行为中身体各部分显现出来的各种形态，如站立、行走、就座、手势等举止。风度是一个人的内在气质，如道德品质、学识修养等的外在表现。

1. 行为举止要得体　药学人员的行为举止要符合社会规范，讲究文明礼貌，在面对患者或接待顾客的过程中要表现大方、自然、得体。大方，即表情、行为要放得开，不拘束；自然，即动作轻松自如，不做作；得体，即把握分寸要适度，给人以亲切、文雅的感觉。

2. 站姿　是指人在站立时所呈现出的具体姿态。调剂员的站姿要符合工作场合的要求。站立时应挺直、舒展、眼睛平视前方，手臂自然下垂，不要将双手插在腰间、抱在胸前、插在口袋。应注意避免站立时东倒西歪，避免身体依靠在墙或其他物体上。避免摆弄打火机、头发、咬指甲等。要给患者大方、严谨、安全的感觉。

3. 坐姿　是人在就座后所呈现出的姿势。调剂员的坐姿要符合工作场合的要求，坐时要保持上身端正，肩部放松，不要伏在桌面或斜靠在椅背上。回答患者问话时要注视对方。

练一练1-2

以下关于调剂人员站姿描述不正确的是（ ）。

A. 站立时应挺直

B. 站立时不要将双手插在腰间

C. 站立时双手不要抱在胸前

D. 站立时双手不要插在口袋

E. 累了可以靠在货柜上

答案解析

（三）调剂用语礼仪 微课

俗话说："良言一句三冬暖，恶语伤人六月寒"，药品调剂服务是一项针对特殊商品的调配工作，尤其是在医院药房，患者或家属的心情通常比较低落，专业又和善的语言不仅直接反映调剂人员自身的职业素质与修养，而且还可以营造出良好的沟通氛围，改善患者用药的依从性。

1. 问候用语 称呼是沟通人际关系的重要一环，称呼要求正确和规范，称呼他人时应遵循就高不就低，同时要使用尊称的规范。如"先生""女士"等。调剂工作中与患者见面时要积极主动问候，表现出热情、友好、真诚，如"您好""早上好""请"。

2. 介绍用语 向顾客介绍药品相关信息时，调剂员的语气要温和耐心，声音要清晰，音量适度，切忌大声说话，语调要轻柔，语速要适中。要主动热情，实事求是，客观公正，当好患者用药参谋，不要言过其实，不得欺骗顾客。完成介绍后询问顾客"我说明白了吗?""请问，还有什么需要帮忙吗?"尽量满足患者的合理要求，确实无法满足时应耐心解释："非常抱歉，请您见谅。"。介绍完毕后，如果顾客没有购买商品，不应有不愉快的表情与情绪，应诚恳地对顾客说："没关系，您再看看，需要时您再过来。"。

3. 包装药品用语 调剂员要双手将包装好的药品递交给顾客，注意将药品摆放整齐，正面向上、文字正向顾客。并说"这是您的药品，请拿好。"不得把药品随意丢给患者甚至扔向对方。

4. 道歉用语 要求态度诚恳，语气温和，特别是接受顾客投诉时，要尽量争取顾客谅解，不允许做错了事不向顾客道歉。诚恳道歉用语如"对不起，让您久等了""对不起，让您多跑了一趟""对不起，这的确是药品质量问题，我给您退换""对不起，这个问题我解决不了，请您稍候，我请示一下领导""对不起，这种药品按规定不能退换，请见谅""您提的意见很对，我们做得不好，向您道歉""我们的服务欠周到，是我的错，请您原谅"。

5. 道别用语 道别要求谦逊有礼，和蔼亲切，态度要亲切自然，使顾客感觉愉快和满意。道别用语如"您的药齐了，请慢走""请慢走，祝您早日康复""不客气，这是我们应该做的""请您按时吃药，有疑问随时和我们联系""感谢您对我们的信任，谢谢"。

（四）接收处方与发药礼仪

1. 准备工作 调剂人员应提前到岗，做好一切准备工作，精神饱满，穿着整齐，佩戴胸牌，微笑服务迎接患者或顾客，不得在窗口或柜台吃零食等。

2. 收方 调剂人员在接收处方时应站立，双手轻接处方，主动热情，使用文明用语，禁用服务忌语。

3. 发药 药剂工作人员在收方发药时，严禁接打手机同时接收处方，等处理完工作后再处理个人事宜。

4. 用药指导 调剂工作人员在给患者进行用药指导时，应做到认真细致，态度和蔼，有问必答，耐心解释，在不违反原则的基础上，尽量满足患者的合理要求。在进行用药指导时，尽量避免采用过于专业的词语，尽量采用通俗易懂的语言。

5. 办公场所　调剂工作人员在办公场所应当遵循办公场所的礼仪要求，并注意办公人员的禁忌。

6. 遇特殊人群　发药如遇到特殊人群时，学会正确运用语言和手势。遇到老年人在听、说方面有障碍的时候，需要调剂人员耐心倾听、作答。适当地放慢语速、吐字清楚响亮，必要时辅以手势。

7. 遇文化程度较低者　发药时如遇到文化程度较低者要主动、热情、文明、周到地介绍药品的功效、使用方法、不良反应、注意事项等。

? 想一想1-4

调剂人员在发药时，为什么要避免使用专业的词语进行发药？

答案解析

（五）接听电话礼仪

在调剂服务日常工作中，经常会接到顾客打来的咨询电话，也经常需要使用电话联系顾客，使用电话时应注意以下内容。

1. 通常在电话铃声响起三声内接起电话，否则顾客会认为员工精神状态不佳。接听电话时，要做到语气温和、语调愉悦、音量适中，要做到情绪平稳，保持站或坐的体姿，不得口中咀嚼东西。

2. 接起电话后应报出单位的名称、部门名称或自己的姓名和职务，如“您好，这里是百姓健康药房”或“您好，我是某某，很高兴为您服务”。禁止抓起话筒就问“喂，你找谁，你是谁”。

3. 在电话旁最好摆放纸和笔，这样可以一边听电话一边随手将重点记录下来。如果接电话时不得不中止电话而查阅一些资料，应当动作迅速，还可以有礼貌地征求对方说：“您是稍等片刻，还是过一会儿我再给您打过去？”等查到资料再次接听电话时必须向对方道歉：“对不起，让您久等了”。若无法立即查到，应留下对方联系方式，并将对方所提问题进行记录，待查到后再与其联系。

4. 接到抱怨或投诉电话时，不要与对方争执，并表示会尽快处理。如不是本部门的责任，应把电话转给相关部门或人士，或告诉对方该找哪个部门，找谁及联系方式。

5. 如果是主动打电话联系顾客，应该注意时间，不要影响顾客正常休息。

6. 电话接听完毕前，立即向对方复述一遍来电要点，防止记录错误或理解偏差带来的误会。

7. 结束通话时要使用礼貌性结束语，如“再见”，并等对方挂断后再挂。

目标检测

答案解析

一、A 型题（最佳选择题）

1. 关于医疗机构药房工作描述错误的是（　）。
   A. 医疗机构药房工作人员都可以调剂处方药品
   B. 二级医疗机构药学部承担医药院校学生教学工作
   C. 对患者开展用药健康教育
   D. 为患者解说药品用法用量
   E. 为患者提供用药咨询

2. 社会药房的工作内容不包括（　）。
   A. 销售药品　B. 提供药学服务　C. 调配处方
   D. 为患者开具处方　E. 陈列药品

3. 以下关于调剂人员仪容、仪态表述不正确的是（　）。

A. 调剂人员应确保头发不油腻粘连、不毛糙、无发屑、无汗馊味

B. 调剂员要保持手部的清洁，养成勤洗手、勤剪指甲的好习惯

C. 调剂人员不要在工作场所出现剔牙齿、挖耳朵、抠眼屎等不雅行为

D. 调剂人员不宜穿拖鞋，不宜赤脚穿凉鞋上班

E. 爱美之心人皆有之，调剂人员可适当进行美甲，显得时尚

二、X 型题（多项选择题）

4. 以下关于调剂学的作用说法正确的是（　）。

A. 提供安全、有效及经济的药品，避免用药错误的现象

B. 解说药物合理应用的方法及相关知识

C. 回答患者咨询、开展患者教育，为患者提供相关药学服务

D. 社会药房的调剂工作还要担负配售卫生用具、医疗器械等任务

E. 做好患者日常护理工作，提高患者生活质量

5. 有关知识技术服务与科研教学型的调剂工作模式说法不正确的是（　）。

A. 强调以药品为中心

B. 注重人文服务

C. 使用计算机信息系统进行处方审核和监测

D. 药学部门还承担一定的科研教学任务

E. 调剂工作质量和效率有所降低

6.《药品管理法》中与药品调剂工作相关的规定描述正确的是（　）。

A. 医疗机构必须配备依法经过资格认定的药学技术人员

B. 非药学技术人员不得直接从事药剂技术工作

C. 医疗机构应当配备依法经过资格认定的药师

D. 药学专业毕业人员均可以进行处方调配

E. 医疗机构经过资格认定的药学技术人员，负责本单位的药品管理、处方审核和调配、合理用药指导等工作

7.《优良药房工作规范》（试行）按功能将社会药房主要从业人员划分为（　）等四个等级。

A. 店员　B. 助理药师　C. 药师　D. 执业药师　E. 会计师

8. 下列说法正确的是（　）。

A. 礼仪是人们在交往中约定俗成的、以示尊敬的、应共同遵守的行为规范

B. 调剂服务礼仪有助于塑造药房的良好形象，提高药房效益

C. 礼仪是调剂人员应严格遵守的礼仪规范

D. 调剂服务礼仪有助于调剂员提高自身修养，塑造良好形象

E. 调剂服务礼仪有助于改善医患关系，提高药学服务质量

书网融合……

重点回顾　微课　习题

第二章　西药调剂

学习目标

知识目标

1. 掌握　药品调剂的概念和基本要求；《处方管理办法》要求；医院门诊药房调剂工作。

2. 熟悉　处方调剂的模式和流程；静脉用药集中调配方法；社会药房调剂。

3. 了解　调剂室设施与设备；调剂室布局、环境卫生等的具体要求。

技能目标

能说出药品调剂中药师的主要职责；能严格执行调剂流程；能熟练完成门诊处方调剂操作；学会根据《处方管理办法》及相关专业知识审查处方；能完成医嘱调剂工作及静脉用药集中调配。

素质目标

尊重生命，严谨细致，有较强的集体意识和团队合作精神，具有职业责任意识，成为一名合格的药学专业技术人才。

导学情景

情景描述： 患者，男，15 岁，因胃肠不适到医院就诊，经医师诊断后开具处方，李某缴费后拿处方到门诊西药房拿药，接收处方的药师阅读处方后告知，处方中的诺氟沙星胶囊禁用于未成年人，嘱咐患者找开方医师修改。

情景分析： 患者在医院就医取药时，偶尔会出现药房药师不配药，要求医师修改处方的情形。药师有权拒绝医师的不合理处方。

讨论： 西药房不调配诺氟沙星胶囊给患者的行为正确吗？

学前导语： 医院药品调剂需依据医师处方，为防止差错事故发生，药品调剂程序的第一步为审方，只有合格处方才能进行第二步的调配，调配完毕后由发药核对人员核对所调配的药品，正确无误后才能发药给患者，并详细交代药品的用法用量及注意事项。

西药调剂是指药师在药房依据医师西药处方或医嘱，将药品准备好发给患者并进行用药交代，回答患者咨询的服务过程，是药学部门的主要工作之一。西药调剂的最终目的是使患者通过安全、有效的药物治疗恢复健康，获得满意的生活质量。因此，药品调剂工作每个环节的工作质量对患者药物治疗都将产生一定的影响。《处方管理办法》和相应规章制度的出台，使医生和药师的工作更加规范。

第一节　西药调剂概述

PPT

一、药品调剂概念

药品调剂是指药师配方发药的过程，又称处方调配，是集专业性、管理性、技术性、事务性、法律性、经济性于一体的药师活动。

药品调剂，通常包括处方审核、处方调配、核对和发药四个环节，是药师的基本工作之一，及时、准确为患者进行处方调剂是药师的最基本技能之一。

随着现代药学的发展，药师在临床治疗中发挥的作用和服务模式也随之发生变化。在传统的以药品供应为中心的药学阶段，药品调剂主要是药师依据处方为患者供应和调剂药品的过程；现发展到目前的以患者为中心，改善患者生命质量的药学服务阶段，药师除依据医师处方或者医嘱，调配发放药品外，还需要对患者进行用药交代，回答患者的关于药物咨询的问题，此外，社会药店的药师，还可以根据患者的不同需求，在遵守药品管理法规的前提下，向患者介绍不同商品名称的同种药物制剂特点，例如药品剂型、给药频次、药品口感、价格等，帮助患者选购非处方药物并提供用药指导或者相应的治疗建议。

练一练2-1

药品调剂，不具备（　）。

A. 专业性　　B. 管理性　　C. 法律性

D. 公益性　　E. 经济性

答案解析

二、药品调剂的基本要求

药品调剂的基本要求如下。

1. 准确配方　药师应仔细阅读处方，按处方书写顺序逐一配齐药品，再与处方逐条核对药名、剂型、规格、数量和用法，同时准确书写用法标签。准确配方可以保证患者用到的药品在质量、数量和用法上均无差错。安静的药房环境、科学的药品摆放、清晰的货位标识及调剂操作规程、双人核对等措施可以保证调剂准确无误。

2. 合理用药　药师通过审核医师处方用药的合理性、向患者提供用药指导及咨询、进行处方点评和用药统计分析等方面，参与合理用药的药学服务工作。通过合理用药的开展，可以避免不合理用药发生，提高患者用药依从性，减少不良反应的发生。

3. 药品管理　药师需对药房内药品质量和数量进行管理。质量管理要求药师在药品验收、保存养护、药品拆零分装、有效期监测等环节对药品进行监管。数量管理要求药师在药品验收入库、安全防盗、盘点、价格维护等环节确保准确无误。

4. 优质服务　药师应通过减少患者候药时间、保护隐私、指导正确用药、用药咨询、妥当的调剂服务礼仪等方面为患者提供优质服务。

关于从事药品调剂人员的资质要求和操作要求详见本章第二节和第三节内容。

三、药品调剂模式与流程

（一）门诊药房调剂模式

《医疗机构药事管理规定》第二十九条规定：医疗机构门急诊药品调剂室应当实行大窗口或者柜台式发药。

1. 传统的调剂模式　传统的调剂模式以前后台调配－核发调剂模式为主。由一名药师负责收方、审核处方，处方审核合格后，传递到调剂室内部，由调配药师逐一调配处方，处方调配完毕后，传递至审核处方药师处，由审核处方药师核对后发药。

2. 自动化＋人工调配－核发调剂模式　随着计算机网络等信息技术的发展，药品调剂工作的模式也随之发生改变，信息化程度越来越高，自动化＋人工调配－核发调剂模式逐渐被广泛应用。计算机系统代替药师完成了大量重复、单调的体力工作中，具体体现在以下各个环节。

（1）处方审核环节　传统的处方审核是在患者交方后才开始的，完全依靠药师的专业技能进行审核，审核结果与药师专业水平密切相关。计算机系统参与的调剂工作模式，是将处方审核前置，放置在医师开具处方之前。

处方审核前置是目前较为常见的药品调剂模式。医师在诊断疾病后，利用计算机系统开具处方，系统具备处方审核的功能，能够识别配伍禁忌、药物治疗疗程限制、用法用量等信息，医师处方若存在配伍禁忌、临床诊断与治疗用药不相符、药品给药途径不适宜等用药问题，计算机系统会弹出对话框，提示医师处方错误，从源头上避免了不合格处方的出现，同时缩短了医师开具处方时间，提高了患者就诊效率。

尽管如此，计算机系统也不能完全代替药师人工服务。新药的上市、药品信息的不断完善、计算机系统信息的维护更新、患者个体情况以及联合用药等多种因素的影响，都体现了处方审核的复杂性、随机性和多变性，药师依然是处方审核的主要力量。

（2）处方调配环节　传统的处方调配需要药师手动调配，调配中要仔细核对药品名称、剂型、规格、数量等信息，因一药多名、医师处方字迹潦草等多种原因的影响，不可避免会出现调配错误，同时也需要一定的调配时间。

实施计算机系统操作后，医师处方为电脑打印，字迹清晰可辨认。门诊药房内一些固体制剂可由计算机操控的自动摆药机进行调配，再由传送带传递至发药药师处，减少了药师调配时间，提高了处方调配的正确率。

此外，部分不能由计算机自动调配的药物制剂，如注射剂、口服液、需要特殊储存药品等，仍需要人工调配。目前针对针剂等剂型的摆药机也已经应用于临床，摆药机有自动识别功能，患者处方缴费后，处方信息传递至门诊药房，摆药机上对应药品所在位置的指示灯亮起，同时有提示音提示，只有药师依照处方正确调配完成后，指示灯才会熄灭，提示音关闭。此操作系统缩短了药师调配过程中识别药品位置、调配核对处方的时间，提高了处方调配的正确率和调配效率。

（3）发药环节　传统的发药环节是患者排队交处方，然后等待发药，期间不能离开，部分综合性医疗机构高峰时期患者排队时间会更长。患者交方领药的窗口是由患者随机决定的。

引入计算机管理系统后，药品统一编码，固定摆放区域，药师负责分区域调配，由电脑控制选择患者交方领药的窗口，患者处方就近调配，节省了调配时间，减少患者聚集、排队等候时长。具体方式包括：一是处方缴费后同时打印指示条，标明该张处方领药的窗口号码，患者到指定窗口交方领药即可；二是患者缴费后到门诊药房指定处刷处方条形码、诊疗卡或医保卡，也会显示该处方领药窗口号码，等待电子指示屏显示患者姓名后即可交方领药。

处方的人为分流，缩短了患者排队时间，也缓解了患者的焦虑情绪，减少了摩擦，同时提高了药师工作效率。

（4）用药指导环节　传统的药品调剂模式是以药品供应、调配为主，门诊药房基本没有或者很少涉及用药指导环节。

新型的调剂模式减少了药师部分单调、重复的体力劳动，使药师有更多的时间和精力走出调剂室，大窗口或者柜台式发药模式拉近了药师与患者的距离，方便了药患沟通，更利于药师开展用药指导活动。目前，多数医疗机构由此发展出药物咨询台或药物咨询室，开辟了独立空间、由专人负责解答患者的用药问题。此环节能直接面对患者，指导患者进行合理用药，满足治疗效果的同时尽量帮助患者规避治疗风险。独立空间既可保护患者隐私，又能为患者提供更好的药学服务。

（二）住院药房调剂模式

《医疗机构药事管理规定》第二十九条规定：住院（病房）药品调剂室对注射剂按日剂量配发，对口服制剂药品实行单剂量调剂配发。肠外营养液、危害药品静脉用药应当实行集中调配供应。

住院药房的药师工作要对接已住院患者、出院带药患者等多种情形。住院患者的医嘱分为长期医嘱和临时医嘱两种，临时办理住院患者和出院带药患者多为临时医嘱，已住院患者为长期医嘱，部分住院患者因病情需要也有临时医嘱执行。住院药房药师根据患者情况分别采取单剂量调配模式和总量调配模式。

1. 单剂量调配模式 长期医嘱是从医师开方后开始生效，每天执行，医师取消执行后即可停止用药。为避免患者用药失误，保障患者用药安全，长期医嘱实施单剂量调配模式。

单剂量调配模式又称单元调剂系统、单剂量配发药品系统（unit dose dispensing system，UDDS），是指药师将住院患者所需用药品调配成单一包装，置于单剂量药盒或药袋后给予患者服用。

20 世纪 60 年代以前，美国住院药房采用的是病区储备药品制，护士一次领取大量药品，然后调配给患者使用。因护士为非药学专业人员，导致药品拆包装后的储存、药物联合使用及药品质量监测等存在很大安全隐患。20 世纪 70 年代后，住院药房单剂量配发药品模式的优越性越来越明显，并逐步推广全球。我国医疗机构住院药房是执行单剂量配发药品模式。

传统调配模式是药师将患者每日服用药品按日服用频次摆放，常用分格药盒调配。分格药盒有早、中、晚等服药时间标识，药师按照医嘱要求调配药品，经核对无误后，由护士分发到患者病房。此过程因药品重新拆分摆放，存在质量隐患和调配、发放失误等隐患。

随着计算机信息系统的应用推广，单剂量配发药品模式也发生改变。由计算机系统自动调配，并将单次给药的药品分别密封，标注患者信息、药品名称、剂量、服药要求等，方便药师、护士核对，也方便患者服用，防止错服、漏服药品。自动化单剂量调配模式避免药品长时间于暴露空气中，弥补了传统调配模式的缺陷，提高药师工作效率，也降低了患者安全用药的风险。

2. 总量调配模式 临时医嘱是指一次完成的医嘱，可见于住院期间因病情变化、手术、各项检查等临时用药等，有效时间在 24 小时内。出院、转科、死亡等列入临时医嘱处理。临时医嘱实施总量调配模式。总量调配模式是指一次性调配患者所需要的所有药品。药品不拆零，多为最小销售包装调配。

3. 患者出院带药 是最常见的总量调配。药师接收医嘱后，进行医嘱审核，调配核对，无误后发药。部分医疗机构是由护士领药后发给办完出院手续的患者，也有医疗机构是由药师直接发给出院患者。由药师发放药品可方便患者接受药师的用药宣传指导，保障患者安全用药权益。

出院带药要求所带药品不超出本次住院治疗疾病使用药物范围，所带药品数量应符合处方管理办法的有关规定；出院带药多是口服制剂，除胰岛素注射剂外，注射剂原则上不能出院带药。药师应针对患者出院带药进行详细用药指导。

（三）调剂流程

药品调剂是药师的基本工作技能之一，正确调配药品是保障患者安全用药的最后防线。因此药品调剂流程尤为重要，调剂工作的重点是保证药品调配的正确性。药品调剂的流程如下。

1. 门诊药房调剂流程 调剂药师收到患者处方后，首先进行处方审核，包括处方合法性和适宜性审核。合格处方将由调配药师进行调配，调配药师按照处方书写顺序逐一调配，禁止同时调配多张处方，调配完毕后将药品传递至调剂药师处，调剂药师逐项核对无误后发给患者药品，必要时进行用药指导，或推荐患者到药物咨询处进行用药咨询；不合格处方将与处方医师沟通，说明不合格理由，建议医师修改意见，重新开具处方、重新审核合格后方可调配。

门诊药房处方调剂流程简图如图 2－1 所示。

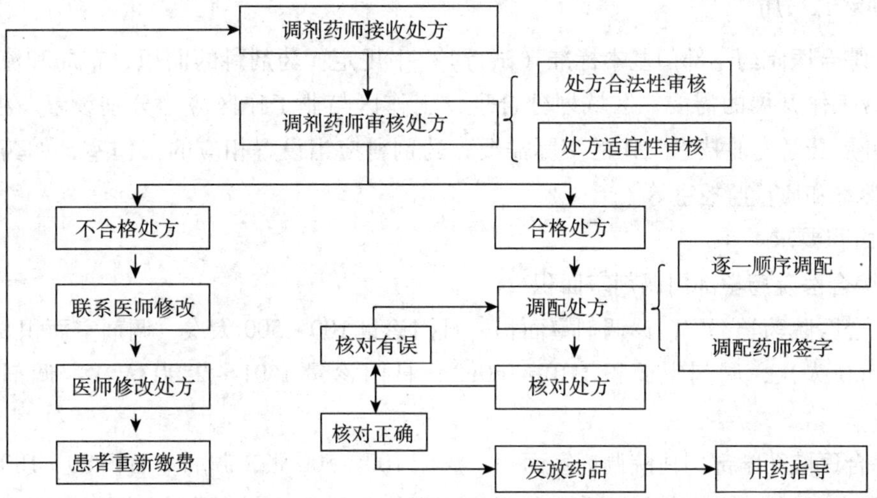

图 2－1　门诊药房处方调剂流程简图

2. 住院药房调剂流程　住院药师从电脑系统接收医嘱后，首先审核医嘱单，审核要求同门诊药师审核处方，区别在于门诊处方与住院医嘱单格式不同。医嘱单审核通过后打印药品汇总单或明细表，按照药品汇总单或明细表顺序逐一调配，调配完毕后核对，最后药师签字发给护士，护士核对无误后签字领药。

住院药房处方调剂流程简图如图 2－2 所示。

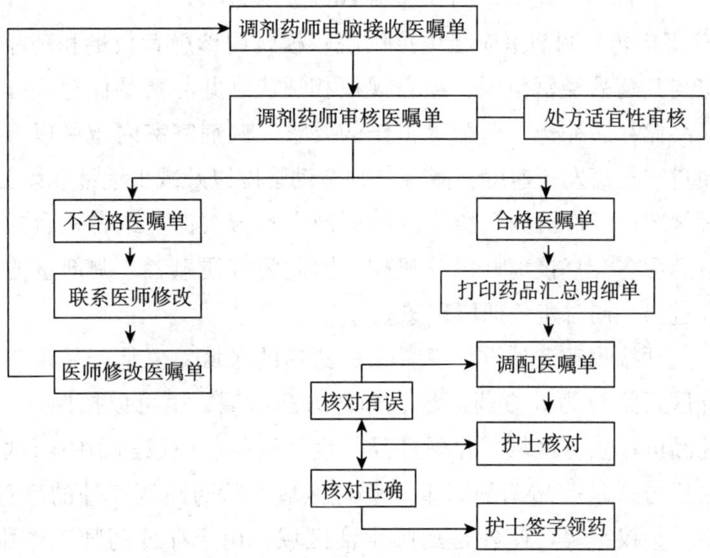

图 2－2　住院药房处方调剂流程简图

四、调剂室的设施与设备

（一）调剂室概念

医疗机构调剂室是医院药学部（科）的重要业务部门。其主要是负责接受门诊或住院患者处方，并由药学专业技术人员按技术规范完成药品配发，以保证患者能及时进行药物治疗。

目前我国医疗机构调剂室称呼包括调剂科、调剂室、药房等，大型综合性医疗机构可设置门诊药房、住院药房、急诊药房等，以及针对特殊需求的感染药房（如传染病药房等）。

（二）调剂室的布局

《二、三级综合医院药学部门基本标准（试行）》中规定：药剂科的面积、布局和流程合理，应当能够保障其正常工作开展的需要；区域划分合理，工作区与非工作区应当分别设置。根据医院规模、任务与药剂科开展药学专业技术工作的实际需要，药剂科应当设置相应的工作室，如药品调剂室、药品库、临床药学室和质量监控室等。

1. 调剂室面积要求

（1）二级综合医院药学部门调剂室面积

1）二级综合医院药学部门门诊调剂室面积　日门诊量100～500人次，调剂室面积80～110m^2；日门诊量501～1500人次，调剂室面积110～160m^2；日门诊量1501～2500人次，调剂室面积160～200m^2。

2）二级综合医院药学部门住院调剂室面积　病床100～500张，调剂室面积80～180m^2。设置有静脉用药集中调配中心（室）、对静脉用药实行集中调配的药剂科，住院调剂室的面积应减少约30%；只对危害药物和肠道外营养液实施集中调配的，应根据其调配规模和工作量减少5%～10%。

（2）三级综合医院药学部门调剂室面积

1）三级综合医院药学部门门诊调剂室面积　日门诊量1501～2500人次，调剂室面积200～280m^2；日门诊量2500人次以上，每增加1000人次，调剂室面积递增60m^2；日门诊量大于4500人次，每增加1000人次，调剂室面积递增40m^2。

2）三级综合医院药学部门住院调剂室面积　病床501～1000张，调剂室面积180～280m^2；病床1000张以上，每增加100张床位，调剂室面积递增20m^2。

2. 整体布局　医疗机构药品调剂室应当根据医院规模，门诊患者数量和药品品种多少确定调剂室的面积和环境。调剂室与其药品经营范围、经营规模相适应，并与药品储存、办公、生活辅助及其他区域分开，同时满足药品储存、补药、调配等工作的要求。调剂室室内布局以方便患者、便于管理为原则，同时保证配方质量、提高发药速度，减轻药师劳动强度以及减少混乱和差错。

医疗机构药事管理规定，医疗机构门急诊药品调剂室实行大窗口或者柜台式发药。取药是多数患者就诊的最后环节，取药后多会直接离开医疗机构，因此为方便患者，调剂室的发药窗口或柜台应正对门诊大厅，方便患者进出，同时避免拥堵现象。

发药窗口或柜台为药师接收患者处方、患者领取药品的区域，也是药品调剂室的最前端，其后是药品调配区。药品调配区可划分为处方药区域、非处方药区域，也可以按照疾病系统用药划分区域，临床要求特殊管理的药品可单独分区域，化学药品、生物制品、中成药和中药饮片应当分别储存，分类定位存放。在调配区后方，是药品调剂室事务管理区域，除药品调剂外的事务性工作均在此处理，包括调剂室主任办公室、会议室等。此外是药师生活区域，用于存放药师工作服、私人物品如水杯、文具等。

（三）调剂室的环境与卫生

《医疗机构药品监督管理办法（试行）》规定：

第十四条　医疗机构应当制定和执行药品保管、养护管理制度，并采取必要的控温、防潮、避光、通风、防火、防虫、防鼠、防污染等措施，保证药品质量。

第十九条　医疗机构用于调配药品的工具、设施、包装用品以及调配药品的区域，应当符合卫生要求及相应的调配要求。

药品调剂室环境与卫生要满足药品质量要求。应当具有相应设施或者采取其他有效措施，避免药品受室外环境的影响，并做到宽敞、明亮、整洁、卫生。合理设计调配区域，满足日常调剂工作的需求。

此外，药品调剂室的工作环境还需要与所属医疗机构性质、类别、工作规模等相适应，药品摆放整洁有序，避免因环境混乱引起药品调配差错。环境卫生应符合《医院感染管理办法》《医疗机构消毒技术规范》等相关文件要求，并遵守当地卫生主管部门的有关要求。

（四）常用调剂设备

药品调剂室应配备满足药品调剂工作所需要的设施设备。

1. 药架、药柜　门诊药房多采用固定的双面多层药品架，住院药房拆零药品架可使用具有旋转功能的多层药架。调剂室应配备药品专用储药柜、调剂台、药品架等基本储存设施；特殊管理药品应配有麻醉与精神药品专用柜。

2. 特殊管理的药品存放设备　医疗机构应配备符合存放麻醉药品、精神药品、生物制剂等要求的专用存放设备。

麻醉药品与一类精神药品要配备满足双人保管要求的保险柜。实行双人双锁管理制度，并安装防火、防盗、监控设施。

生物制剂应当配备药品冷藏柜，冷链药品运输柜或药用冰箱等药品专用阴凉库设施设备。冷藏柜以玻璃门为主，可透视柜内药品，具有温、湿度监测功能，能随时监控、调整冷藏柜温度，以满足生物制剂的储存要求。

3. 药品拆零设备　住院药房应具备药品拆零要求的设施、设备。包括拆开药品包装盒的工具，如剪刀、弹簧刀等，此外还必须配备托盘、药勺、磨砂瓶、拆零药架、天平、冷藏柜等。

4. 药房自动化调剂设备　随着计算机信息技术的发展，医院药学信息化、自动化建设的发展，各级医疗机构局域网络信息系统的不断完善，自动化调剂设备如整包装药品自动发药机、口服药品单剂量自动调剂设备、针剂单剂量自动调剂设备、全自动药品管理柜等也越来越多进入调剂领域，解放了药师繁复的手工劳作，也提高了调配准确度和工作效率。

（1）整包装药品自动化摆药机　通常由药品储存系统、药品填装系统、药品发放系统、药品传输系统和电脑控制系统五部分组成。不同厂家的药品填装方式不同，有手工填充、也有全自动药品填充模式。

（2）口服药品单剂量自动调剂设备　简称片剂分包机，由储药系统、分拣系统、包装系统、打印系统和电脑控制系统五部分组成。不同厂家设备细节略有不同，例如储药系统有转桶式和直列式两种，药品分拣方式有滑落式和直落式等。

（3）针剂单剂量自动调剂设备　由储药系统、分拣系统、传动系统、打印系统和电脑控制系统五部分组成。储药系统可根据患者给药时间或给药途径等要求进行如整列、散装、冷藏等多种选择和组合。

（4）全自动药品管理柜　有多个储药盒，分别存放病区常用药品。护士可凭借工号、密码，通过智能化管理系统确认患者医嘱，全自动药品管理柜可自动弹出所需药品的储药盒，并记录本次操作护士的信息、药品取用信息等。全自动药品管理柜较适合病区麻醉药品、一类精神药品及高警示药品的管理和调剂。

5. 其他设备　此外药房还应建立能够符合药品经营和质量管理要求的计算机系统，配置计算机、打印机、大窗口或柜台式发药装置和门诊调剂室发药显示屏等。具有空调等监测调控温、湿度的设备，防火、防盗的监控设备，符合药品储存、调剂工作要求的照明设备，避光、通风、防潮、防虫、防鼠等设备。

第二节　处方及处方集

PPT

处方是医疗活动中关于药品调剂的一项重要书面文件，是患者的用药凭证。

一、处方概述

（一）处方的概念

处方是指由注册的执业医师和执业助理医师（以下简称医师）在诊疗活动中为患者开具的、由取得药学专业技术职务任职资格的药学专业技术人员（以下简称药师）审核、调配、核对，并作为患者用药凭证的医疗文书。处方包括医疗机构病区用药医嘱单。

（二）处方的意义

1. 法律性　是指在医疗工作中，处方反映了医、药、护各方在药物治疗活动中的法律权利与义务，由于处方书写或调配错误而造成医疗事故时，开具处方医师或调配处方的药剂人员分别负有相应法律责任。因此，要求医师和药师在处方上签字，以示负责。

2. 技术性　是指开具处方或调配处方者必须经过医药院校系统的专业学习，并经过资格认定的医药卫生技术人员担任。医师对患者做出明确诊断后，在安全、合理、有效、经济的原则下开具处方，处方记录了医师对患者药物治疗方案的设计和对患者正确用药的指导。药师对处方进行审核，按配方程序准确、快速地调配药品，并将药品发给患者，同时进行用药指导，表现出开具或调配处方的技术性。

3. 经济性　是指处方是药品消耗及药品经济收入结账的凭据和原始依据，是药学部统计医疗药品消耗、预算采购药品的依据；也是患者在治疗疾病，包括门诊、急诊、住院全过程用药报销的真实凭证。

练一练2-2

依据“处方”的含义及其意义，属于处方范畴的医疗文书是（　）。

A. 临床诊断书　　B. 药品出库单

C. 病区领药单　　D. 病区用药医嘱单

E. 患者化验报告单

答案解析

（三）处方的种类

1. 根据性质和作用分类

（1）法定处方　指《中华人民共和国药典》、国家药品监督管理局颁布标准收载的处方，它具有法律的约束力。

（2）医师处方　是医师为患者诊断、治疗和预防用药所开具的处方，包括医疗机构病区用药医嘱单。

（3）协定处方　是医院药学部（科）根据医院日常医疗用药的需要，与临床医师共同协商制定的处方。该类处方适合大量配制和储备，便于控制药品的品种和数量，提高配方速度。

2. 根据《处方管理办法》中对处方的种类和颜色分类

（1）普通处方　处方印刷用纸颜色为白色。

（2）急诊处方　处方印刷用纸颜色为淡黄色，右上角标注“急诊”。

（3）儿科处方　处方印刷用纸颜色为淡绿色，右上角标注“儿科”。

（4）麻醉药品和第一类精神药品处方　处方印刷用纸颜色为淡红色，右上角标注“麻、精一”。

（5）第二类精神药品处方　处方印刷用纸颜色为白色，右上角标注“精二”。

（四）处方的结构和内容

处方由前记、正文和后记组成（图2－3）。

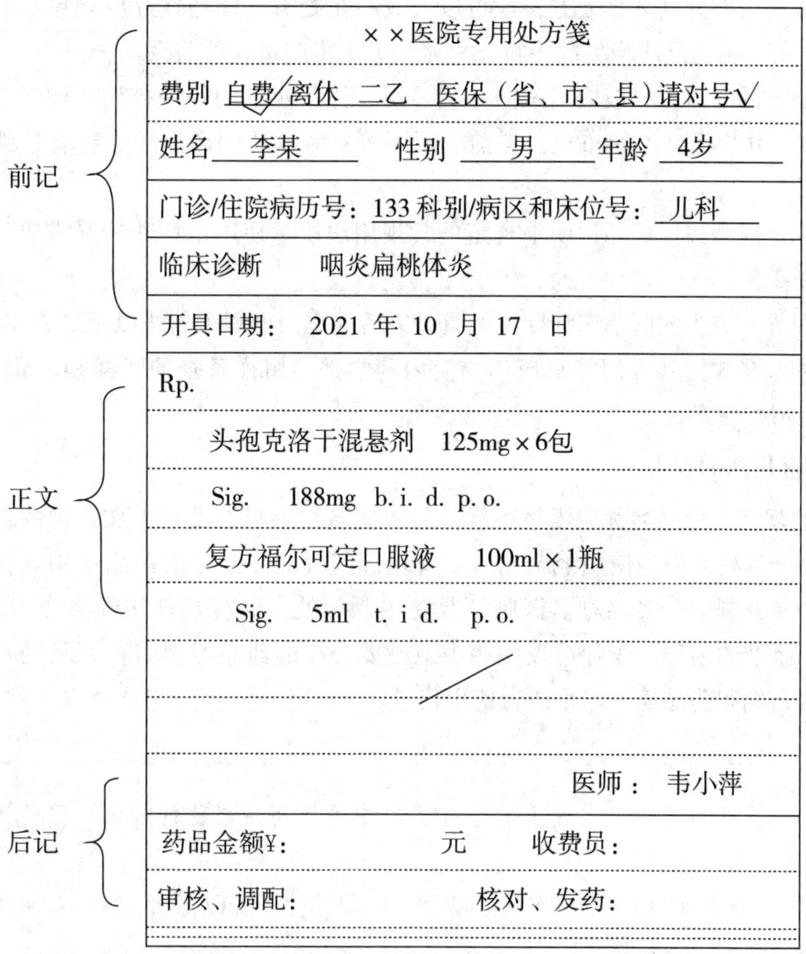

图2－3　处方的结构

1. 前记　包括医疗机构名称、费别、患者姓名、性别、年龄、门诊或住院病历号、科别或病区和床位号、临床诊断、开具日期等。可添列特殊要求的项目。

麻醉药品和第一类精神药品处方还应当包括患者身份证明编号，代办人姓名、身份证明编号。

2. 正文　以Rp或R（拉丁文Recipe“请取”的缩写）标示，分列药品名称、剂型、规格、数量、用法用量。

3. 后记　医师签名或者盖专用签章、药品金额、审核、调配、核对及发药的药学技术人员签名或者盖专用签章。

二、处方书写

为规范处方管理，提高处方质量，促进合理用药，保障医疗安全，《处方管理办法》自2007年5月1日起施行。根据《处方管理办法》规定，处方标准由原国家卫生部统一规定，处方格式由省、自治区、直辖市卫生行政部门统一制定，处方由医疗机构按照规定的标准和格式印制。处方书写应当符合下列规则。

（一）处方书写规则

1. 患者一般情况、临床诊断填写清晰、完整，并与病历记载相一致。每张处方限于一名患者的用药。

2. 字迹清楚，不得涂改；如需修改，医师应当在修改处签名并注明修改日期。

3. 患者年龄应当填写实足年龄，新生儿、婴幼儿写日、月龄，必要时要注明体重。

4. 西药和中成药可以分别开具处方，也可以开具一张处方，中药饮片应当单独开具处方。开具西药、中成药处方，每一种药品应当另起一行，每张处方不得超过5种药品。

5. 中药饮片处方的书写，一般应当按照“君、臣、佐、使”的顺序排列；调剂、煎煮的特殊要求注明在药品右上方，并加括号，如布包、先煎、后下等；对饮片的产地、炮制有特殊要求的，应当在药品名称之前写明。

6. 药品用法用量应当按照药品说明书规定的常规用法用量使用，特殊情况需要超剂量使用时，应当注明原因并再次签名。

7. 除特殊情况外，应当注明临床诊断。开具处方后的空白处划一斜线以示处方完毕。

8. 处方医师的签名式样和专用签章应当与院内药学部门留样备查的式样相一致，不得任意改动，否则应当重新登记留样备案。

（二）药品名称用法的规定

1. 药品名称的规定 药品名称应当使用规范的中文名称书写，没有中文名称的可以使用规范的英文名称书写。医师开具处方应当使用经药品监督管理部门批准并公布的药品通用名称、新活性化合物的专利药品名称和复方制剂药品名称。医师开具院内制剂处方时应当使用经省级卫生行政部门审核、药品监督管理部门批准的名称。医师可以使用由卫健委公布的药品习惯名称开具处方；医疗机构或者医师、药师不得自行编制药品缩写名称或者使用代号。

想一想2-1

下列药品名称中，哪些是符合《处方管理办法》中关于药品名称的规定，医师可以在处方中开具的？

维生素E胶丸、吗丁啉片、对乙酰氨基酚片、白加黑片、NaCl注射液、新康泰克胶囊、罗红霉素胶囊、舒血宁注射液

答案解析

2. 药品用法的规定 书写药品名称、剂量、规格、用法、用量要准确规范，药品用法可用规范的中文、英文、拉丁文或者缩写体书写，但不得使用“遵医嘱”“自用”等含糊不清字句。

（三）药品剂量与数量的规定

药品剂量与数量用阿拉伯数字书写。剂量应当使用法定剂量单位：重量以克（g）、毫克（mg）、微克（μg）、纳克（ng）为单位；容量以升（L）、毫升（ml）为单位；国际单位（IU）、单位（U）；中药饮片以克（g）为单位。

片剂、丸剂、胶囊剂、颗粒剂分别以片、丸、粒、袋为单位；溶液剂以支、瓶为单位；软膏及乳膏剂以支、盒为单位；注射剂以支、瓶为单位，应当注明含量；中药饮片以剂为单位。

（四）处方限量规定

处方开具当日有效。特殊情况下需延长有效期的，由开具处方的医师注明有效期限，但有效期最长不得超过3日。处方一般不得超过7日用量；急诊处方一般不得超过3日用量；对于某些慢性病、老年病或特殊情况，处方用量可适当延长，但医师应当注明理由。

（五）特殊管理药品用量规定

麻醉药品、精神药品、医疗用毒性药品的处方用量应当严格按照国家有关规定执行。

1. 门（急）诊患者麻醉药品、第一类精神药品注射剂每张处方为一次常用量；控缓释制剂每张处方不得超过7日常用量；其他剂型每张处方不得超过3日常用量。哌醋甲酯用于治疗儿童多动症时，每张处方不得超过15日常用量。第二类精神药品一般每张处方不得超过7日常用量；对于慢性病或某些特殊情况的患者，处方用量可以适当延长，医师应当注明理由。

2. 门（急）诊癌症疼痛患者和中、重度慢性疼痛患者麻醉药品、第一类精神药品注射剂每张处方不得超过3日常用量；控缓释制剂每张处方不得超过15日常用量；其他剂型每张处方不得超过7日常用量。

3. 为住院患者开具的麻醉药品和第一类精神药品处方应当逐日开具，每张处方为1日常用量。对于需要特别加强管制的麻醉药品，盐酸二氢埃托啡处方为一次常用量，仅限于二级以上医院内使用；盐酸哌替啶处方为一次常用量，仅限于医疗机构内使用。

4. 医疗机构应当要求长期使用麻醉药品和第一类精神药品的门（急）诊癌症患者和中、重度慢性疼痛患者，每3个月复诊或者随诊一次。

5. 医疗单位供应和调配毒性药品，凭医师签名的正式处方。每张处方剂量不得超过2日极量。

药爱生命

吗啡、美沙酮、哌替啶、芬太尼等都是临床常用的麻醉性镇痛药，长期使用可致生理上和（或）心理上依赖，平时不易觉察，直到突然停药才发现，出现抽搐等一系列戒断症状，不得不依靠外界毒品类物质来维持生理活动。药师工作中应意识到麻醉药品是把双刃剑，随意滥用也会导致患者的成瘾现象和不择手段的觅药行为。因此，药师应该在采购、贮存、审方、调配及发药等环节严格按照国家有关规定执行。实行专人保管、专柜加锁、专账登记、专册记录（使用情况）等“五专”管理。审方时注意审核处方医师是否有麻醉药品处方权、处方是否用麻醉药品专用处方开具、麻醉药品是否对症用药、用法用量是否正确、每张处方限量是否符合规定。调配处方药师必须具有麻醉药品处方调剂权，调配时应填写麻醉药品专用发药登记册的各项内容，回收已使用过的麻醉药品的空安瓿或废贴，将麻醉药品处方按年月日逐日编制顺序号。药师应加强自身工作责任心，防止麻醉药品的丢失及错发放，同时要加强对患者的用药教育，使患者形成珍爱生命、远离毒品的意识。医患双方共同努力，合理使用麻醉性镇痛药。

三、处方管理

（一）处方权的规定

1. 经注册的执业医师在执业地点取得相应的处方权。经注册的执业助理医师在医疗机构开具的处方，应当经所在执业地点执业医师签名或加盖专用签章后方有效。

2. 经注册的执业助理医师在乡、民族乡、镇、村的医疗机构独立从事一般的执业活动，可以在注册的执业地点取得相应的处方权。

3. 医师应当在注册的医疗机构签名留样或者专用签章备案后，方可开具处方。

4. 执业医师经麻醉药品和精神药品使用知识和规范化管理的培训，考核合格后取得麻醉药品和第一类精神药品的处方权，药师经考核合格后取得麻醉药品和第一类精神药品调剂资格。

医师取得麻醉药品和第一类精神药品处方权后，方可在本机构开具麻醉药品和第一类精神药品处方，但不得为自己开具该类药品处方。药师取得麻醉药品和第一类精神药品调剂资格后，方可在本机构调剂麻醉药品和第一类精神药品。

5. 试用期人员开具处方，应当经所在医疗机构有处方权的执业医师审核、并签名或加盖专用签章后方有效。进修医师由接收进修的医疗机构对其胜任本专业工作的实际情况进行认定后授予相应的处方权。

（二）处方调剂权规定

1. 取得药学专业技术职务任职资格的人员方可从事处方调剂工作。

2. 药师在执业的医疗机构取得处方调剂资格。药师签名或者专用签章式样应当在本机构留样备查。

3. 具有药师以上专业技术职务任职资格的人员负责处方审核、评估、核对、发药以及安全用药指导；药士从事处方调配工作。

4. 药师应当凭医师处方调剂处方药品，非经医师处方不得调剂。

（三）电子处方的管理

医师利用计算机开具、传递普通处方时，应当同时打印出纸质处方，其格式与手写处方一致；打印的纸质处方经签名或者加盖签章后有效。药师核发药品时，应当核对打印的纸质处方，无误后发给药品，并将打印的纸质处方与计算机传递处方同时收存备查。

看一看

电子处方

电子处方是指通过医院信息系统实现的数字化和无纸化处方。患者在挂号时，只需轻轻刷一下手中的电子就诊卡，电脑屏幕马上就显示出患者的姓名、性别、年龄、联系电话以及既往病史等基本资料，然后护士将患者“分诊”到各位医生的电脑终端上，医生可以通过电脑看到患者的信息，根据检查诊断结果，医生轻点鼠标，用电脑为患者开处方。医生把电子处方给患者打印出来的同时，这张处方也传到了药房和收费处。由于每种药品的价格电脑里都有，因此不用再人工划价计费，患者可直接缴费后取药。

电子处方格式规范，字迹清楚，符合《处方管理办法》中规定的书写规则和使用药品通用名称的规定，可以避免因医生书写潦草而难以辨认的现象，大大降低配方的差错率，如遇到缺药，系统会自动提示，以便医生与药剂科联系，及时补充药品。

（四）处方保存规定

处方由调剂处方药品的医疗机构妥善保存。普通处方、急诊处方、儿科处方保存期限为 1 年，医疗用毒性药品、第二类精神药品处方保存期限为 2 年，麻醉药品和第一类精神药品处方保存期限为 3 年。处方保存期满后，经医疗机构主要负责人批准、登记备案，方可销毁。

（五）处方点评制度

医疗机构应当建立处方点评制度，填写处方评价表（评价指标：药品品种数、是否抗菌药、是否注射剂、基本药物品种数、药品通用名数、处方金额、诊断），对处方实施动态监测及超常预警，登记并通报不合理处方，对不合理用药及时予以干预。

医疗机构应当对出现超常处方 3 次以上且无正当理由的医师提出警告，限制其处方权；限制处方权后，仍连续 2 次以上出现超常处方且无正当理由的，取消其处方权。

四、处方集与处方手册

（一）处方集

1. 概念　世界卫生组织（WHO）定义处方集是一本手册，它包含诊疗指南及所选药物的重要临床应用信息，也包含为开处方者和药品调配人员提供的有关药品管理的信息。处方集可分为国家、社区、医院以及各种医疗保险药品计划处方集。《处方管理办法》第15条规定，医疗机构应当根据本机构性质、功能、任务，制定药品处方集。

2. 作用　医院处方集是根据患者治疗需要而制定的基本处方汇编，是医疗机构制定的处方规范和指南。它可以让医务人员迅速了解有关医院的常备用药品、用药规定，有利于患者获得适当药品，接受安全有效的治疗。在疾病治疗的药物选择上，医院处方集往往有一定限制。对一种药物的选择决定，特别是从一类药物中选择，经常基于临床疗效、安全性和价格因素。

（二）处方手册

医疗机构的处方手册（药品手册）一般不包括药物的临床应用信息，是一本简化的处方集，供医师和药师在开具处方和调配药品时参考有关药品名称、规格、剂量和其他药品管理信息使用。

处方手册或处方集是药物清单，有时限制处方者的用药范围，有时限制某些药物只能被专家和高年资医师负责使用。

看一看

处方集

WHO的处方集模板基本组成包括前记部分（目录、致谢、缩略词、前言、变更信息、对处方者的建议）、正文部分为药品信息（适应证、禁忌证、警示、用法、不良反应）、附录（包括药物相互作用、妊娠期及哺乳期妇女用药、肝肾功能不全患者的用药等）。

五、处方常用缩写词及含义

处方常用缩写词及含义见表2－1。

表2－1　处方常见的拉丁缩写词

缩写词	中文	缩写词	中文
q. d.	每日1次	s. o. s.	需要时
b. i. d.	每日2次	a. c.	饭前
t. i. d.	每日3次	p. c.	饭后
q. i. d.	每日4次	p. o.	口服
q. o. d.	隔日1次	a. m.	上午
q. m.	每晨	p. m.	下午
q. h.	每小时	Sig. 或 S.	用法
q. 6h.	每6小时1次	stat.！	立即
q. n.	每晚	cito！	急速地
q. s.	适量	Lent！	慢慢地
h. s.	睡前	i. d.	皮内注射
p. r. n.	必要时	i. h.	皮下注射

续表

缩写词	中文	缩写词	中文
i. m.	肌内注射	Caps.	胶囊剂
i. v.	静脉注射	Inj.	注射剂
i. v. gtt.	静脉滴注	Sol.	溶液剂
Rp.	取	Tab.	片剂
Co.	复方的	Syr.	糖浆剂
U	单位	o. s.	左眼
IU	国际单位	o. d.	右眼
Amp.	安瓿剂	o. u.	双眼

第三节　医院门诊药房调剂

微课

PPT

一、调剂前准备

医院药房是在《药品管理法》等法律法规的指导下，为临床提供质量可靠、疗效确切、使用方便、经济适宜的药品，并向患者提供专业的临床药学服务工作，其中，门诊药房药品调剂是完成这一工作的重要途径。

（一）调剂药品的领取

门诊药房药品的领取是一个长期、计划性的工作，所用的一切药品均应定时从药库领取。

1. 药房领取药品的程序　药房应设有专人定时对货架、药品柜内现存的药品进行检查，并根据药品的消耗情况、库存量、货位空间大小及临床需求，登记需要补充或增领药品的品种及数量，填写药品领用单（表2-2），提前一天将该领药单递交药库相关人员备药，药库安排专人在规定时间内将核发药品送至门诊药房。

表2-2　药品领用单

编号：

发药单位：　　　　　　　　　　领药单位：　　　　　　　　　　领药时间：

药品名称	规格	厂家	批号	有效期	单位	数量	单价	总金额

制单人：　　　　　　　　配药人：　　　　　　　　领药人：　　　　　　　　复核人：

注：第一联，发药部门留存；第二联：领药部门留存；第三联：财务部门留存。

2. 药品领取特殊情况处理　①当药品出现短缺时，门诊药房药师应根据药库通知，及时与临床科室沟通药品库存情况，以免耽误临床用药；②对有效期在半年内的药品，建立药品预警目录，并与临床科室沟通，在临床诊断对症的前提下，尽量使用该批次药品；③对临床无法及时使用的药品，及时与药库联系，统筹规划，尽量减少医疗资源的浪费。

3. 领药注意事项

（1）领药人员要对照领药单，逐一核对、清点所领取药品的品种、规格、数量，无误后再分类上架陈列或存放备用；如领取药品的品种、数量及规格与领药单不符或质量不合格时，应及时联系药库更正或将不合格药品退回药库处理。

（2）特殊药品（医疗用毒性药品、精神药品、麻醉药品）应单独编号列单领取，各环节须符合特殊药品管理有关规定和要求。

（3）严格执行领药复核制度，核对人要细心复核。药品领取复核完毕，药库发药人员、药房领药人员及复核人员均须在药品领取单所规定项下签字，以示负责。

（二）调剂药品的摆放

药品在药房的摆放又称为药品的陈列，药房药品摆放科学合理、标识明确、取用方便、干净整洁，可显著地提高调剂工作的效率，降低差错事故发生率，提高药学服务质量。药品的摆放，应重点遵循以下原则。

1. 药品分类摆放原则　门诊药房药品摆放多采用习惯分类和作用与用途分类相结合的分类方法。即先将药品分成针剂类（粉针、水针等）、片剂类（丸剂、胶囊剂）、水剂类（酊剂、糖浆剂、气雾剂、滴眼剂、油膏剂）、粉剂类（散剂、冲剂）四大类；然后在各大类中再按照作用和用途分成小类，最后在各个货架根据不同科室常用药品摆设，如内科、外科、妇科、儿科、耳鼻喉科、皮肤科等。多种摆设方法综合运用，实现药品摆放的科学合理。

（1）药品摆放总原则　药品与非药品分开摆放；处方药与非处方药分开摆放；西药与中成药分类摆放；毒麻精放等特殊管理药品，按国家有关规定存放；危险品不陈列，如必须陈列时，只能以代用品或空盒代替；拆零药品集中存放于拆零专柜，保留原包装标签。

（2）根据药品药理活性摆放　如按照抗感染药物、心血管系统药物、呼吸系统药物、消化系统药物等进行分区摆放。

（3）根据药品给药途径摆放　如可将药品分为口服药品区域、注射剂药品区域、外用药品区域等。

（4）根据药品剂型摆放　结合药品药理活性，将药品按照注射剂、胶囊剂、片剂等原则进行分类摆放。

2. 药品摆放的位置要求　不同品种药品摆放时，两品种之间留均匀间隙，不得倒置，混放。

（1）遵循易见易取原则　门诊药房药品的摆放，原则上要方便拿取，体积、重量较大的应定位在较低的位置，体轻而不常用的则应定位于较高的位置；如常用的心血管系统药物、抗菌药物等应摆放于药架中层，以便拿取，而较重的大型输液则摆放于药架下层或底层。特殊药品的放置应符合特殊药品管理的有关规定。

（2）按批号摆放　新领取的药品上架时，要核对药品的规格、批号及有效期，效期近的摆放在前面，效期远的摆放在后面，严格执行“先产先出，先进先出，近期先出，易变先出”的原则。近效期药品做醒目标识，使用时应再次核对药品有效期。

（3）易混淆药品的摆放　同一厂家的某一药品，当规格不同时，其外包装常较为相似，容易混淆，因此在摆放时可用其他品种药品分隔摆放。

（4）药品摆放标签　药品的摆放位置应尽量固定并贴上醒目的标签（图2-4），以防某药品用完后，新领取的药品随意摆放，造成调剂出错及效率下降。

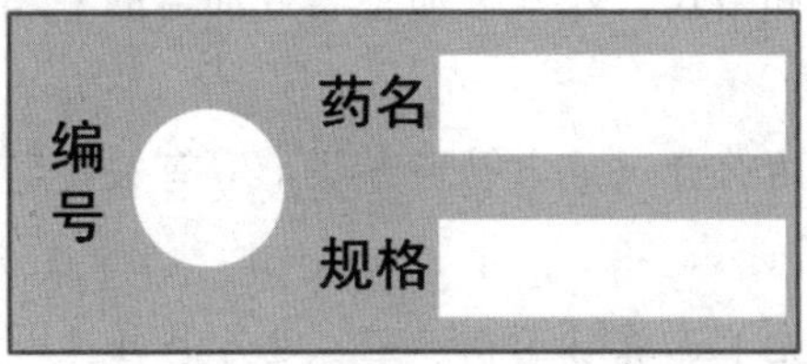

图2-4　门诊药房药品标签

二、处方审核

处方审核是指药学专业技术人员运用专业知识与实践技能，根据相关法律法规、规章制度与技术规范等，对医师在诊疗活动中为患者开具的处方，进行合法性、规范性和适宜性审核，并作出是否同意调配发药决定的药学技术服务。所有处方（纸质处方、电子处方和医疗机构病区用药医嘱单）均应当经审核通过后方可进入划价收费和调配环节，未经审核通过的处方不得收费和调配。

医疗机构应当积极推进处方审核信息化，通过信息系统为处方审核提供必要的信息，提高审方效率；信息系统内置审方规则应当由医疗机构制定或经医疗机构审核确认，并有明确的临床用药依据来源。此外，医疗机构应当制定信息系统相关的安全保密制度，防止药品、患者用药等信息泄露，做好相应的信息系统故障应急预案。

（一）审方药师的要求

1. 取得药师及以上药学专业技术职务任职资格。

2. 具有3年及以上门急诊或病区处方调剂工作经验，接受过处方审核相应岗位的专业知识培训并考核合格。

3. 药师是处方审核工作的第一责任人。药师应当对处方各项内容进行逐一审核。医疗机构可以通过信息系统辅助药师开展处方审核。对信息系统筛选出的不合理处方及信息系统不能审核的部分，应当由药师进行人工审核。

4. 经药师审核认为存在用药不适宜的处方，应当与处方医师沟通，建议其修改或者重新开具处方，当处方医师不同意修改时，药师应当做好记录并纳入处方点评；药师发现严重不合理用药或者用药错误时，应当拒绝调配，及时告知处方医师并记录，按照有关规定报告。

（二）处方审核流程

1. 药师接收待审核处方，对处方进行合法性、规范性、适宜性审核。

2. 若经审核判定为合理处方，药师在纸质处方上手写签名（或加盖专用印章）、在电子处方上进行电子签名，处方经药师签名后进入收费和调配环节。

3. 若经审核判定为不合理处方，由药师负责联系处方医师，请其确认或重新开具处方，并再次进入处方审核流程。

（三）处方合法性审核

1. 处方开具人是否根据《执业医师法》取得医师资格，并执业注册。

2. 处方开具时，处方医师是否根据《处方管理办法》在执业地点取得处方权。

3. 麻醉药品、第一类精神药品、医疗用毒性药品、放射性药品、抗菌药物等药品处方，是否由具有相应处方权的医师开具。

（四）处方格式规范性审核

1. 处方是否符合规定的标准和格式，处方医师签名或加盖的专用签章有无备案，电子处方是否有处方医师的电子签名。

2. 处方前记、正文和后记是否符合《处方管理办法》等有关规定，文字是否正确、清晰、完整。

3. 条目是否规范。

（1）处方书写规范性要求详见第二章第二节“二、处方书写（一）处方书写规则”。

（2）药品名称书写规范性要求详见第二章第二节“二、处方书写（二）药品名称用法的规定”。

（3）药品剂量、规格、用法、用量要准确规范，符合《处方管理办法》规定，不得使用“遵医嘱”“自用”等含糊不清字句。

（4）普通药品处方量及处方效期符合《处方管理办法》的规定，抗菌药物、麻醉药品、精神药品、医疗用毒性药品、放射药品、易制毒化学品等的使用符合相关管理规定。

（5）中成药的处方书写应当符合《中药处方格式及书写规范》。

（五）用药适宜性审核

用药适宜性审核是处方审核的重点和难点，是对处方用药安全性、合理性、经济性作出的科学评判，并对存在的用药隐患、问题进行事前干预。处方用药适宜性审核包括以下6个方面内容。

1. 处方用药与临床诊断的相符性　医师开具的处方需在临床诊断栏中明确记录对患者的诊断，并根据疾病的病因、临床表现、并发症，结合药物的药效学、药动学及禁忌证等信息开具适宜的药物，审方药师则需要综合考量以上信息并对处方进行审核。如不相符则需要与医师积极沟通，更换药品；如诊断书写不全，需要补全诊断，并进行处方审核。

案例1

科别：内分泌科　　病历号　00001　　××××年××月××日

姓名	××	性别	男	年龄	58岁	
临床诊断： 骨质疏松、糖尿病 过敏试验：	R： 辛伐他汀钙片　20mg×14片 一日一次　每次2片　口服 阿卡波糖片　50mg×30片 一日三次　每次1片　随餐同服 医师签名（盖章）：×××					

金额：×××　　审核/调配签名（盖章）：×××

核对/发药签名（盖章）：×××

解析：辛伐他汀钙片通过抑制羟甲戊二酰辅酶A－还原酶降低胆固醇的合成，属于调血脂药，而患者是骨质疏松，不应该开辛伐他汀钙片来治疗骨质疏松，此处方开具的药品与临床诊断不符，属于超适应证用药。

2. 剂量、用法和疗程的正确性　在疾病治疗过程中所使用药物的剂量、用法和疗程正确与否，直接关系着药物治疗的安全性和有效性。剂量过小，无法产生疗效，剂量过大，则可能产生严重的毒性反应危及患者生命；如地高辛治疗指数低、安全范围窄、毒副作用强，其有效血药浓度0.9～2.0ng/ml，接近潜在中毒浓度2.4ng/ml，所以患者不可随意增减剂量；药品给药方法正确与否，直接影响着药物的疗效，如给药方法错误，则可能导致药物无效或产生有害反应，如泡腾片严禁口服，否则容易造成窒息。此外，还应根据药品的半衰期和患者病情确定给药疗程，对于感染性疾病，易复发疾病，应足疗程足量治疗，以免细菌产生耐药性，如肺结核治疗的周期比较长，根据个人的感染程度和身体恢复能力，一般需要连续治疗6～12个月，因此，应早期、联合、适量、规律、全程用药，避免耐药及疾病复发。

案例2

定点医疗机构编码：00000000

科别：心内科　　病历号　00001　　　　××××年××月××日

姓名	徐××	性别	男	年龄	56岁
临床诊断： 高血压	R： 硝苯地平控释片　　30mg/片×1盒 Sig：半片/次 po　tid 氯沙坦钾氢氯噻嗪片　50mg/12.5mg/片×2盒 Sig：1片/次po　qd				
过敏试验：	医师签名（盖章）：×××				

金额：×××　　　　审核/调配签名（盖章）：×××

核对/发药签名（盖章）：×××

解析：（1）硝苯地平控释片为控释制剂，若掰开或嚼碎，大量药物成分顷刻释放，增加毒副作用，因此应整粒吞服，不得掰开或嚼碎。

（2）硝苯地平控释片口服后作用维持24小时，每日1次即可，此外，每日3次使用不适宜。

3. 选用剂型与给药途径的合理性　临床治疗中，会根据患者病情、药物的性质及治疗要求的不同，选择合适的剂型及给药途径开展治疗。如急症用药时，为见效迅速，宜采用注射剂、汤剂、冲剂、气雾剂等；治疗慢性疾病时希望药效缓和而持久，一般选用片剂、胶囊剂及缓释、控释制剂等；患皮肤病则需要用擦剂、药膏等。如硫酸镁肌内注射或者静脉注射可以有效地预防和控制抽搐、子痫，抑制子宫收缩，治疗早产；50%的硫酸镁溶液外用热敷患处，可以消炎止痛；口服硫酸镁使肠腔内渗透压升高，大量水分使肠管扩张，使肠壁感受器受到刺激，导致腹泻；口服药浓度33%有利胆的作用。因此，药师审方需要认真仔细，严格把关，避免剂型与给药途径的错误。

案例3

科别：心内科　　病历号　00003　　　　××××年××月××日

姓名	××	性别	男	年龄	58岁
临床诊断： 心绞痛	R： 硝酸甘油　　0.5mg×100s 一次一片　　口服				
过敏试验：	医师签名（盖章）：×××				

金额：×××　　　　审核/调配签名（盖章）：×××

核对/发药签名（盖章）：×××

解析：硝酸甘油片在临床中主要用于治疗冠心病、心绞痛。舌下含服生物利用度可以达到80%，而口服后经过首过消除，生物利用度仅为8%。所以，舌下含服是急救时的首选。一般舌下给药2～3分钟起效，5分钟达到最大效应，作用可以持续10～30分钟。

4. 是否有重复用药现象　重复用药是指无正当理由为同一患者同时开具2种或2种以上药理作用相同药物。联合用药得当，可以收到较好的疗效，反之往往给患者轻则造成经济上的损失，重则危及生命。重复用药的常见情况有以下3种：①药物成分相同，但剂型不同的药物同时开处方，导致剂量和作用重复，发生用药过量，产生毒性反应；②含有相同主要成分的复方制剂联用；③同类药物，相同作用机制的药物合用。

案例4

科别：消化科　　病历号　00001　　××××年××月××日

姓名	何××	性别	男	年龄	10岁
临床诊断： 胃炎 过敏试验：	R： 0.9%氯化钠注射液100ml 奥美拉唑钠粉针 40mg　}×3d 静脉滴注 qd 甲氧氯普胺片　5mg×7　5mg　po　tid 多潘立酮片　10mg×7　10mg　po　tid 法莫替丁片　20mg×7　20mg　po　bid 医师签名（盖章）：×××				

金额：×××　　　　审核/调配签名（盖章）：×××

核对/发药签名（盖章）：×××

解析：（1）甲氧氯普胺和多潘立酮属于重复用药，选用其中一种即可。

（2）奥美拉唑与法莫替丁虽然作用机制不同，都有抑制胃酸分泌作用，抑酸作用加强，不宜联用。

5. 对规定必须做皮试的药品　皮试是皮肤（或皮内）敏感试验的简称。某些药物在临床使用过程中容易发生过敏反应，产生包括皮疹、荨麻疹、皮炎、发热、血管神经性水肿、哮喘、过敏性休克等表现，其中，以过敏性休克最为严重。因此，这些药物在使用之前需要做皮肤敏感试验，皮试阴性的药物可以给患者使用，皮试阳性的则禁止使用。为了避免或减少药物过敏性休克的发生，保证临床用药安全，根据《中华人民共和国药典》（2020年版）及《临床用药须知》规定，对一些药物在使用前必须做皮肤过敏试验（表2－3）。

表2－3　《中国药典》《临床用药须知》规定必须做皮试药品一览表

序号	药品名称	序号	药品名称
1	青霉素钠注射剂	6	苯唑西林钠注射剂
2	青霉素钾注射剂	7	氯唑西林钠注射剂、胶囊、颗粒
3	青霉素V钾片	8	氨苄西林钠注射剂、胶囊
4	普鲁卡因青霉素注射剂	9	阿莫西林片剂、胶囊、注射剂
5	苄星青霉素注射剂	10	羧苄西林注射液

续表

序号	药品名称	序号	药品名称
11	哌拉西林注射液	20	抗蛇毒血清注射剂
12	磺苄西林注射液	21	抗炭疽血清注射剂
13	青霉胺片剂	22	抗狂犬病血清注射剂
14	胸腺素注射剂	23	肉毒抗毒素注射剂
15	细胞色素 C 注射剂	24	玻璃酸酶注射剂
16	降纤酶注射剂	25	α－糜蛋白酶注射剂
17	白喉抗毒素注射剂	26	鱼肝油酸钠注射剂
18	破伤风抗毒素注射剂	27	左旋门冬酰胺酶
19	多价气性坏疽抗毒素注射剂		

6. 是否有潜在临床意义的药物相互作用和配伍禁忌 药物相互作用是指两种或两种以上的药物同时或先后使用时，所引起的药物作用和效应的变化，可表现为：①疗效提高和（或）毒性减轻，如“β 受体阻滞剂＋硝酸酯类”联合治疗心绞痛，前者可取消后者引起的反射性心率加快，而硝酸酯类则可缩小普萘洛尔等的心室容积扩大。②毒性加大和（或）疗效降低，如降糖药引起的低血糖反应如心悸、出汗，可被 β 受体阻断剂所掩盖，而后者可阻抑肝糖原分解加剧低血糖，二者联合可发生虚脱危险。

配伍禁忌包括药物理化配伍禁忌和药理配伍禁忌，前者主要表现在静脉注射、静脉滴注及肠外营养液等溶液的配伍方面，后者则是指配伍中出现不良反应增加、毒性增强的反应，是发生在患者体内的变化。

因此，在审核处方时，应综合考虑药物药理活性及剂型特点，审查处方中药物有无相互作用。

案例5

科别：急诊科　　病历号　00001　　　××××年××月××日

姓名	何××	性别	男	年龄	10岁	
临床诊断： 开药 过敏试验：	R： 0.9%氯化钠注射液100ml 注射用氟罗沙星0.2g　}×3d　静脉滴注　qd 5%葡萄糖注射液250ml 维生素C注射液0.5g　}×3d　静脉滴注　qd 医师签名（盖章）：×××					

金额：×××　　　　审核/调配签名（盖章）：×××

核对/发药签名（盖章）：×××

解析：（1）诊断不明确，不能为“开药”。

（2）氟罗沙星禁用于 18 岁以下患者。

（3）注射用氟罗沙星溶媒选择应为 5% 葡萄糖，忌用 0.9% 氯化钠注射液或葡萄糖氯化钠注射液，氟罗沙星可与维生素 C 发生螯合，形成沉淀。

（六）不合理处方表现形式及处理

1. 不规范处方 ①处方前记、正文、后记内容缺项；②诊断与正文用药不符，诊断名称不规范；③皮试药品未注明“皮试”或“继用”；④用字不规范，用法书写不规范；⑤药品未用通用名；⑥药品缺剂型、规格、单位、数量、剂量、用法、次数；⑦用法、用量笼统表达为：术中用、治疗用、自用等；⑧西药与中药饮片同方；⑨处方修改未签名、未注明修改日期，超量用药未再签名；⑩字迹潦草、难辨误认；⑪单处方超过五种药品；⑫处方超量未注明理由；⑬违反麻、精、毒性药品处方有关规定；⑭抗菌药物应用不合理、超权限使用；⑮处方书写结束无止划线；⑯医师不签全名或签名无法辨认；⑰印章与签名不一致。

看一看

不合理用药

药品是特殊的商品，药品应用合理与否直接关乎患者生命健康，不合理用药不但延误疾病的治疗、浪费医药资源、产生药品不良反应，甚至造成药源性疾病、酿成药疗事故。据世界卫生组织（WHO）统计，用药不合理是导致患者死亡的三大因素之一，死亡率远高于肿瘤疾病，合理用药在全世界都是一个重大问题。

据我国药品不良反应监测中心统计，每年因药物不良反应住院的患者达到250万，其中有19.2万人死于药物不良反应，而这种药物不良反应大多数源于药物的不合理使用，这也成为我国医药学领域亟待解决的问题。

面对临床上出现的各种不合理用药现象，药品调剂人员应积极运用科学的临床医学和药学知识开展合理用药指导，保障患者用药安全。

2. 不适宜处方 ①用药与适应证不适宜；②遴选的药品不适宜；③药品剂型与给药途径不适宜；④用法、用量不适宜；⑤联合用药不适宜；⑥重复给药不适宜；⑦有配伍禁忌或不良相互作用。

3. 超常处方 ①无适应证用药；②无充分理由使用高价格药品；③无充分依据超量用药；④无充分理由同一处方使用2种以上相同药理作用药物。

练一练2-3

处方审核的要素包括（　）。

A. 合法性　　B. 规范性　　C. 紧急性

D. 安全性　　E. 适宜性

答案解析

三、处方划价

处方划价包括人工划价和计算机计价两种方式，随着计算机收费系统在药品收费领域中的广泛应用，计算机计价已取代了传统人工划价。计算机计价无需药师记住各种药品价格，而是由计算机根据所开具药品的信息自动计算价格，方便快捷。如药品价格、品种、剂型、规格等有变动，只需要在计价系统中修改相应数据即可，大大提高了处方划价和收费的效率。但如果计算机划价系统出现短时故障，还需要进行人工划价。

四、处方调配

药品调配广义上指包括处方调配、非处方调配（无需处方也可调配，如社会药房销售非处方药）及其所包含的药物信息服务等在内的药学技术服务。处方调配步骤一般包括收方、审方、配方（包括取药、分装、临时处方药剂的配制等不同内容）、包装、核对、发药和用药指导等。

（一）处方调配“四查十对”规定

《处方管理办法》规定：药学专业技术人员在调配处方的全过程必须做到“四查十对”，药师在调配处方时需要注意这些内容，保证药品处方调配准确、及时、全面。“四查十对”具体要求见表2-4。

表2-4 “四查十对”具体要求

处方检查内容	处方核对内容	注意事项
查处方	对科别，对姓名，对年龄	审查医师处方书写是否完整
查药品	对药名，对剂型，对规格，对数量	核对药品信息是否有误
查配伍禁忌	对药品性状，对用法用量	注意药物间是否有配伍禁忌
查用药合理性	对临床诊断	审查患者临床诊断是否与用药相符

（二）处方调配工作程序

1. 再次核查处方 调剂药师接收处方后，应快速从头到尾对处方前记、正文、后记内容进行审阅，以便于熟悉处方内容，了解处方类型等，及时发现处方审核漏检的问题，并与审方药师沟通解决。

（1）审阅处方前记信息 包括科别、患者姓名、性别、年龄、日期、临床诊断等信息。如为麻醉药品和第一类精神药品处方还应当审阅患者身份证明编号，代办人姓名、身份证明编号等信息。

（2）审阅处方正文信息 包括药品名称、剂型、规格、数量、用法和用量等信息，对照临床诊断，判断有无配伍禁忌及药物使用错误等情况。

（3）审阅处方后记信息 包括医师签名、签章是否规范并与留样一致。

2. 准确调配药品

（1）依次调配处方 调配处方时注意力集中，按顺序调配，待一张处方调配完成后再调配下一张处方，以免造成调配差错。

（2）自我核对调配药品 ①药品调配完后，再次核查调配药品名称、规格、剂型、数量等与处方是否一致。②调配处方时，应注意区分包装相似、多种规格、剂型及药品名称相似的药品，避免出现调配差错。常见药名相似的药品（表2-5），常见多规格、多剂型药品（表2-6）。③核对药品包装、标签、外观是否有异常，当发现药品包装变形，污染、药瓶纸质或印字标签脱落、药品性状发生改变，如注射剂有沉淀，颜色变化时，严禁调配，确保药品质量，保障患者用药安全。④核对药品有效期，确保患者在治疗期内使用的药物均在有效期内。

表2-5 药名相似的药品目录

药名相似	药品名称（通用名/药理作用）	
通用名相似	利血平（降压药）	利血生（促白细胞生成药）
	普鲁卡因（局麻药）	普鲁卡因胺（抗心律失常药）
	新生霉素（抗菌药）	更生霉素（抗肿瘤药）
	磺胺嘧啶（抗菌药）	乙胺嘧啶（预防疟疾药）
	氯丙嗪（抗精神失常药）	异丙嗪（抗过敏药）
	阿司匹林（解热镇痛抗炎药）	阿斯维林（镇咳祛痰药）
商品名相似	阿拉明（间羟胺/升压药）	可拉明（尼可刹米/兴奋呼吸中枢药）
	痢特灵（呋喃唑酮/细菌性痢疾）	药特灵（喹碘方/抗阿米巴虫药）
	丽珠得乐（枸橼酸铋钾/胃黏膜保护药）	丽珠肠乐（双歧杆菌活菌制剂/止泻药）
	驱蛔灵（哌嗪/驱蛔虫和蛲虫药）	驱虫灵（噻嘧啶/抗肠道寄生虫药）
	荷洛松（克霉唑乳膏/抗手足癣、体、股癣）	艾洛松（糠酸莫米松乳膏/抗神经性皮炎、湿疹等）
	灭滴灵（甲硝唑/抗阿米巴虫和滴虫药）	灭吐灵（甲氧氯普胺/止吐药）
	达舒平（双异丙吡胺/抗心律失常药）	胃舒平（复方氢氧化铝片/治疗溃疡药）

续表

药名相似	药品名称（通用名/药理作用）	
通用名与商品名相似	他巴唑（甲巯咪唑/治疗甲亢及甲状腺危象）	地巴唑（降压药）

表 2-6　多规格、多剂型药品

分类	药品名称	规格	药品名称	规格
同种药品不同规格	干扰素 α-2b 注射液	500 万单位/支	干扰素 α-2b 注射液	300 万单位/支
	阿司匹林肠溶片	25mg×100 片/瓶	阿司匹林肠溶片	0.1g×30 片/盒
	氯化钠注射液	10%×10ml/支	氯化钠注射液	0.9%×10ml/支
	注射用阿奇霉素	0.125 克/支	注射用阿奇霉素	0.25g/支
同种药品不同注射剂形式	注射用氨甲环酸	0.5 克/支	氨甲环酸氯化钠注射液	1g×100ml/瓶
	注射用奥拉西坦	1 克/支	奥拉西坦注射液	1g×5ml/支
	注射用低分子肝素钙	5000 单位/支	低分子肝素钙注射液	4100 单位×0.4ml/支
	注射用前列地尔干乳剂	5 微克/支	前列地尔注射液	5 微克/支
	注射用托烷司琼	5 毫克/支	托烷司琼注射液	5mg×5ml/支
同种药品不同剂型	多西环素分散片	0.1g×12 粒/盒	多西环素胶囊	0.1g×12 粒/盒
	厄贝沙坦分散片	75mg×20 片/盒	厄贝沙坦片	0.15g×7 片/盒
	二甲双胍肠溶片	0.5g×60 粒/盒	二甲双胍缓释片	0.25g×30 粒/盒
	罗红霉素缓释片	0.3g×7 粒/盒	罗红霉素胶囊	0.15g×12 粒/盒

3. 正确书写药袋或粘贴标签　调剂药师在调剂并核对完药品后，还需要按要求书写药袋或粘贴警示标签。

（1）药袋上注明患者姓名、药品名称、剂型、规格、用法、用量、数量和使用有效期等信息。随着计算机系统的发展，目前，很多医院的药袋都可以通过计算机系统直接打印，既提高了药品调剂效率又减少了人为书写错误的发生。药袋及标签如图 2-5 所示。

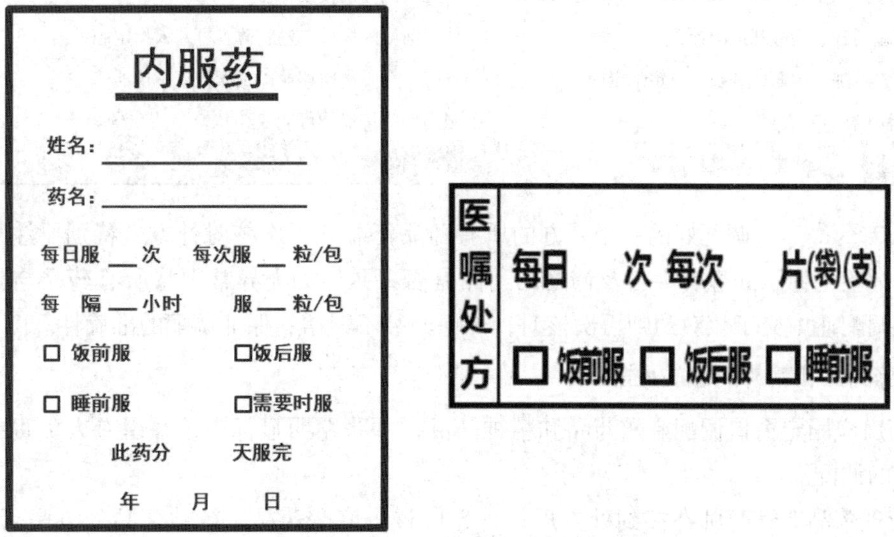

图 2-5　药袋及药品使用标签

（2）对于药品的特殊使用和贮存条件等，可以通过粘贴提示标签和警示信息的方式，提醒患者注意（图2－6，表2－7）。

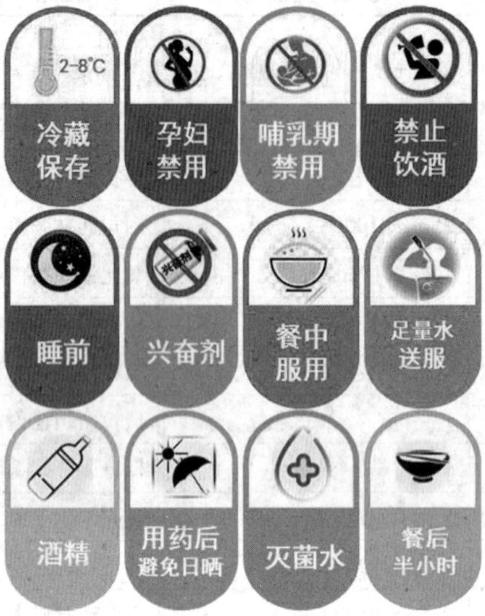
2-8℃
冷藏保存
孕妇禁用
哺乳期禁用
禁止饮酒
睡前
兴奋剂
餐中服用
足量水送服
酒精
用药后避免日晒
灭菌水
餐后半小时

图2－6　药品提示和警示信息标签

表2－7　药品提示标签和警示信息

药名	提示信息
茶碱缓释片、硝苯地平控释片等	需整片吞服，不可嚼碎、不可切开
硝酸甘油片	不可直接吞服，宜置于舌下含化，30分钟内不宜吃东西或饮水
铝碳酸镁咀嚼片、钙咀嚼片	先嚼碎后再用水送服，不宜整片吞服
左氧氟沙星、胺碘酮、氯丙嗪、多西环素等	用药期间避免阳光直射，以免引起光敏
维生素C泡腾片	严禁直接吞服或口含，用150ml水完全溶解服用
布洛芬混悬剂、炉甘石洗剂等	请充分振摇后使用
对乙酰氨基酚栓、硝酸咪康唑栓等	使用前应除去外包塑料薄膜再塞入指定腔道内
异丙嗪、氯苯那敏、西替利嗪、氯雷他定等	不宜开车、高空作业以及操作精密仪器
利福平/华法林、双香豆素等	服药期间排泄物可能变红
胰岛素注射液、干扰素、双歧杆菌等	宜冰箱冷藏，不宜冷冻

4. 汇总处方药品　将调配好的一张处方的所有药品汇总并再次核对处方，特别要注意核对处方中的姓名与药袋标签上标示的患者姓名及调配的药品是否一致，如无异常则将所有药品与处方及调配单一同置于一个调配篮中交于核对药师再次核对，确保药品不混淆，保证调配的准确性。

（三）麻醉药品和精神药品的调配

1. 门诊药房应固定窗口调配麻醉药品和精神药品，并张贴明显标识，并由专人负责麻醉药品、第一类精神药品的调配。

2. 特殊管理药品专管药师在接到处方后，首先应核查麻醉药品、精神药品处方是否为专用处方；开方医师是否具有麻醉药品、精神药品处方权；处方各项内容是否完整，药品名称、规格、数量用法用量及疗程是否符合规定，核对无误后，方可调配，由另一名专管药师再次核对、登记后双人签名；对不符合规定的麻醉药品、精神药品处方，药师应拒绝调配。

3. 门诊药房调配麻醉药品和精神药品注射剂时，专管药师将空的注射袋交予患者，不发药品实物，交代患者凭药袋到注射室注射；专管药师将药品交给注射室护士，护士收到实物后在登记本上签章，以示签收。

4. 调配完成后，专管药师需在麻醉药品、第一类精神药品专用登记本上登记患者（代办人）姓名、性别、年龄、身份证明编号、病历号、疾病名称、药品名称、剂型、规格、数量、批号、处方医师、处方编号、处方日期、发药人、复核人等信息；第二类精神药品登记本上记录患者（代办人）姓名、性别、疾病名称、药品名称、剂型、规格、数量、处方医生、处方日期、发药人、复核人。

5. 护士注射完后将空安瓿交回药房，药房回收空安瓿必须核对批号，并用专用账册登记，定期（报当地药品监督管理部门监督）销毁，并做记录。

6. 麻醉药品、精神药品逐日做消耗统计，填写专用统计表，做好交接班记录，处方按年、月、日逐日编制顺序号单独装订，存放，并专册登记，

7. 门诊药房不得办理麻醉药品和精神药品的退药手续。患者停药后，患者（或患者家属）交回的麻醉药品和精神药品，由医院按规定销毁处理，并专册登记。

练一练2-4

药品调配的最基本要求是（　）。

A. 准确性　　B. 及时性　　C. 全面性

D. 服务性　　E. 完整性

答案解析

五、核对发药

核对发药是门诊药房药品调剂工作的终端环节，也是确保患者安全用药的重要环节，是药师为患者提供药学服务最直接的途径。这一环节，药师不仅要为患者提供安全有效、质量可靠的药品，还要指导患者正确使用和贮存药物，从而保障患者生命安全。

（一）核对患者

根据处方核对患者就诊科室、姓名、性别、年龄、临床诊断等相关信息，确保患者用药无误。

（二）核对处方药品

发药人员根据处方核对调剂药品，如发现问题，退回调剂人员重新调剂，如正确则为患者发放药品。

（三）“唱付药品”

发药前，药师认真核对患者姓名与处方姓名是否一致，防止药品错付事故的发生。门诊药房窗口发药时，发药药师按处方呼叫患者姓名，得到回应，确认无误后，按处方顺序将药品逐个唱付交予患者或其家属，同时，对药品的特殊用法、用量及药品储存方法、注意事项等按照标示要求逐一向患者交代，最后告诉患者“您的药齐了”，患者确认无误后再离开窗口，药师在处方核对及发药处盖章或签全名。

六、用药交代与指导

用药指导是指药师综合运用药学知识，用简洁明了、通俗易懂的语言向患者说明按时、足量、按疗程用药对治愈疾病的重要性，解释用药过程中的注意事项、可能出现的不良反应及应对措施，科学指导患者正确合理使用药品，从而提高患者用药依从性，用药交代与指导主要包括以下内容。

（一）交代用量

药师在发药时，通常应该按照说明书的要求，运用通俗易懂的语言并辅以粘贴标签的方式向患者交代用药剂量，如每日几次，每次几片、几粒或几袋等。

1. 对于一些特殊的药品，则要特别提示患者，需要首剂加倍或减量使用等。

（1）“首剂加倍” 是指首次服用某种药时，在常规剂量基础上加倍。目的是迅速使血药浓度达到有效的稳态浓度，使药物迅速发挥作用。尤其适合抗菌药物的治疗，首剂加倍，可尽快杀灭细菌，并减少细菌耐药性的产生。如磺胺类的复方新诺明、大环内酯类，治疗特定的感染时的阿奇霉素分散片、阿奇霉素注射液等，硝基咪唑类的替硝唑在治疗各种厌氧菌感染均可采用首剂加倍的方式增加疗效。

（2）“首剂减量” 是针对具有首剂效应的药物，又称为首剂综合征，系指一些患者在初服某种药物时，产生不可耐受或严重的不良反应。这些药物通常作用比较强烈，首剂药物如按常规剂量给予，可出现强烈的效应，致使患者不能耐受，因此需要“首剂减量”。如降压药中的 α 受体拮抗剂哌唑嗪、特拉唑嗪等，患者首次用药应该减量为常规剂量的 1/4 ~ 1/2，然后根据病情的需要，再逐渐增加剂量；抗心力衰竭药洋地黄类药物治疗量与中毒量相近，治疗窗窄，因此须从小剂量开始。其他如甲状腺激素左甲状腺素，他汀类降血脂药物也可出现首剂反应，应首剂减量。

2. 当多种药物在合用时，某些药物会对肝药酶产生诱导和抑制作用，也应适当调整药物的剂量，在保证疗效的同时，将不良反应降到最低。对肝药酶有影响的药物见表 2 – 8。

表 2 – 8　药物对肝药酶的影响

对肝药酶的影响	作用特点	药物
肝药酶诱导剂	使其本身或其他药物代谢加快，使目标药物的血药浓度降低，药理活性减弱，降低疗效	利福平、苯妥英、苯巴比妥、卡马西平等
肝药酶抑制剂	其本身或其他药物代谢减慢，使目标药物药理活性增强，甚至发生毒副作用	喹诺酮类抗生素、氟康唑、酮康唑、伊曲康唑、异烟肼、西咪替丁、胺碘酮、氟伐他汀、地尔硫䓬、尼卡地平、维拉帕米、氟伏沙明等

（二）交代用药时间

有些药物的用药时间会对药物的疗效及不良反应产生较大的影响，药师需要特别交代用药时间，如空腹、餐前、餐中、餐后、睡前等（表 2 – 9）。顺应人体生物节律的变化，可以充分调动人体内积极的免疫因素，增强药物疗效，提高用药依从性，提高药物的生物利用度并减少和规避药品不良反应，同时还能降低给药剂量、节约医药资源，常见药品的最佳使用时间见表 2 – 10。

表 2 – 9　给药时间要求

给药时间	具体要求
空腹	清晨进食前 30 ~ 60 分钟或餐后 2 小时
餐前	饭前 30 ~ 60 分钟
餐中	饭前片刻、饭中或饭后即服
餐后	饭后 15 ~ 30 分钟
睡前	睡觉前 15 ~ 30 分钟

表 2 – 10　药品最佳使用时间

服药时间	药品类别	药品名称	注解
清晨	糖皮质激素	泼尼松、地塞米松等	防止药源性肾上腺皮质功能不全
	抗高血压药	硝苯地平、卡托普利	早上血压偏高，宜服用降压药
	抗抑郁药	氟西汀、氟伏沙明	抑郁症表现为晨重晚轻
	利尿药	呋塞米、螺内酯等	避免夜间排尿次数过多

续表

服药时间	药品类别	药品名称	注解
餐前	胃黏膜保护药	磷酸铝、复方三硅酸镁	充分附着于胃壁，形成保护屏障
	降糖药	甲苯磺丁脲、氯磺丙脲	血药浓度高与餐后高血糖相一致
	促胃动力药	甲氧氯普胺、多潘立酮	以利于食物向下排空，促进消化
餐中	减肥药	奥利司他	进餐时服用，有效减少脂肪吸收率
	肝胆辅助用药	熊去氧胆酸	可减少胆汁、胆固醇的分泌
	助消化药	酵母、胰酶淀粉酶	避免药物被胃酸分解，影响疗效
餐后	非甾体抗炎药	阿司匹林、布洛芬	减少对胃肠道的刺激
	维生素	维生素 C、维生素 D	增加吸收量
	组胺 H_2受体阻断剂	西咪替丁、雷尼替丁	增加胃部停留时间，抗酸作用增强
睡前	催眠药	地西泮、苯巴比妥	服药后促进睡眠
	平喘药	沙丁胺醇、二羟丙茶碱	哮喘多在凌晨发作，睡前服用止喘效果更好
	调血脂药	辛伐他汀、瑞舒伐他汀	抑制胆固醇的夜间合成
	抗过敏药	苯海拉明、异丙嗪	服用后易嗜睡、困倦
	眼膏剂	氧氟沙星眼膏、氯霉素眼膏	眼膏剂黏稠，影响视觉

（三）交代用药方法

发药时应向患者介绍一些药品的特殊用法，特别是首次使用这类药物的患者。除了口头指导，必要时还需要粘贴标签。

1. 需要整片吞服的药品　糖衣片，嚼碎破坏了糖衣，药品的气味患者难以接受；肠溶片、缓控释制剂，压碎或嚼碎破坏其结构，影响其吸收；镇咳药苯丙哌林嚼碎使用对口腔黏膜具有麻醉作用。

2. 使用前需摇匀的药品　脂质体型药物和混悬型药物如混悬液、干混悬剂及混悬型喷雾剂等，在使用之前均需要摇匀，以保证每次用药剂量的准确性，如醋酸可的松眼药水，静止时有明显分层现象，使用前应注意摇匀。

3. 不可振摇的药品　重组人促红素、紫杉醇白蛋白结合型、尿激酶、贝伐珠单抗注射液及注射用重组人促卵泡激素等生物类制剂在溶解使用时应避免振摇，以免破坏其结构或产生泡沫影响其疗效及使用。

4. 使用前手握回温的药物　如滴耳剂在使用前握在手中数分钟，使药液接近体温以免温度过低刺激耳道，滴完 5 分钟换另一只耳朵。

5. 注意使用顺序的药物　滴眼剂在使用前，头部后仰，用示指将下眼睑拉开呈现袋状，滴眼液滴入此眼袋内，切不可直接滴于眼球上，以免刺激眼角膜；滴眼顺序，一般先滴右眼后滴左眼，以免错乱，如左眼病较轻，则先左后右，以免造成交叉感染。

6. 使用前需要排便的药物　使用栓剂前应先排便，栓剂推入腔道内 2～3cm 处，1 小时内尽量不排便，以免影响药效。

（四）交代用药注意事项

为患者发药时，要详细介绍某些药物在使用时需要特别注意的地方，以防药效不佳或产生毒害反应（表 2－11）。

表 2 - 11　用药交代特殊提示

注意事项	分类	药品名称	注解
宜多饮水的药物	平喘药	氨茶碱	加速药物排出，降低不良反应
宜多饮水的药物	抗菌药	磺胺类、氨基糖苷类	磺胺类易在肾脏结晶，氨基糖苷类对肾脏有毒性，多饮水加速排泄
宜多饮水的药物	抗尿路结石药	排石汤、利胆药、抗痛风药	加速结石、嘌呤等物质的排出
宜多饮水的药物	双膦酸盐	阿伦膦酸钠、帕屈膦酸钠	降低药物对食管的刺激
宜多饮水的药物	电解质	补液粉、补液盐	补充电解质和水分
宜少饮水的药物	治疗胃病的药	硫糖铝、果胶铋、氢氧化铝等	多饮水会降低药物的黏膜保护作用，降低药效
宜少饮水的药物	止咳药	止咳糖浆、甘草合剂	稀释药物，降低药效
宜少饮水的药物	抗心绞痛药	硝酸甘油片	需要舌下含服，饮水会改变途径
宜少饮水的药物	抗利尿药	去氨加压素	对抗药物的抗利尿作用
不宜用热水送服的药物	维生素类	维生素 B_1、维生素 B_2、维生素 C	受热易破坏
不宜用热水送服的药物	含活性菌的药物	乳酶生、整肠生	导致药物失活
不宜用热水送服的药物	活疫苗	小儿麻痹症糖丸	导致药物失活
不宜饮酒的药物	头孢类、硝基呋喃类、硝基咪唑类、氯霉素类抗生素	头孢哌酮、头孢孟多、呋喃唑酮、甲硝唑、氯硝唑、氯霉素	用药后再饮酒会出现软弱、眩晕、嗜睡、幻觉、全身潮红、头痛、恶心、呕吐、血压下降甚至休克的双硫仑样反应
不宜饮酒的药物	口服降糖药	甲苯磺丁脲、氯磺丙脲	用药后再饮酒会出现软弱、眩晕、嗜睡、幻觉、全身潮红、头痛、恶心、呕吐、血压下降甚至休克的双硫仑样反应
不宜饮茶的药物	各种金属离子及生物碱类等	葡萄糖酸钙、硫酸亚铁、枸橼酸铋钾、维生素 B_{12}、氢氧化铝、硫糖铝、麻黄碱、阿托品、可待因、奎宁、四环素类、大环内酯类	茶叶中含有大量的鞣酸，易与药物成分结合，影响药效
宜多吃脂肪的药物	抗真菌药	灰黄霉素、酮康唑	药物为脂溶性，多吃脂肪促进其吸收
宜多吃脂肪的药物	脂溶性维生素	维生素 A、维生素 D、维生素 E、维生素 K	药物为脂溶性，多吃脂肪促进其吸收
宜多吃脂肪的药物	其他类	维 A 酸、双香豆素、卡马西平、螺内酯	药物为脂溶性，多吃脂肪促进其吸收
宜少吃脂肪的药物	铁制剂	硫酸亚铁	脂肪影响药物的吸收

想一想2-2

下列药品名称中，哪些药物在服用后应该多饮水？

止咳糖浆、维生素类、抗尿路结石类、平喘药、舌下片、活疫苗

答案解析

（五）交代药品不良反应

药品不良反应（adverse drug reaction，ADR）是指合格药品在正常用法用量下出现的与用药目的无关的或意外的有害反应。不良反应主要分为副作用、毒性反应、过敏反应、致畸形、致突变、致癌、后遗效应和继发反应。在发药时要详细为患者介绍，以免出现严重不良反应，对患者造成伤害。如有肝毒性的药物，需要定期检查肝功能，同服保肝药等，一旦出现严重肝功能的损伤应立即停药；具有肾毒性或横纹肌溶解作用的药，如身体出现异常表现，应立即检查相应生化指标，并停药；具有致畸性的药物，孕妇和备孕期的妇女禁用，在发药时需要进一步询问；对容易造成过敏反应的药物，需要再次审查有无皮试结果，对已做皮试的患者，也应提示其在用药期间注意过敏反应，常见药品不良反应详见表 2 - 12。

表 2－12　常见药品不良反应

不良反应	药品分类	药品名称
严重肝脏毒性	解热镇痛药	阿司匹林、对乙酰氨基酚
	抗风湿和痛风药	保泰松、吲哚美辛等
	抗癫痫药物	苯妥英钠等
	抗结核药物	利福平等
	抗肿瘤药物	甲氨蝶呤等
	心血管药物	甲基多巴等
肾脏毒性	氨基糖苷类抗生素	庆大霉素、卡那霉素、磺胺嘧啶
易致横纹肌溶解	调血脂药	辛伐他汀、苯扎贝特（同时服用环孢素、烟酸衍生物、伊曲康唑、红霉素、克拉霉素、阿奇霉素等更易引发此症）
具致畸性	激素类	乙烯雌酚
	抗生素类	四环素、链霉素、卡那霉素、氯霉素等
	抗肿瘤药物	氯甲蝶呤、白消安、环磷酰胺等
	抗癫痫药	苯妥英钠、丙戊酸钠、苯巴比妥
易过敏	抗生素类	青霉素、链霉素、卡那霉素
	磺胺类	磺胺嘧啶、复方磺胺甲噁唑
	镇静催眠药	地西泮、苯巴比妥
	解热镇痛药	阿司匹林、去通联
	麻醉药	普鲁卡因
	生物制剂	丙种球蛋白、动物血清、疫苗
具有后遗效应	巴比妥类镇静催眠药	苯巴比妥（短期）
	激素	肾上腺皮质激素（中期）
	抗生素类	链霉素（长期，永久性耳聋）

（六）交代药品储存方法

药品的稳定性在很大程度上受到许多外界因素的干扰，如温度、湿度、光线、空气中的氧气、二氧化碳、微生物、储存时间、包装容器等。这些因素往往会使药品发生分解、挥发、结块、潮解、酸败等变化，为了保证药品的质量，药品的正确储存就显得格外重要。如维生素 C、维生素 K、肾上腺素、硝酸甘油、喹诺酮类药物等需要避光保存；栓剂、乳膏剂、滴丸等药物不宜受热；生物制品如胰岛素、干扰素、促红细胞生成素等就需要冷藏于 2～8℃下保存；在用药交代中，应教育患者在每次用药之前检查药品的外观有无变化，检查药品有效期，发现异常应立即停用。此外，药品还应置于儿童拿不到的地方，以免儿童误服，造成损伤。

第四节　医院住院药房调剂

PPT

医院住院药房的工作，主要是为各病区住院患者提供药品。根据《医疗机构药事管理规定》第二十九条：住院（病房）药品调剂室对注射剂按日剂量配发，对口服制剂药品实行单剂量调剂配发，肠外营养液、危害药品静脉用药应当实行集中调配供应。

住院药房的调配程序通常是医生下医嘱，由护士核对医嘱并输入电脑，再传到住院药房（有静脉用药集中调配中心的医院，则将静脉用药医嘱传到静配中心），然后由药师审核确认后打印发药单，药学人员按单调配好药品，再送到病区或由护士从药房领走后给患者实施用药。

一、医嘱的审核

（一）医嘱的概念

医嘱是指医师在医疗活动中下达的医学指令，包括诊疗、化验、护理、用药、特殊交代等医嘱，本教材特指用药医嘱。

（二）医嘱的内容

医嘱主要包括患者姓名、科别、住院病历号（或病案号）、页码、起始日期和时间、用药信息、停止日期和时间、医师签名、执行时间、执行护士签名等。

（三）医嘱的分类

主要分为长期医嘱和临时医嘱。

1. 长期医嘱 有效时间在24小时以上，当医生注明停止时间后医嘱失效。

2. 临时医嘱 有效时间在24小时以内，一般只执行1次。有的临时医嘱有限定执行时间，有的需立即执行，如哌替啶（杜冷丁）注射液50mg im St。

（四）医嘱审核的内容

药师负责对医师的用药医嘱进行审核，审核内容包括患者姓名、性别、年龄、体重、职业、药物过敏史、药物名称、用药剂量、给药频率、药物剂型或给药途径及药物相互作用等，重点审核以下内容。

1. 审核药物用法、用量 审核医嘱药品的用法用量是否与药品监督管理部门批准的该药品说明书相符，审核要点包括疗程、给药次数、用药剂量、不同适应证及用法用量、手术预防用药时机、特殊原因下的用量调整等。

2. 审核是否有重复用药现象 审核医嘱中是否存在同一种药物的重复使用（包括成分相同但商品名或剂型不同的药物合用、单一成分及含有该成分的复方制剂合用）、药理作用相同的药物重复使用以及同类药物或相同作用机制的药物合用。

3. 审核药物配伍禁忌 审核医嘱中同时或一定时间内先后应用两种或两种以上药物，是否存在如下情形：可能发生出现浑浊、沉淀、气体及变色等理化反应；使药品的稳定性降低；产生拮抗作用；加重药品不良反应或增强毒性反应；减弱药物的治疗作用；过度增强治疗作用，超出机体所能耐受的范围；不必要的联合用药。

练一练2-5

医院住院药房的工作，主要是为（　）提供药品。

A. 急诊患者　　B. 门诊患者　　C. 住院患者

D. 社区居民　　E. 本院职工

答案解析

二、医嘱的调剂

（一）病区小药柜制

护士根据需要凭药品请领单到住院药房领取病区常用药品，存放在病区小药柜中，然后由护士在病区按医嘱摆药后再给患者用药，其优点是：便于患者及时使用药品，减轻医护人员工作量和忙乱现象，有利于住院药房有计划地安排药品发放时间，减少差错和提高工作效率。但缺点是：因领药护士不固定而经常会出现重复领药造成积压；临床护士对药品的性质和储存条件不了解，保管不当易造成失效、变质，即在经济上的损失难以估量以及药品质量和用药安全难以保障。因此，住院药房还要承担对病区的用药管理，药师要定期对病区药品的保管进行检查和指导，主要检查内容如下。

1. 药品的储存量是否合适，有无积压变质的现象。

2. 药品的使用保管是否符合规定，有效期药品的保管是否做到近期先用，药品上面是否注明有效期。

3. 药品的补充是否符合要求，不同规格、大小、颜色、剂型不一的药品不得补充在同一储存瓶中。

4. 麻醉药品、精神药品的保管、使用和登记是否符合规定，如使用有无记录，交班是否清楚，是否专柜加锁保管等。

5. 急救药品的质量、数量是否符合要求，有无过期失效。

6. 有无三无药品等。

（二）中心摆药制

住院药房根据医生具体医嘱进行调剂，一般采取每天调剂的方式发放长期医嘱药品，临时医嘱药品则在需要时临时调配、临时发送。

一般口服药按单剂量手工摆入患者的摆药杯中或摆药机自动摆药，注射剂和外用药按科室统计的总数由护士用请领单请领，麻醉药品、精神药品、贵重药品及出院带药凭医生开具的处方领取，以上药品均由护士核对后发给患者使用。

中心摆药的优点是：增强了在院患者的用药管理，便于医师和药师及时明确药物的疗效，减少药物治疗过程中因患者用药的非依从性和盲目性对疾病治疗的影响；药品统一管理，可及时调节余缺；消除了积压、丢失、霉变和过期失效的现象，从而保证了药品的质量；采取的摆药核对制度，有利于减少差错，加上层层把关，不易造成漏账、缺少。缺点是单位时间内工作人员需要量大，工作繁重，且摆药时间紧张，容易造成工作忙乱。自动化调剂设备可以在一定程度上改善单位时间内手工摆药工作负荷大的缺陷，提高摆药效率。

（三）凭处方发药

医生给住院患者分别开出处方，护士凭处方到住院药房取药，根据处方逐一配发，其优点是：药师直接了解患者用药情况，便于及时纠正用药不当，促进了合理用药；但大量配方，显著增加了药学人员、医护人员的工作量。这种领药方法适合小医院住院药房和人员充足的医院，同时适合于麻醉药品、精神药品、贵重药品及出院带药的请领。

（四）单剂量调剂

1. 概念 调剂人员把住院患者所需用药品调配成单一包装，置于单剂量药盒或药袋后给予患者使用。

2. 意义 实行单剂量调剂是医院药事管理的需要，单剂量包装上一般标有患者姓名、科室、床号、药名、剂型、剂量、用法用量和注意事项等，便于药师、护士和患者自己进行核对，能够避免过去发给患者的药品无法识别、核对的缺点，减轻了药师和护士的工作量，保证了药品质量，方便了患者服药。

3. 流程 医生医嘱→护士提交到住院药房→药师审核→药师按照医嘱单进行调配（手工摆药或摆药机自动摆药）→调配好的药品由药师与科室领药护士核对交接→科室护士核对无误后按时发放给患者使用。

4. 注意事项

（1）应建立单剂量调剂人员管理制度　高素质药师是保障药品质量及患者用药安全的关键环节之一。加强药师的职业道德和岗位技能培训，克服部分药师认为单剂量调剂模式是增加工作量的抵触情绪，全面提高药师的责任心，保证单剂量调剂制度的彻底执行。

（2）应建立药品拆零管理制度　筛选好拆零药品目录是单剂量调剂模式具有操作性的前提，该目录应涵盖大部分口服西药、中成药，其他未在拆零药品目录内的药品一般以科室药品汇总请领单的形式发放。

（3）应建立效期药品管理制度　为保证拆零药品质量，防止药品失效，所有拆零药品都尽量保存在原包装盒，随摆随拆，定期检查，近效期登记，避免发放过期药品。

（4）应建立防止药品污染管理制度　建立单剂量调剂专用操作间，控制温度、湿度，减少人、物交叉流动，药师规范操作，调剂用具规范清洗，尽可能减少拆零药品污染。

（5）应建立单剂量调剂核对制度　经单剂量调剂后的药品，直接面向患者，脱离原包装的裸片，不管是药师还是护士都无力再核对，所以在调配过程中的核对对防止调剂差错尤为重要。

（6）摆药杯的设计与使用应符合要求　摆药杯是专为手工摆药设计的单剂量药品调配容器，其具有可盛装住院患者一次口服固体药品、消毒后可重复使用的特点。摆药杯的设计与使用要求如下。①摆药杯规格、材质：摆药杯一般为倒锥形，上口直径为4cm，下口直径为3.4cm，高为3.3cm，可叠摞的塑料材质小药杯，应符合卫生要求。可用两种颜色区分白天服药及晚间服药。②摆药杯的使用：药师根据当天接收的医嘱单，为每个患者摆出1天的单剂量药品。每个摆药杯中放入同一时间服用的口服固体药品，晚间服用的药品单独放于红色药杯中以示区别。以1天为单位，将摆药杯按服药时间顺序叠摞于摆药盒中，并将写有患者姓名、病区、床号的名牌放置于此摞药杯前或贴于杯盖上。交护士核对后按照服药时间发放给患者服用。一般每个病区需准备两套摆药杯，每次用完清洗消毒后交替使用。

? 想一想2-3

下列药品中，哪些是可以利用摆药杯实行单剂量调剂的？

维生素C片、缬沙坦胶囊、强力枇杷露、炉甘石洗剂、地塞米松注射液、糠酸莫米松鼻喷雾剂、红霉素眼膏、人血白蛋白、盐酸羟考酮缓释片、地西泮片。

答案解析

三、单剂量调剂的软件及设备

1. 口服制剂的单剂量分包机　又称自动摆药机，是根据医院信息系统传送的医嘱信息，将一次药量片剂或胶囊自动包入同一个药袋内（即单剂量药袋）的设备。药袋上可打印患者信息和服药信息，包括病区、床位、姓名、药名、数量、规格、剂量、服药时间等，印刷格式可根据各医院需要自行设定。

自动摆药机主要由几个可以摆放上百种储药盒的药柜、触摸式显示屏、DTA备用药槽（用于药柜内无药盒的药品如半片药、极少用药、特殊形状药品等的手工添加）、打印包装部（药袋的熔封、碳带打印、传送带、切刀）构成。根据药品大小的不同，每个药品储药盒可容纳几百甚至上千粒药。药盒上具有药品名称、剂量、条形码等信息方便加药核对，避免出错。药盒中具有药品残余量的预警功能和查询功能，便于集中添加药品。

2. 药品拆剥机　又称剥药机、除包机等，是用于剥出各种成型包装于铝箔药板中的片剂或胶囊，使之成为裸装一颗颗药片或胶囊，方便在自动摆药机中使用的设备。根据自动化程度的不同，可分为手摇式、半自动和全自动剥药机。

手摇式剥药机由置药台、驱动系统、压药系统以及药壳分离系统组成。压药系统设置于置药台的一侧，药壳分离系统设置于置药台的另一侧。药壳分离系统包括若干间距可调的托轮、手拨轮螺杆、设置于手拨轮螺杆上并可在手拨轮螺杆的纵长方向上移动的若干手拨轮，托轮与手拨轮之间设置有联动杆，手拨轮通过联动杆带动托轮在手拨轮螺杆纵长方向上移动，调节拖轮之间的间距大小，从而满足多种尺寸药物包装的剥药需求。手摇式剥药机在工作过程中必须一只手摇动螺杆，另一只手送入药板，不仅速度慢，而且操作不便，若操作不慎还会导致药粒损坏或伤到手指。

半自动剥药机针对手摇式剥药机的缺点进行了一定的改进。目前，使用越来越广泛的是全自动剥药机。全自动剥药机安装有自动检测与调节系统，可按照各式药板自动检测并自动调节工作参数，精度高（精度为微米级），调节速度快，可避免半自动剥药机因药板改变而需重新调节的工作难度。而且还可以在药粒剥除过程实现自动计数功能，统计所剥药的板数，便于统计和管理。

3. 注射剂单剂量分拣机　又称针剂摆药机。可分为半自动和全自动型。半自动针剂摆药机的设备前面设有触摸屏，处方信息和药品信息可直接显示在触摸屏上，当信息系统接收处方信息后，可自动将所需针剂、安剖推出，并提示所在位置，在药师取药完毕后自动归位。该设备可对针剂实现密封、避光存储。

全自动针剂摆药机可实现针剂的全自动分发。该设备主要由药筐供给装置、整列型 + 散装式分发机、处方打印装置、药筐排出装置和临时处方专用药筐提升装置五个部分构成。摆药时，药筐供给装置能根据系统的控制通过传送带自动供给药筐，整列型和散装型分发机自动将药品添加到药筐中，同时打印机打印医嘱和患者信息。最后通过“机械手臂”将药筐自动排放在药筐车上，完成摆药。

摆药机的应用，使住院药房由传统的手工集中调剂模式改变为自动化摆药机分散化调剂系统模式，即集中手动系统转变为分散自动系统。实现了住院患者大部分口服和注射药品单剂量自动摆药，使药师从人工摆药的简单繁复劳动中解放出来，同时也大大减轻护士领药分药的工作量，大大提高住院药房的药品调剂效率，有效降低调剂差错的发生，提高了药品管理质量。

看一看

自动化调剂设备

20 世纪 90 年代，在现代药品管理思想的指导下，德国、美国、日本等发达国家就已经开始了药房自动化方面的研究，并研制出了诸多与本国医院药房配套的各种自动化设备，许多成熟的自动化药房产品已推向市场。日本在 20 世纪 80 年代就基本普及了药品分包机。截至 2010 年底，至少 53% 的加拿大的医院和 89% 美国的医院使用了自动发药设备。而到 2014 年底，美国 97% 的医院都配备了自动发药设备。

国内药房自动化的研发比国外大概晚了十年，但发展神速。以自动摆药机为例，从中国第一台自动摆药机 2005 年进入医院到该设备几乎成为大型医疗机构的“标配”，还不到短短十年，门诊自动化调剂系统更是如雨后春笋般在大型医疗机构中呈几何级数增加。

我国的药房自动化设备早期以引进国外的产品为主，这些产品的优点是自动化程度高，但存在价格昂贵且难以完全满足国内药房对自动化的需求等特点。国内供应商近年来技术发展迅速，产品紧贴国内药房现状，相对符合中国国情，近年来有大量三级以上医院的成功案例。

四、住院与出院患者用药指导

（一）住院患者用药指导

住院药房在为各病区供应药品的同时，有义务为患者及家属提供药物咨询服务，指导住院患者用药，指导内容如下。

1. 药品名称及药效 告诉患者正确的药品名称，避免误用。用通俗语言简单明了地告知患者药物的作用，提高患者对药物治疗的认知度，提高患者的用药依从性。

2. 药物治疗的意义 药师应根据患者的病情正确说明药物治疗的意义，如在类风湿关节炎的治疗中，非甾体抗炎药可减轻患者的疼痛和晨僵的症状，但不能延缓疾病的进展，而改善病情的抗风湿药甲氨蝶呤能够延缓疾病的进展；再如低剂量阿司匹林用于脑血栓的预防。

3. 药物的用法、用量及最佳服用时间 应向患者详细交代药物的用法，尤其是特殊剂型如口服泡腾片、胰岛素笔芯、外用喷雾剂的用法；结合患者的各项生理指标如体重、年龄、肝肾功能来确定最佳用药剂量；告知患者明确的用药时间如睡前、餐前、顿服等。

4. 不良反应以及对策 常见的不良反应及注意事项是患者最为关心的内容，也是用药指导的主要内容。对可能发生的不良反应的观察和按正确的方法与剂量使用药物是药物应用安全合理的有效保证。应告诉患者在服药的前几天，身体对药物有一个适应过程，可能会出现一些不良反应。采取一些预防措施可有效预防某些不良反应的发生。如建议服用磺胺甲噁唑片的患者多喝水，增加排尿量，可有效降低磺胺类药在碱性尿中的浓度，防止析出结晶，造成肾损害。

5. 注意事项和禁忌 如告诉患者用药期间禁止饮用含乙醇的饮料，也不宜喝浓茶；服药后至少半小时不要平躺；当前服用的药物仅针对患者当前的病情使用，不要用于往后的病症或其他疾病，也不要转借他人使用；没有医生或药师的同意，不能擅自应用或停用任何药物。

用药指导不是指把药师知道的所有情报告诉患者，提供过多的情报反而给患者带来混乱和不安。应根据患者的年龄、性别、疾病种类、疾病状态、病因和影响因素、知识层次等差异程度给予不同的指导内容和方法，尽量符合个体化的需要与期待。

（二）出院患者带药指导

出院患者带药治疗是患者出院回家后的药物治疗。因在出院用药医嘱单或处方中，大多数医生只是写了药品名称、用药剂量、用药次数和一些基本的用药信息，而最佳用药时间、如何减少药物间不利的相互作用及注意事项等重要用药信息很少写明，所以住院药房药师在发放出院带药时，应按照出院医嘱单或处方，结合药品说明书、医药学文献和书籍，向患者或其家属详细地补充用药交代与指导，主要内容如下。

1. 药品名称 交代药品的通用名称；对已拆开包装的药品，应尽量使用原包装盒包装，如无原包装盒，则要在药袋上注明药品名称、规格和有效期等。

2. 用法 服药具体时间，如餐前 30 分钟、晚上睡前；服用方法或使用方法，如舌下含服、嚼碎服；服药次数及间隔时间，如 1 日几次、间隔几小时。

3. 用量 应尽量直接交代患者服用几片、几粒、几包或几支，避免使用计量单位，如 g、mg、ml。

4. 药物不良反应 告知患者可能出现的药物不良反应及发生后应采取的相应措施，如有些药物容易对肝脏功能造成损害，但对于此类药物不良反应一般患者通常不易察觉，因此要定期做肝功能检查，一旦出现异常现象，应在医生或药师的指导下停药或加用其他辅助治疗药物。

5. 药物相互作用和配伍禁忌 应减少甚至避免药物间或药物与食物间不利的相互作用，增强药物间或药物与食物间有利的相互作用。如钙盐、铁剂、氢氧化铝、枸橼酸铋钾等含二价或三价金属离子的化合物在胃肠道内容易与四环素、氟喹诺酮类等药物发生螯合作用，形成难溶性和难以吸收的络合物，因此应避免将上述几类药物同时服用，必要时，间隔2小时以上服药。再如糖皮质激素能增加肝糖原分解，使血糖升高，所以使用糖皮质激素时应限制糖的摄入量，以低糖饮食为好。

6. 储藏与保管　应告知患者药物的保管方法，如常温（10～30℃）、阴凉（＜20℃）、冷藏（2～8℃），冷藏保管的药物应严禁放入冷冻室；药物开启后使用期限，如氧氟沙星滴眼液开启后最多使用4周；药物存放位置，如避光、避免儿童触及。

7. 注意事项　如服用可能出现嗜睡、眩晕、幻觉及视物模糊的药物应避免驾车、从事机械操作或高空作业。

8. 忘记服用药物时的对策　如果忘用了一次药，应在记起时立即补上。但如果时间已接近下一次服药时间，就不要再用，应重新按平常的规律用药。千万不要一次使用双倍的剂量。

在实践工作中，药师不必要提及每项指导内容，只要从患者的实际情况出发，有侧重的说明即可。药师应主动与医生或护士沟通，领会医生处方意图并取得一致意见。一般采取书面与口头双重指导，字迹要清晰，语言要通俗易懂，必要时要借助一定的手势。可制作出院用药指导单，即把患者的用药信息写在纸上或用电脑打印出来，加以解释或补充说明。应在药品外包装袋上提示患者，当疗效不佳或出现不良反应时，及时咨询医生或药师。告知医院及药房电话号码。

第五节　静脉用药集中调配

PPT

一、静脉用药集中调配的概念

静脉用药集中调配是指医疗机构药学部门根据医师处方或用药医嘱，经药师进行适宜性审核，由药学专业技术人员按照无菌操作要求，在洁净环境下对静脉用药物进行加药混合调配，使其成为可供临床直接静脉输注使用的成品输液操作过程。静脉用药集中调配是药品调剂的一部分。

静脉用药集中调配中心（PIVAS）是指在医疗机构药学部门统一管理下，由受过专业培训的药学和（或）护理人员，在依据静脉用药调配特性设计的洁净操作环境中，严格按照专业要求操作，进行包括胃肠外营养药物、细胞毒药物、抗菌药物和其他静脉用药的调配，为临床提供优质的成品输液和药学服务的部门。

练一练2-6

静脉用药调配中心调配的药品包括（　）。

A. 注射用抗菌药物　　B. 注射用细胞毒药物

C. 口服片剂　　D. 胃肠外营养药物

E. 普通静脉用药

答案解析

二、建立静脉用药集中调配中心的目的和意义

传统静脉输液调配工作是由护理人员在各病区分散完成，不仅增加了护理人员的工作量，更重要的是治疗室为非封闭环境，人员出入及空气流动不可避免，各种操作均暴露于非净化空气中，药液污染的可能性增加。药品是一种特殊商品，生产、流通和使用均需保证安全、有效、稳定、均一。药品生产过程通过《药品生产质量管理规范》（GMP）实行质量控制，流通过程通过《药品经营质量管理规范》（GSP）实行质量控制，但目前药品使用环节的质量控制尚缺乏有效的管理规范。因此，引入

PIVAS 的目的是加强对药品使用环节的质量控制，保证药品质量体系的连续性，提高患者用药的安全性、有效性；实现医院药学由单纯药品保障型向技术服务型转变，实现以患者为中心的药学服务模式，提高医院的现代化医疗质量和管理水平。建立 PIVAS 主要有以下意义。

1. 保证输液质量，确保静脉用药安全 国外有研究发现，在输液中加入或不加入药物的污染率分别为 6.7% 和 3.9%；国内研究发现，输液中加入 1 种或 2 种药物时，污染率分别为 12.7% 和 16.7%，而加入 3 种药物时，污染率急剧上升到 44.3%。PIVAS 由受过专业培训的人员，在依据静脉用药调配特性设计的洁净操作环境中，严格按照无菌操作规程进行药品的转移、混合，大大降低了微生物、热原及微粒污染的概率，最大限度地降低输液反应，确保静脉用药安全。

2. 提升药学服务能力，促进合理用药 通过 PIVAS 的处方审核环节，药师能更深入地开展药学服务，确保药物相容性和稳定性，推广合理用药。PIVAS 审方能事先对药物的不合理配伍进行筛选，避免药物出现物理或化学变化，影响药物的体内疗效，与临床药师工作相互补充，更好地促进医疗机构合理用药。

3. 减少药品浪费，降低医疗成本 PIVAS 使医疗资源和人力资源相对集中，通过集中化和标准化的静脉用药调配，可以将药品集中管理，合理拼用药品、防止药品流失、变质失效和过期等，从而减少浪费，以显著降低医疗成本。

4. 加强职业防护，降低环境污染 在传统的调配环境中，护理人员易受到某些危险药品的伤害，引起骨髓抑制、胃肠道反应、神经毒性反应、肝肾损害、心肺毒性和药物过敏反应等，有的药物还具有致癌、致畸和致突变作用。这些反应的特点是在低剂量下就可以对人体器官产生严重毒性。在 PIVAS 调配这些药物时，由于采用了生物安全柜及相对负压的洁净环境，调配人员需穿戴专门的隔离衣、手套、口罩及护目镜，从而加强了对调配人员的防护；另一方面，通过隔离的环境和严格的操作规程，可以对危险药物的储存、调配、运输、废弃物等诸多环节进行控制，减少了浪费和对环境的污染。

5. 减轻护理人员工作量，提高护理质量 我国医院住院患者 80% 以上接受输液治疗，85% 的护理人员进行输液工作的时间超过 75%。在以“患者为中心”医疗理念的推动下，将本不应该由临床护理人员承担的药物调配工作归由 PIVAS 承担，可使护理人员有更多时间用于患者的治疗服务，从而提高护理人员的工作效率，具有明显的社会效益与经济效益。

三、静脉用药集中调配中心的环境与设施

（一）静脉用药集中调配的环境

1. 选址要求 PIVAS 应当设于人员流动少的安静区域，且便于与医护人员沟通和成品的运送。设置地点应远离各种污染源，禁止设置于地下室或半地下室，周围的环境、路面、植被等不会对静脉用药调配过程造成污染。洁净区采风口应当设置在周围 30 米内环境清洁、无污染地区，离地面高度不低于 3 米。

2. 环境设计

（1）PIVAS 总体区域设计布局、功能室的设置和面积应当与工作量相适应，严格区分洁净区、辅助工作区和生活区，不同区域之间的人流和物流出入走向合理，不同洁净级别区域间应当有防止交叉污染的相应设施。

（2）PIVAS 洁净区、辅助工作区应当有适宜的空间摆放相应的设施与设备；洁净区应当含一次更衣、二次更衣及调配操作间；辅助工作区应当含有与之相适应的药品与物料贮存、审方打印、摆药准备、成品核查、包装和普通更衣等功能室。

（3）PIVAS 室内应当有足够的照明度，墙壁颜色应当适合人的视觉；顶棚、墙壁、地面应当平整、

光洁、防滑，便于清洁，不得有脱落物；洁净区房间内顶棚、墙壁、地面不得有裂缝，能耐受清洗和消毒，交界处应当成弧形，接口严密；所使用的建筑材料应当符合环保要求。

（4）PIVAS 洁净区应当设有温度、湿度、气压等监测设备和通风换气设施，保持静脉用药调配室温度 18～26℃，相对湿度 40%～65%，保持一定量新风的送入。

（5）PIVAS 应当根据药物性质分别建立不同的送、排（回）风系统。排风口应当处于采风口下风方向，其距离不得小于 3 米或者设置于建筑物的不同侧面。

（6）PIVAS 安装的水池位置应当适宜，不得对静脉用药调配造成污染，不设地漏；室内应当设置有防止尘埃和鼠、昆虫等进入的设施；淋浴室及卫生间应当在 PIVAS 外单独设置，不得设置在 PIVAS 内。

（二）静脉用药调配中心的设备

PIVAS 应当有相应的仪器和设备，保证静脉用药调配操作、成品质量和供应服务管理。仪器和设备须经国家法定部门认证合格。PIVAS 仪器和设备的选型与安装，应当符合易于清洗、消毒和便于操作、维修和保养。衡量器具准确，定期进行校正。维修和保养应当有专门记录并存档。

1. 水平层流工作台 该设备为一种水平单向流型局部空气净化设备，可将室内空气通过风机吸入预过滤器，经由静压箱进入高效过滤器过滤，将过滤后的空气以水平气流的状态送出，使操作区域达到百级洁净度。操作区与室内空气呈正压状态，操作过程中只对药品进行保护，而不保护人员和环境，同时从节能、减噪、降低运行成本、操作方便等多方面考虑，都只适用于对人体和环境没有损害的普通药物及胃肠外营养药物的调配。工作时应尽量避免扰动气流。

2. 生物安全柜 该设备为一种垂直单向流型局部空气净化与隔离设备，是防止操作者和环境暴露于操作过程中产生的有害物质的负压过滤排风柜，主要用于细胞毒药物和抗菌药物的调配。其基本工作原理是将柜内空气向外抽吸，使柜内保持负压状态、安全柜内的气体不能外泄从而保护工作人员；外界空气经高效空气过滤器过滤后进入安全柜内，以避免处理样品被污染；柜内的空气也需经过高效空气过滤器过滤后再排放到大气中以保护环境。

根据气流设置的不同，生物安全柜一般分为Ⅱ级 A 型和Ⅱ级 B 型。Ⅱ级 A 型生物安全柜的下降气流为 30% 流入气体和 70% 循环气流混合后经过高效过滤器过滤送至工作区的洁净气体；Ⅱ级 B 型生物安全柜的下降气流 100% 来自生物安全柜外部，经过高效过滤器过滤至工作区，即生物安全柜内的气体不再循环使用。一般Ⅱ级 A 型生物安全柜已经能够满足 PIVAS 细胞毒药物和抗菌药物调配需求，若采用Ⅱ级 B 型生物安全柜，前期投入加大，机组风量一般会增至三倍，噪声及能耗大幅提升，房间压差变化剧烈、不易控制，降低了净化空调系统的稳定性和操作人员的舒适性，后期维护的压力也会增加。因此，PIVAS 的生物安全柜一般采用Ⅱ级 A 型即可。

四、静脉用药集中调配中心的人员配置

（一）人员组成

大多数 PIVAS 主要由药学人员、护理人员及工勤人员组成。PIVAS 隶属于药学部门，由于护理人员履职晋升职称问题，部分 PIVAS 没有护理人员，仅由药学人员及工勤人员组成。

（二）岗位职责

1. 药学人员 从事静脉用药集中调配工作的药学专业技术人员，应当接受岗位专业知识培训并经考核合格，定期接受药学专业继续教育。药学人员应用其专业知识检查处方药物的配伍禁忌、相互作用及稳定性等。从事工作内容包括医嘱接收、审方、定批次、排药、校对、成品核查、包装、药品管

理、药学服务等。

PIVAS 负责人，应当具有药学专业本科以上学历，本专业中级以上专业技术职务任职资格，有较丰富的实际工作经验，责任心强，有一定管理能力。负责静脉用药医嘱或处方适宜性审核的人员，应当具有药学专业本科以上学历、5 年以上临床用药或调剂工作经验、药师以上专业技术职务任职资格。负责摆药、加药混合调配、成品输液核对的人员，应当具有药士以上专业技术职务任职资格。

2. 护理人员 长期以来，我国医疗机构临床静脉用药混合调配工作均是由护士在病区治疗室操作完成，故护士具有熟练的药物调配技术，但缺乏药品管理相关专业知识。护理人员经培训合格后，在熟悉各类药物的基本理化特性和药理作用，严格遵守无菌操作技术的基础上，可以在药师的指导下从事静脉药物调配中的排药、核对、调配、拆包、加药、工作间及用具的清洁消毒等工作。在没有护理人员的 PIVAS 中，这些工作可以全部由药学人员完成。

3. 工勤人员 可以是非专业技术人员，主要从事清洁、包装、运送等非技术工作。

PIVAS 的工作人员，每年至少进行一次健康检查，建立健康档案。对患有传染病或者其他可能污染药品的疾病，或患有精神病等其他不宜从事药品调剂工作的，应当调离工作岗位。

练一练2-7

在静脉用药调配中心中，从事静脉用药医嘱或处方适宜性审核的人员必须具备（　）。

A. 药学专业本科以上学历

B. 3 年以上临床用药或调剂工作经验

C. 5 年以上临床用药或调剂工作经验

D. 药学中级以上专业技术职务任职资格

E. 药师以上专业技术职务任职资格

答案解析

五、静脉用药集中调配操作

（一）接收医嘱

为了方便 PIVAS 集中开展调配工作，PIVAS 应当与病区沟通，确定医师开具医嘱和 PIVAS 接收医嘱的最佳时间。病区按规定时间将患者次日需要静脉输液的长期医嘱传送至 PIVAS。临时静脉用药医嘱调配模式由各医疗机构按实际情况自行规定。

（二）审核医嘱

医嘱审核是指药师根据《药品管理法》和《处方管理办法》等有关规定对经医院信息系统发送至 PIVAS 的医师开具的静脉用药医嘱进行审核，审核内容包括医嘱信息的完整性，如病区、床号、患者姓名、用药批次等；药品的名称、规格、药物的剂量与用法；药物的不良反应、药物的相互作用、配伍禁忌和溶媒选择是否适当等；常规用药依照先使用抗菌药物、激素等治疗用药，后使用辅助用药、营养药的原则。

对用药医嘱存在错误的，应当及时与医师沟通，请其调整并签名。因病情需要的超剂量等特殊用药，医师应当再次签名确认。对用药错误或者不能保证成品输液质量的医嘱应当拒绝调配。

（三）打印及粘贴输液标签

经药师审核后的用药医嘱，以病区为单位汇总打印成输液标签。输液标签由电脑系统自动生成编号，编号方法由各医疗机构自行确定。打印输液标签，应当按照《静脉用药集中调配质量管理规范》

有关规定采用电子处方系统运作或者采用同时打印备份输液标签方式。输液标签贴于输液袋（瓶）上，备份输液标签应当随调配流程，并由各岗位操作人员签名或盖签章后，保存 1 年备查。输液标签内容除应当符合相关的规定外，还应当注明需要特别提示的下列事项。

1. 按规定应当做过敏性试验或者某些特殊性质药品的输液标签，应当有明显标识。

2. 药师在摆药准备或者调配时需特别注意的事项及提示性注解，如用药浓度换算、非整瓶（支）使用药品的实际用量等。

3. 临床用药过程中需特别注意的事项，如特殊滴速、避光滴注、特殊用药监护等。

（四）摆药

摆药前药师应当仔细阅读、核查输液标签是否准确、完整，如有错误或不全，应当告知审方药师校对纠正。按输液标签所列药品顺序摆药，按其性质、不同用药时间，分批次将药品放置于不同颜色的容器内；按病区、按药物性质不同放置于不同的混合调配区内。摆药时需检查药品的品名、剂量、规格等是否符合标签内容，同时应当注意药品的完好性及有效期，并签名或者盖签章。摆药时，确认同一患者所用同一种药品的批号相同；摆好的药品应当擦拭清洁后，方可传递入洁净室，但不应当将粉针剂西林瓶盖去掉；每日应当对用过的容器按规定进行整理擦洗、消毒，以备下次使用。

（五）核对

将输液标签整齐地贴在输液袋（瓶）上，但不得将原始标签覆盖；药师摆药应当双人核对，并签名或盖签章；将摆有注射剂与贴有标签的输液袋（瓶）的容器通过传递窗送入洁净区操作间，按病区码放于药架（车）上。

（六）加药调配

配液人员进入洁净调配间之前应当按规定进行洗手、穿洁净服和戴口罩等步骤，配液过程中应当严格执行无菌操作规程及有关规章制度。加药前应当按输液标签核对药品名称、规格、数量、有效期等的准确性和药品完好性，确认无误后，进入加药混合调配操作程序。

1. 选用适宜的一次性注射器，拆除外包装，旋转针头连接注射器，确保针尖斜面与注射器刻度处于同一方向，将注射器垂直放置于层流洁净台的内侧。

2. 用 75% 乙醇消毒输液袋（瓶）的加药处，放置于层流洁净台的中央区域。

3. 除去西林瓶盖，用 75% 乙醇消毒安瓿瓶颈或西林瓶胶塞，并在层流洁净台侧壁打开安瓿，应当避免朝向高效过滤器方向打开，以防药液喷溅到高效过滤器上。

4. 抽取药液时，注射器针尖斜面应当朝上，紧靠安瓿瓶颈口抽取药液，然后注入输液袋（瓶）中，轻轻摇匀。

5. 溶解粉针剂，用注射器抽取适量静脉注射用溶媒，注入粉针剂的西林瓶内，必要时可轻轻摇动（或置振荡器上）助溶，全部溶解混匀后，用同一注射器抽出药液，注入输液袋（瓶）内，轻轻摇匀。

6. 调配结束后，再次核对输液标签与所用药品名称、规格、用量，准确无误后，调配操作人员在输液标签上签名或者盖签章，标注调配时间，并将调配好的成品输液和空西林瓶、安瓿与备份输液标签及其他相关信息一并放入筐内，以供检查者核对。

7. 通过传递窗将成品输液送至成品核对区，进入成品核对包装程序。

8. 每完成一组输液调配操作后，应当立即清场，用蘸有 75% 乙醇的无纺布擦拭台面，除去残留药液，不得留有与下批输液调配无关的药物、余液、用过的注射器和其他物品。

9. 每天调配工作结束后，按本规范和操作规程的清洁消毒操作程序进行清洁消毒处理。

（七）复核输液成品

成品核对药师应当按照输液标签内容严格对输液进行核对，核对内容包括配液药师是否签字确认、输液名称、理化性质有无异常、输液中有无异物、输液包装有无渗漏破损，以及核对剩余的安瓿和西林瓶名称及剩余量是否与输液标签所示一致、抗生素批号是否一致等。经核对合格的成品输液，用适宜的塑料袋包装，按病区分别整齐放置于有病区标记的密闭容器内，送药时间及数量记录于送药登记本。在危害药品的外包装上要有醒目的标记。

（八）运送输液成品

将密闭容器加锁或加封条，钥匙由 PIVAS 和病区各保存一把，配送工人及时将药品送至各病区，由病区药疗护士开锁或启封后逐一清点核对，并注明交接时间，无误后，在送药登记本上签名。

六、细胞毒药物的调配

（一）概念与品种

细胞毒性药物是指能产生职业暴露危险或者危害，被认为在动物或人体表现出下列一个或多个特点的药物：致癌性、致畸性或其他发育毒性、生殖毒性、低剂量器官毒性、基因毒性以及结构和毒性资料与目前已被确定为细胞毒性药物类似的药物。这类药物多为抗肿瘤药物、抗生素、抗病毒药物、激素类药物、免疫抑制剂等。

（二）调配

1. 调配前准备 启动调配操作间和生物安全柜净化系统，并确认其处于正常工作状态。准备好个人防护用品，包括洁净区专用鞋、隔离服、一次性口罩与帽子、无粉灭菌乳胶手套、溢出包等。准备好调配所需药品、器材，包括笔、棉签、乙醇、注射器、砂轮、纱布、无菌垫、垃圾袋等。按操作规程洗手更衣，进入调配区。

2. 调配药物 从传递窗接收已排好的药物并检查，如有破损、泄漏、无标签或标签不清的不得调配。核对标签内容与药物是否相符，核对用法、时间、药物剂量、批次等，核对无误后消毒并开始调配。

调配安瓿装药品时，轻轻地拍打安瓿，将颈部和顶端的药物落于其底部，用乙醇擦过安瓿的颈部；打开安瓿时要用一块灭菌的纱布包绕着安瓿；如果安瓿内是需要再溶解的干燥物质，应将溶媒沿安瓿壁慢慢加入以避免药物粉末的散出；最好使用带有过滤网膜的针筒。调配西林瓶装药品，溶解药物时，应将溶媒沿瓶壁缓缓注入瓶底，待药粉浸湿后再搅动。抽吸西林瓶时避免注入大量空气，以防西林瓶内产生过大的压力，产生药物气雾。如需调整抽取药物的量或排出多余空气，必须在针栓回抽后才能进行，并应排于空安瓿中，不能直接排气。使用的针筒和针头应避免挤压、敲打、滑落。调配好的药物放入封口塑料袋中。配置结束，将透明封口袋包装好的药品及放有细胞毒性药物的污染物的黄色垃圾袋、防刺容器一起通过传递窗送出配置仓。

3. 清场 是指工作结束后，对工作场所包括各项仪器设备、各种辅助用物及工作间内的门、窗、椅等进行严格清洁、消毒的卫生打扫和整理工作，确保用物干净、整洁、摆放有序，工作间内无灰尘、无药迹、无死角残留，相关调配用物符合无菌或清洁标准，保障调配环节的洁净空间的技术过程。洁净区每批调配结束后，非洁净区上午及下午工作完毕后，需进行清场工作。每天调配结束后用消毒液进行地面清洁。

清场时，先关闭操作台风机，清空洁净工作台内的所有物品，将调配时产生的医疗废物及一般垃圾等分类，用相应垃圾袋装好，通过传递窗传出洁净区。将洁净工作台玻璃移至最高，按照从上到下、从里到外的顺序，从污染小的区域到污染大的区域，用乙醇纱布擦拭，擦拭过程不可重复擦拭已消毒的地方。如需再次擦拭需要更换乙醇纱布。用乙醇纱布擦拭两遍液槽。洁净工作台清洁完毕后，将玻璃移门移至安全线以下，开启洁净工作台风机，保持风机运行5～10分钟，以便吹干清洁后洁净工作台内剩余的残液，完毕后关闭洁净工作台风机，将玻璃移门移至底部。

百级区域清洁后，再用洁净区设备专用的已消毒毛巾和75%乙醇纱布，参照百级区域的清洁方式，对调配时用过的设备，如不锈钢推车、振荡器、传递窗、不锈钢鞋柜、垃圾桶等进行清洁消毒。最后用洁净区地面专用拖布蘸75%乙醇或84消毒液，对操作区域地面、一更、二更地面进行清洁消毒。之后再对非洁净区进行清洁消毒，完成后，把设备归位，清场完毕，由相关人员做清场记录。

（三）污染和废弃物的处置

1. 细胞毒药物污染的处理程序 按细胞毒药物污染的地点分为生物安全柜内的污染和生物安全柜外的污染。按细胞毒药物溢出量大小分为小剂量和大剂量污染。

（1）小剂量污染 是指在生物安全柜以外体积≤5ml或剂量≤5mg的污染。当发生小剂量污染时，首先正确评估暴露在有污染物环境中的每一个人。如果有人的皮肤或衣服直接接触到药物，必须立即用肥皂和清水清洗被污染的皮肤，处理小剂量污染的操作程序如下：穿好工作服，戴上2层乳胶手套，戴上面罩；用小铲子将玻璃碎片拾起并放入锐器盒中；锐器盒、擦布、吸收垫子和其他被污染的物品都应丢置在专门放置细胞毒药物的垃圾袋中。药物污染的地方应用清洁剂反复清洗3遍，再用清水冲洗干净；需反复使用的物品必须在穿戴好个人防护用品的条件下用清洁剂清洗2遍，再用清水清洗；放有细胞毒物污染物的垃圾袋应封口，再套入另一个细胞毒物废物的垃圾袋中，封口并等待处理。所有参加清除污染物人员的防护工作服应集中丢置在细胞毒废物专用一次性容器中和专用的垃圾袋中，等待处理。

（2）大剂量污染 是指在生物安全柜以外体积>5ml或剂量>5mg的污染。如果有人的皮肤或衣服直接接触到药物，必须立即脱去被污染的衣服并用肥皂和清水清洗被污染的皮肤。污染地点应被隔离出来，应用明确的标记提醒该处有药物污染。大剂量细胞毒药物的污染必须由专门受训人员清除，处理程序如下：必须穿戴好个人防护用具，包括里层的乳胶手套、鞋套、外层操作手套、眼罩或者防溅眼镜；如果是可能产生气雾或液化的细胞毒药物污染，必须佩戴防护面罩；轻轻将用于吸收药物的织物布块或防止药物扩散的垫子覆盖在溢出的液体药物之上防止药物进入空气中，然后用湿垫子或毛巾将药物除去；将所有的被污染的物品放入溢出包中的备有密封细胞毒废物的垃圾袋中；当药物完全被除去以后，被污染的地方必须先用清水冲洗，再用清洁剂清洗3遍，清洗范围应由小到大地进行；清洁剂必须彻底用清水冲洗干净；所有用于清洁药物的物品必须放置在一次性密封的细胞毒废物垃圾袋中；放有细胞毒药物污染物的垃圾袋应封口，再套入另一个细胞毒废物的垃圾袋中；所有参加清除溢出物的人员的个人防护用具都应丢置在细胞毒废物专用一次性容器中和专用的垃圾袋中，等待处理。

若生物安全柜内药物污染的体积≤150ml，其清除过程同上小剂量和大剂量的污染。若在生物安全柜内的药物污染>150ml时，在清除掉污染药物和清洗完污染药物的地方后，还应对整个生物安全柜的内表面进行额外的清洁，以防留下安全隐患。其处理过程如下：使用工作手套将任何碎玻璃放入位于安全柜内的防刺容器中；安全柜的内表面，包括各种凹槽之内，都必须用清洁剂彻底的清洗；当溢出的药物在一个小范围或凹槽中时，需用肥皂液来清除不锈钢上的污染物；如果高效过滤器被污染，则整个安全柜都要封在塑料袋中，直到高效过滤器被更换。

2. 细胞毒药物污染的处理原则 在细胞毒药物调配过程中，所有物品均应小心轻放，有序处理，尽量避免溅洒或溢出的发生。要必须做好防范和应急准备，当发生毒性药物污染时要及时处理。

在所有细胞毒药物准备、配发、使用、运输和丢置的地方都应备有溢出包。包中的物件应该有：警示牌、一件由无渗透性纤维织成的有袖的工作服；1双鞋套、2双乳胶手套、1副化学防溅眼镜、1个呼吸面罩、1个一次性吸尘盘（收集碎玻璃）、1个塑料小笤帚、2块塑料背面的吸收毛巾、2块一次性海绵（1块擦除溢出物，1块擦洗溢出物祛除后的地板）、1个一次性锐器盒、细胞毒药物废弃物专用袋、自封袋、75%的乙醇、创可贴。

3. 细胞毒药物废弃物品的处理 细胞毒药物配制时的废弃物与其他医疗废物应分开放置。操作过程中多余的药液及时弃于密闭、有标识的容器中；配制过程中所有污染的材料，如注射器、针头、吸水纱布、手套等物品置于工作区一角，配制完成后从安全柜内取出，放在标有“危害药品废弃物”的垃圾桶，防止蒸发污染空气；处理废弃物品时，应保证不发生泄漏；使用过的药篮、污物桶、推车等应及时清洁以防污染环境；所有废弃物按国家《医疗废物管理条例》收集并由医院统一处理。

七、胃肠外营养药物的调配

（一）概念与组成

1. 概念 是将机体所需的营养素按一定的比例和速度以静脉滴注方式直接输入体内的注射剂，可分为部分胃肠外营养（PPN）和全肠外营养（TPN）。本教材特指TPN，它在纠正负氮平衡、加速伤口愈合、提高患者对疾病的耐受力、降低疾病并发症防止多器官衰竭以及帮助患者度过危险期等方面发挥着重要作用。

2. 组成 包括糖类、氨基酸、脂肪乳、水、维生素、电解质和微量元素。

3. 主要适应证 胃肠道梗阻；胃肠道吸收功能障碍，如短肠综合征、小肠疾病、放射性肠炎、严重腹泻及顽固性呕吐；重症胰腺炎；高分解代谢状态重症患者如大面积烧伤、严重复合伤、感染；严重营养不良等。

（二）调配

1. 调配前准备 做好环境和设备清洁；检查物品是否准备齐全，避免走动过多增加污染机会。检查营养袋外包装有无破损，检查所有营养液有无变质、浑浊，有无絮状物，检查各种药品、用物的有效期，并经2人核对后方可加药。

2. 调配顺序

（1）将不含磷酸盐的电解质和微量元素加入复方氨基酸注射液中，充分混匀，避免局部浓度过高。

（2）将磷酸盐加入葡萄糖注射液中，充分振荡混匀。

（3）将水溶性维生素溶解至脂溶性维生素中，充分混匀后加入脂肪乳剂中，混匀。

（4）将葡萄糖注射液和氨基酸注射液加入营养袋混合后，再加入脂肪乳剂，边加边轻轻振摇营养袋，使溶液充分混匀，并注意观察营养液的稳定情况，混合完毕后注意关闭未接液体的输液器管。

3. 调配注意事项

（1）应严格按照调配规范进行调配操作，遵守调配程序，避免调配过程的混乱。

（2）调配过程中应注意观察溶液有无沉淀、变色等问题，脂肪乳剂应尽量最后加入营养袋中。

（3）调配完毕后应排出营养袋中空气，夹住输液管夹，盖好安全帽。

（4）调配完成后应尽量立即使用，24小时内输注完毕。不能立即输注的应置于4℃条件下贮存。

看一看

胃肠外营养药物调配过程中的加药原则

1. 氨基酸为两性分子，具有缓冲和调节pH的作用，因此，应将电解质如10%氯化钾注射液、10%氯化钠注射液、10%葡萄糖酸钙注射液、25%硫酸镁注射液等先加入氨基酸注射液中或葡萄糖注射液中。

2. 多种微量元素只能加入氨基酸注射液中，因其呈酸性，若加入葡萄糖注射液中可使葡萄糖脱水形成有色聚合物而变为浅黄色。

3. 丙氨酰谷氨酰胺、门冬氨酸、鸟氨酸、精氨酸和谷氨酰胺等应加入氨基酸注射液中。

4. 水溶性维生素的化学性质不稳定，易受光线、空气影响，而脂肪乳可保护水溶性维生素避免其发生降解。因此应先用脂溶性维生素注射液溶解后加入脂肪乳中。

5. 胰岛素、磷制剂等只能加入葡萄糖注射液中。

第六节　社会药房调剂

PPT

药品调剂工作是社会药房在药品销售过程中的重要工作，它以调剂处方药或销售非处方药为主要内容。由于社会药房和医院药房经营模式不同，因此具有与医院药房药品调剂方式不同的特点。

一、处方药调剂

（一）人员要求

1.《中华人民共和国药品管理法》规定　经营处方药的药品零售企业，应当配备执业药师或者其他依法经资格认定的药学技术人员。药品经营领域依法经过资格认定的药师是指执业药师，依法经过资格认定的其他药学技术人员包括卫生（药）系列职称（含药士、药师、主管药师、副主任药师、主任药师）、从业药师等。

药品零售企业按规定配备执业药师是维护公众用药安全的基本要求，也是实现“健康中国”战略、促进行业高质量发展的现实需要。

看一看

药品零售企业配备执业药师

国家药品监督管理局关于规范药品零售企业配备使用执业药师的通知【国药监药管［2020］25号】规定，原则上，经营处方药、甲类非处方药的药品零售企业，应当配备执业药师；只经营乙类非处方药的药品零售企业，应当配备经过药品监督管理部门组织考核合格的业务人员。

针对当前部分地区执业药师不够用、配备难的实际情况，省级药品监督管理部门在不降低现有执业药师整体配备比例前提下，可制定实施差异化配备使用执业药师的政策，并设置过渡期。过渡期内，对于执业药师存在明显缺口的地区，允许药品零售企业配备使用其他药学技术人员承担执业药师职责，过渡期不超过2025年。

过渡期内，各市县负责药品监管的部门要加强对行政区域内药学技术人员的管理，对药品零售企业按规定配备药学技术人员的情况进行登记，建立相关信息档案。要落实“四个最严”要求，对新开办药品零售企业严格审核把关；加强对执业药师（或药学技术人员）配备和在岗执业情况的监督检查，督促其尽职履责。对于不按规定配备且整改不到位的药品零售企业，应当依法查处，并采取暂停处方药销售等行政处理措施。对查实的“挂证”执业药师要录入全国执业药师注册管理信息系统、撤销其注册证书并坚决予以曝光；还要将“挂证”执业药师纳入信用管理“黑名单”，实施多部门联合惩戒。

本通知自2021年1月1日起实施。此前关于药品零售企业执业药师配备使用要求与本通知不一致的，按本通知执行。

2.《药品经营质量管理规范》规定

（1）药品经营企业应当在营业场所的显著位置悬挂药品经营许可证及执业药师注册证。

（2）执业药师和药学技术人员应当佩戴有照片、姓名、岗位、标明执业资格或者药学专业技术职称等内容的工作牌。在岗执业的执业药师应当挂牌明示。

（3）患有传染病或者其他可能污染药品的疾病的人，不得从事直接接触药品的工作。

（二）调剂业务要求

1.《药品经营质量管理规范》规定 社会药房陈列的药品应当处方药、非处方药分区陈列，并有处方药、非处方药专用标识。处方药不得采用开架自选的方式陈列和销售。

2.《处方管理办法》规定 取得药学专业技术职务任职资格的人员方可从事处方调剂工作。具有药师以上专业技术职务任职资格的人员负责处方审核、评估、核对、发药以及安全用药指导；药士从事处方调配工作。

3.《麻醉药品和精神药品管理条例》规定 麻醉药品和第一类精神药品不得零售。第二类精神药品零售企业应当凭执业医师出具的处方，按规定剂量销售第二类精神药品，并将处方保存2年备查；禁止超剂量或者无处方销售第二类精神药品；不得向未成年人销售第二类精神药品。

4.《医疗用毒性药品管理办法》规定 毒性药品的配方用药由国营药店、医疗单位负责。其他任何单位或者个人均不得从事毒性药品的收购、经营和配方业务。国营药店供应和调配毒性药品，凭盖有医生所在的医疗单位公章的正式处方。每次处方剂量不得超过二日极量。

（三）调剂操作规程

国家对药品经营企业药品调剂操作有如下要求。

1.《处方药与非处方药流通管理暂行规定》

（1）处方药必须凭执业医师或执业助理医师处方销售、购买和使用。

（2）执业药师或药师必须对医师处方进行审核、签字后依据处方正确调配、销售药品。对处方不得擅自更改或代用。对有配伍禁忌或超剂量的处方，应当拒绝调配、销售，必要时，经处方医师更正或重新签字，方可调配、销售。

（3）零售药店对处方必须留存2年以上备查。

练一练2-8

在社会药房中，可以对医师处方进行审核的人员是（　）

A. 医师　　B. 药师　　C. 药士

D. 营业员　　E. 促销员

答案解析

2.《药品经营质量管理规范》

（1）处方经执业药师审核后方可调配；对处方所列药品不得擅自更改或者代用，对有配伍禁忌或者超剂量的处方，应当拒绝调配，但经处方医师更正或者重新签字确认的，可以调配；调配处方后经过核对方可销售。

（2）处方审核、调配、核对人员应当在处方上签字或者盖章，并按照有关规定保存处方或者其复印件。

（3）调剂销售近效期药品应当向顾客告知有效期。

（4）调剂销售中药饮片做到计量准确，并告知煎服方法及注意事项；提供中药饮片代煎服务，应当符合国家有关规定。

（5）药品拆零销售应当符合以下要求。拆零的工作台及工具保持清洁、卫生，防止交叉污染；做好拆零销售记录，内容包括拆零起始日期、药品的通用名称、规格、批号、生产厂商、有效期、销售数量、销售日期、分拆及复核人员等；拆零销售应当使用洁净、卫生的包装，包装上注明药品名称、规格、数量、用法、用量、批号、有效期以及药店名称等内容；提供药品说明书原件或者复印件；拆零销售期间，保留原包装和说明书。

3.《处方管理办法》　关于《处方管理办法》对药品调剂操作的要求详见第二章第三节医院门诊药房调剂。

二、非处方药调剂

《药品经营质量管理规范》及《处方药与非处方药流通管理暂行规定》关于非处方药调剂人员及调剂业务要求如下。

（一）人员要求

1. 销售甲类非处方药的零售药店必须配备驻店执业药师或药师以上药学技术人员。

2. 执业药师和药学技术人员应佩戴标明其姓名、技术职称等内容的胸卡。执业药师证书应悬挂在醒目、易见的地方。

3. 经过当地地市级以上药品监督管理部门审查、批准、登记，普通商业企业可以销售乙类非处方药。其销售人员及有关管理人员必须经过当地地市级以上药品监督管理部门适当的药品管理法律、法规和专业知识培训、考核并持证上岗。

（二）调剂业务要求

1. 销售甲类非处方药的零售药店必须具有药品经营企业许可证。

2. 甲类非处方药、乙类非处方药可不凭医师处方销售、购买和使用，但病患者可以要求在执业药师或药师的指导下进行购买和使用。

3. 执业药师或药师应对病患者选购非处方药提供用药指导或提出寻求医师治疗的建议。

4. 非处方药不得采用有奖销售、附赠药品或礼品销售等销售方式。

想一想2-4

医师处方开具的下列药品中，哪些可以在社会药房进行调剂销售？

对乙酰氨基酚片、可待因片、罗红霉素、三唑仑片、地西泮片、非洛地平缓释片、罂粟壳、阿司匹林肠溶片。

答案解析

（三）调剂特点

非处方药调剂是社会药房药品调剂的一部分，跟医院药房药品调剂相比具有如下特点。

1. 节省患者时间　患者在社会药房直接购买非处方药，可以节省到医院挂号、就诊、缴费、取药等步骤所需排队等候时间，提高拿药速度。

2. 患者有购药的自主权　甲类非处方药、乙类非处方药可不凭医师处方销售，患者可根据自身病情、用药常识及用药习惯自行判断、购买和使用药品，可以不受医师、药师的影响。

3. 药师为患者问病荐药　药师也可通过详细询问患者身体异常情况，根据学过的专业知识分析判断患者病症，向患者推荐治疗用药品的特点和功效，为患者选择购买药品提供专业指导。

4. 药师为患者提供用药指导　因大多数患者缺乏系统医学及药学专业知识，对药品作用、用法用量及注意事项不能全面掌握，故执业药师或药师应对病患者选购非处方药提供用药指导或提出寻求医师治疗的建议。

实训一　西药的领取与摆放

一、实训目的

使学生熟练掌握门诊西药房药品的领取流程及要求，摆放的原则、方法及要求，注意操作要点和相关注意事项。

二、实训准备

领药单、各类药品的药盒。

三、实训内容及要求

1. 按照药品消耗量，确定需要领取的药品，并正确的书写领药单，对所配送的药品进行核对查验，并在相应位置签字。正确处理领药过程中的特殊情况，全过程流畅、无误。

2. 根据药品摆放原则和位置要求，正确地将各类药品合理的摆放于药架上，并粘贴相应的标签。

四、实训效果评价

项目	内容		得分
药品的领取（30分）	领药单书写是否正确	是□　否□	
	药品出现短缺后处理是否正确	是□　否□	
	近效期药品处理是否正确	是□　否□	
	领药核对是否正确	是□　否□	
	特殊药品管理是否符合要求	是□　否□	
药品的摆放（70分）	药品与非药品、处方药与非处方药、西药与中成药分开摆放	是□　否□	
	特殊管理药品按规定摆放	是□　否□	
	拆零药品摆放	是□　否□	
	按作用、给药途径、剂型不同分类摆放	是□　否□	
	遵循易见易取原则	是□　否□	
	按批号分类摆放	是□　否□	
	药品标签书写是否正确	是□　否□	
成绩			

实训二　西药处方审查

一、实训目的

使学生熟练掌握处方审核的基本方法及流程，能够运用专业知识找出处方中不规范及错误的内容，并且能够通过良好的沟通，提升工作能力。

二、实训准备

教师自拟代表性处方若干。

三、实训内容及要求

教师自拟门诊药房处方，有意拟定错误，要求学生对处方合法性、规范性和适宜性进行审核，学生审查 10 张门诊药房处方，并填写审方记录表。

运用专业知识对处方的合法性、规范性和适宜性进行审核。

四、实训效果评价

处方序号	处方合法性（20 分）	处方规范性（40 分）	处方适宜性（40 分）	得分
处方 1				
处方 2				
处方 3				
处方 4				
处方 5				
处方 6				
处方 7				
处方 8				
处方 9				
处方 10				

实训三　西药处方调配

一、实训目的

1. 掌握门诊药房处方审核、调配、复核、发药及用药交代的内容及注意事项。
2. 熟悉处方调配、发药的操作流程，顺利进行复核、包装、发药及用药指导。

二、实训准备

教师自拟代表性处方、药盒、药袋、标签若干。

三、实训内容及要求

学生每 3 人一组，分别担任调剂药师、发药药师及患者，药师按要求对门诊药品处方进行复核并调剂，发药人员进一步核对，并按照要求为患者发药并做用药指导，填写复核、包装与发药练习记录卡。

四、实训效果评价

项目	操作内容与记录		得分
复核及调剂（50分）	复核审方	配伍禁忌　有□　无□　　妊娠禁忌　有□　无□	
	核对及调剂药品	药品名称与处方相符　是□　否□	
		药品剂型与处方相符　是□　否□	
		药品规格与处方相符　是□　否□	
		药品数量与处方相符　是□　否□	
		药品质量合格　是□　否□	
		包装、标签、外观是否正常　是□　否□	
		药品是否超出有效期　是□　否□	
		正确书写药袋　是□　否□	
		正确粘贴标签　是□　否□	
发药（50分）	核对患者信息	核对药品是否有误　是□　否□ 清晰、正确报读患者姓名　是□　否□ 核对患者姓名、年龄、性别等个人信息　是□　否□	
	发药及用药指导	交代用量　是□　否□ 交代用药时间　是□　否□ 交代用药方法　是□　否□ 交代用药注意事项　是□　否□ 交代药品不良反应　是□　否□ 交代药品储存方法　是□　否□ 语言表达通俗易懂、简洁清楚　是□　否□	
	礼仪	热情、周到、礼貌、专业　是□　否□	
成绩			

实训四　医院住院药房调配

一、实训目的

通过模拟医院住院药房单剂量口服摆药的工作流程，使学生了解医院住院药房药品调剂工作的基本操作规程及要求。

二、实训准备

口服摆药单、标签、摆药杯、药盘。

三、实训内容及要求

根据住院药房单剂量口服摆药操作规程调配以下病区药品，做到操作规范，准确。

××× 医院口服摆药单

科室：心血管内科

床号	姓名	药品名称	规格	数量	用法
1	张三	阿司匹林肠溶片	100mg×30#	1片	qd

续表

×××医院口服摆药单					
科室：心血管内科					
床号	姓名	药品名称	规格	数量	用法
2	李四	酒石酸美托洛尔片	25mg×20#	2片	bid
		地西泮片	2.5mg×24#	1片	qn
3	王五	维生素 B_1 片	10mg×100#	3片	tid

四、实训效果评价

考核内容	技能要求	分值	得分
单剂量口服摆药	审核摆药单：审核患者身份识别信息是否完整，包括科别、床号、姓名；审核药品名称、规格、用法、用量是否准确	20	
	打印粘贴标签（手写代替打印）：手写标签信息，包括床号、姓名，标签信息与摆药单一致；将标签置于摆药杯前或粘贴在摆药杯盖上	30	
	调配摆药：根据摆药单将药品放入摆药杯中，调配时按床号顺序摆药，一个患者的药品没摆完不得摆下一个患者的药品；并且调配每一个患者的药品时按照摆药单上药品的顺序进行；晚间服用的药品单独放于红色摆药杯中；每个患者的摆药杯按服药时间顺序叠摞放于摆药盘中	40	
	核对：根据摆药单再次核对摆药杯中药品并签名	10	
成绩		100	

实训五　静脉药物集中调配

一、实训目的

通过模拟静脉用药调配中心的工作流程，使学生基本掌握静脉用药集中调配的药品调剂操作规程。

二、实训准备

1. 物品准备　医嘱单、标签、相应药品及包装材料。

2. 学生分组　每2位学生一组。

三、实训内容及要求

根据静脉用药集中调配的药品调剂操作规程调配以下患者药品，做到操作规范，准确。

王××　男　36岁　呼吸病区　15床　病历号0001

用药：

5%葡萄糖注射液100ml×1袋

注射用青霉素钠80万单位×2支

用法：bid，静脉滴注。

四、实训效果评价

考核内容	技能要求	分值	得分
静脉药物调配	审核医嘱：审核患者基本信息是否完整，包括姓名、性别、年龄、病区、床号、病历号；审核药品名称、规格、用法、用量是否准确；审核溶媒选择是否合理；纠正不合理医嘱（5%葡萄糖应换成0.9%氯化钠）	40	
	打印粘贴标签（手写代替打印）：手写标签信息，信息与医嘱一致；标签分好批次（2批）；粘贴标签，不能覆盖输液袋（瓶）原始标签上任何字迹	30	
	摆药核对：根据标签摆药，确认同一患者所用同一种药品的批号相同；双人核对并签名	10	
	加药调配（以口述代替具体操作）	10	
	复核打包，打包袋外面做好标识，写明病区、批次、打包人	10	
成绩		100	

目标检测

答案解析

A 型题（最佳选择题）

1. 依法经过资格认定的药师或者其他药学技术人员调配处方，应当进行核对，对处方所列药品（　）。
   A. 不得擅自更改或者代用
   B. 可用同类药品代替
   C. 同类药品替换时应注意规格剂量差异
   D. 可用相同价格的同类药品替换
   E. 经医师同意后可以用同类药品替换
2. 药品调剂的顺序是（　）。
   A. 按照药品摆放顺序调配
   B. 可自由规划调配顺序
   C. 应按照处方书写顺序逐一调配
   D. 按照药品摆放由远及近顺序调配
   E. 按照先口服后注射剂型调配
3. 关于处方书写要求，药品数量与剂量的书写一律用（　）。
   A. 英文　B. 中文　C. 拉丁文　D. 阿拉伯数字　E. 罗马文
4. 一般处方不得超过（　）。
   A. 3 天用量　B. 5 天用量　C. 7 天用量　D. 10 天用量　E. 15 天用量
5. 药品作用的两重性是指（　）。
   A. 治疗作用和不良反应
   B. 对症治疗和对因治疗
   C. 副作用和毒性反应
   D. 预防作用和不良反应
   E. 副作用和不良反应
6. 下列不属于“四查十对”内容的是（　）。
   A. 查处方，对科别
   B. 查药品，对药名
   C. 查配伍禁忌，对药品性状
   D. 查用药合理性，对临床诊断
   E. 查处方，对规格
7. 长期医嘱有效时间在（　）小时以上。

A. 12　　B. 24　　C. 36　　D. 48　　E. 72

8. 晚间服用的药品一般单独放于（　）色摆药杯中以示区别。

A. 红　　B. 白　　C. 黄　　D. 绿　　E. 黑

9. PIVAS 在药学部门的统一管理下，由（　）严格按照专业要求操作。

A. 药师

B. 医生

C. 受过专业培训的药学和（或）护理人员

D. 护士

E. 工人

10. PIVAS 洁净区应当设有温度、湿度、气压等监测设备和通风换气设施，保持静脉用药调配室（　），保持一定量新风的送入。

A. 温度 18～26℃，相对湿度 40%～65%

B. 温度 16～24℃，相对湿度 40%～65%

C. 温度 20～26℃，相对湿度 40%～65%

D. 温度 18～26℃，相对湿度 30%～50%

E. 温度 16～24℃，相对湿度 30%～50%

11. 下列（　）不符合社会药房处方药调剂工作人员要求。

A. 执业药师　　B. 医师　　C. 药师　　D. 药士　　E. 主管药师

12. 不能在社会药房进行处方调剂的药品是（　）。

A. 非处方药

B. 妇科用药

C. 麻醉药品

D. 第二类精神药品

E. 毒性药品

书网融合……

重点回顾　　微课　　习题

第三章　中药调剂

学习目标

知识目标

1. 掌握　中药调剂岗位职责、中药饮片斗谱编排方法与基本原则；处方审查的内容，中药调剂相关的常用术语；中药处方常用术语，中药的用药禁忌；汤剂的煎煮流程、特殊煎煮方法；中成药处方调剂操作。

2. 熟悉　戥秤、冲筒等常用中药计量工具的使用方法，解决戥秤、冲筒使用过程中常见问题；中药饮片调剂的操作程序；中药处方的格式及书写规定，中药处方的组方原则；汤剂煎煮设备；中成药调剂处方审查的主要内容。

3. 了解　中药调剂室基本设施，中药调剂人员任职资格；中药饮片调剂相关法规；中药处方的概念及类型；煎药机煎煮；中成药使用注意事项。

技能目标

学会使用戥秤规范地进行中药饮片的称量；学会使用冲筒捣碎中药饮片；能说出中药斗谱编排的基本原则；能熟练、准确完成中药处方调剂操作；学会汤剂煎煮流程，能说出汤剂煎煮过程操作；能熟练完成中成药处方调剂操作，学会根据《处方管理办法》及相关专业知识审查中成药处方。

素质目标

尊重生命、高尚职业的道德、严谨细致工作态度、有较强的集体意识和团队合作精神。

导学情景

情景描述：刘奶奶因生病到医院看中医科，将开好的中药处方拿到中药房抓药，中药调剂员将抓好的中药交给刘奶奶，并嘱咐刘奶奶煎煮中药时要注意：打包好的中药饮片中单独包装的麻黄和桂枝需要分别单独浸泡，煎煮时先将麻黄煎煮至沸腾，待其沸腾5～10分钟后再下其他中药饮片，桂枝等到群药出锅前5～10分钟再放入锅内一起煎煮。

情景分析：中药处方调配过程中，偶尔会遇到一些需要特殊煎煮的中药饮片，中药调配人员要根据中药饮片的特点进行特殊处理。

讨论：案例中的中药调剂人员处理中药处方（含特殊煎煮中药饮片）的行为正确吗？

学前导语：根据患者病情和中药饮片的特点，医生在开具中药处方时，如遇到特殊煎煮的中药饮片，一般会在所开中药饮片的右上角附上脚注（如先煎、后下、包煎等），以提示调剂人员在调配处方时需要特殊处理并根据要求对患者进行正确的用药指导，保证中药饮片能更好地发挥治疗作用。

中药调剂是现代中药房的一项主要任务之一。从工作任务而言，医院中药房的主要任务是调配本医院的中医处方及为患者煎药，而社会药房的中药调剂任务除调配来自医院的医师处方和为顾客煎煮中药饮片之外，同时还担负着向顾客推荐药品的工作。中药调剂工作质量关系到患者用药安全性与合理性，作为中药调剂人员，不仅要掌握一定的中医基础知识，还应具备扎实的中药调剂知识与技能。

第一节　概　述

PPT

一、中药调剂的概念

中药调剂是指调剂人员以中医药理论为基础，根据医师处方、配方程序和原则，及时准确地将中药饮片或中成药调配给患者使用的过程，中药调剂是一项具备法律责任性和专业技术性的工作。

根据所调配中药的性质不同，中药调剂通常可分为中药饮片调剂和中成药调剂。中药饮片调剂是根据医师处方要求，将加工合格的不同中药饮片调剂给患者，主要供调剂人员或患者制成内服或外用汤剂的过程。中成药调剂是根据医师处方调配各种中成药，社会药房的调配人员可根据患者的常见轻微病症，指导顾客购买中成药（非处方药）。

二、中药调剂岗位职责

中药调剂是中医临床治疗的其中环节，为了保证患者用药的安全性与有效性，患者在治疗过程中，不仅要有医师临床诊断、开具准确处方，还要求中药师和中药调剂员能按照中医处方内容、《中华人民共和国药品管理法》、炮制规范等相关要求和规定，准确无误地进行中药饮片和成方制剂的调配。如遇到违反规定或错误的处方，调剂人员有权拒绝调配。必要时，需经原处方医生更正或重新签字后方可调配或销售，以防止差错或事故的发生。中药调剂人员岗位职责主要包括以下内容。

1. 遵守《中华人民共和国药品管理法》《处方管理办法》等相关法律法规，做好中药调剂的质量管理工作。

2. 医疗机构药剂科中药饮片调剂人员应负责门诊药房、住院药房中药处方的调剂工作，并做好相关记录；负责中药饮片的申领和保管工作，负责中药二级库保管工作，负责贵细药品和特殊药品的管理工作，做好药物咨询服务等。

3. 社会药品经营企业中药饮片调剂人员应负责中药柜的查斗、清斗、领料、上斗、统计等工作。负责经执业药师审核签字后的处方调配工作，做好药物咨询服务工作，做好顾客反馈意见的处理工作等。

4. 调配中成药必须坚持辨证施治的基本思想。不能不分证候类型、不可仅凭药名想象，随意推荐用药。

5. 调配中成药应遵循调剂工作相关规定，严格按照调剂操作流程完成。

三、中药调剂人员任职资格

中药调剂工作是一项专业技术性较强的工作，从事该工作的人员必须具备一定的资质。

1.《处方管理办法》相关规定　医疗机构中取得药学专业技术职务任职资格的人员方可从事处方调剂工作。具有药师以上专业技术职务任职资格的人员负责处方审核、评估、核对、发药以及安全用药指导；药士从事处方调配工作。

2.《药品经营质量管理规范》第182条和129条规定　药品零售经营企业应当按照国家有关规定配备执业药师，负责处方审核，指导合理用药；中药饮片调剂人员应当具有中药学中专以上学历或者具备中药调剂员资格。

3.《医院中药饮片管理规范》规定　负责中药饮片临方炮制工作人员，应当具有3年以上炮制经验的中药学专业技术人员；中药饮片煎煮工作应当由中药学专业技术人员负责，具体操作人员应当经过相应的专业技术培训。

有下列情况之一的人员，不得从事中药调剂工作：未获得相应学历证书或没有取得相关任职资格证书人员；未按规定定期进行身体健康体检人员；患有精神病、严重皮肤病及可能影响药品质量的传染性疾病人员。

四、中药调剂的设施

为了保证调剂工作质量，无论是医院中药房还是药品零售企业，中药调剂区域都应配备适宜的设施与设备。中药调剂常用的设施主要有饮片斗架、调剂柜台、货架、货柜、毒性中药柜、贵细药柜、冷藏柜等。随着医药行业的飞速发展，中药柜、调剂台的设计与使用，斗谱的编排等方面都有了很多创新，值得同行之间相互借鉴和学习。近年来，随着中药配方颗粒的推广与使用，国内有些医疗机构单位还配备了智能中药房进行中药配方颗粒的调剂工作。

（一）饮片斗架

中药饮片斗架（图3－1），俗称“药斗厨”“百眼橱”“百药斗”等，是中药饮片调剂室最基本的设施。传统的中药饮片斗架是优质木制抽斗式的组合柜，主要用于盛装饮片，供调剂使用。饮片斗架具有加工精细、材质性质稳定、密封性好、承重力强、美观大方、使用方便的特点。

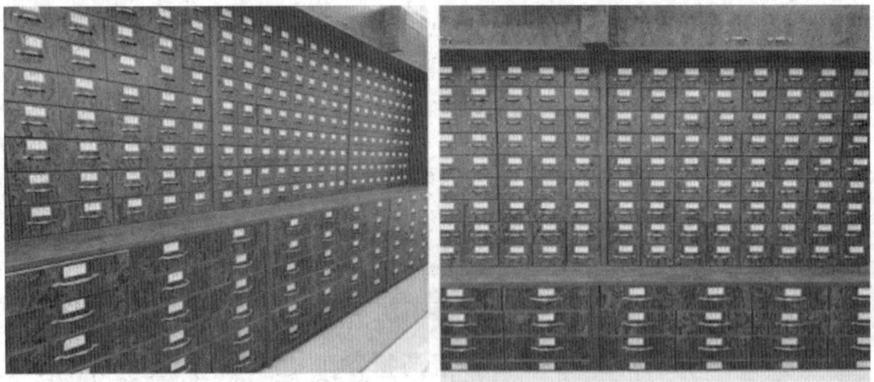

图3－1　饮片斗架

1. 饮片斗架的设置　中药饮片斗架的规格与样式可根据调剂规模大小和业务量而定。传统的普通斗架高约1.8m或2.0m，宽约1.2m或1.5m，装药斗（小抽屉）数量常见的大约有70个，可“横七竖八”或“横八竖七”排列，可根据需要在斗架最下层设几个大斗。斗架正面应刷上油漆，减少外界湿气对斗架内饮片质量的影响，能起到防潮效果，且美观大气。

饮片斗架上排列的小抽屉又称“药斗子”（图3－2），药斗的拉手通常设置在外部正中的位置，按照有关规定，药斗外部正面写着斗内的中药饮片名称，门店还会标注零售价格。每个斗格可根据需要分隔成2小格、3小格或者不分隔的大斗。每格装一味中药饮片，下部大斗通常分隔为2格或不分格的大斗，用于盛放质地松泡且用量较大的中药饮片。

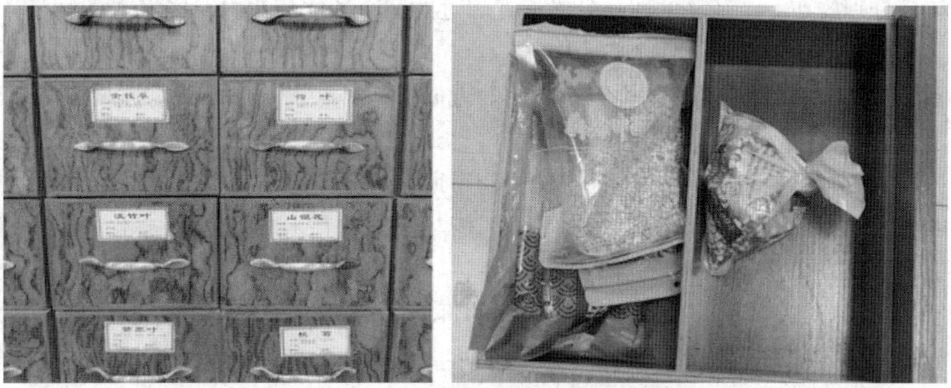

图 3-2　斗格

根据传统的药斗名称标注习惯，当一个抽屉有一个“斗格”时，标示贴写在中上方；一个抽屉有两个“斗格”时，前“斗格”在右边，后“斗格”标示在左边，如左右分格则药名写在相应的格处；一个抽屉有 3 个“斗格”时，前“斗格”标示在上边，中“斗格”标示在右边，后“斗格”表示在左边（图 3-3）。

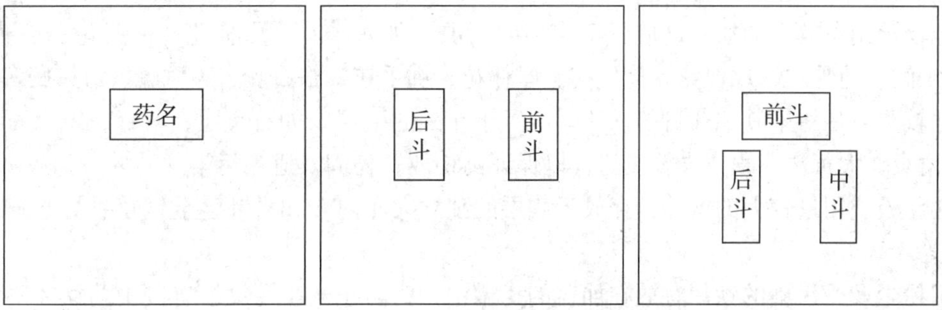

图 3-3　斗格标示贴示意图

想一想3-1

张爷爷拿着一份中药处方到社会药房找小刘进行调配，处方上有 15 种中药饮片，需要调配三剂药。经过药师审核后，小刘很认真地为张爷爷进行处方调配。过了半小时后，等得实在不耐烦的张爷爷催促小刘问其是否已经准备好了，在斗柜前找来找去的小刘满头大汗地回答道：“不好意思，我还没找到剩下药品的位置，还有 8 味药没有调好。”此时，张爷爷非常生气。请你说一说，小刘的调配速度为什么会比较慢？要想提高调配速度，小刘应该加强哪些技能的练习？

答案解析

2. 中药斗谱编排方法及基本原则　中药斗谱是中药工作者经过长久的实践经验，总结出一套中药饮片在药柜中存放顺序的规律。中药品种繁多，功效、品质各异，各中药店或医院中药房的斗谱编排并非完全一样，斗谱编排需考虑中药性能、方剂配伍、药物来源以及饮片使用率等因素。目的是便于调剂操作、减轻调剂员的劳动强度、提高配方速度、避免调剂差错事故、利于药品管理及保证用药安全。

（1）中药斗谱编排的方法

1）常用方剂编排法　即按传统方剂的组成进行编排斗谱，如将“麻黄汤”中的麻黄、桂枝、杏仁、甘草四味药分别放在一个药斗的四个分格或者邻近的四个独立药斗内，或将“四物汤”中的当归、川芎、白芍、熟地编于同一药斗的四个格斗中。

2）性能相近编排法　即按药物的性味、功效的近似性编排斗谱。如麻黄与桂枝、防风与荆芥、苍术与白术、“焦三鲜”中焦神曲、焦麦芽、焦山楂等常编放于同一药斗的不同分格中。

3）合开药物编排法　根据传统中医处方的用药习惯，部分药物在大多数情况下合并使用，处方中也常以合开的方式书写，这些药物通常编放在同一药斗中。如苍术和白术（二术）、知母和贝母（二母）、麦冬和天冬（二冬）、乳香和没药（乳没）等。

4）同药不同炮制品编排法　指将同一种饮片的不同炮制品编放于同一格斗中。如生大黄与熟大黄、生山药与炒山药、生甘草与炙甘草、牛蒡子与炒牛蒡子、薏苡仁与炒薏苡仁、栀子与焦栀子、山药与炒山药、白术与麸炒白术、何首乌与制何首乌等。

5）药用部位编排法　即按药物的有效部位编排斗谱。比如根类药物、叶类药物等分别编放于数个相邻或相近的药斗内，如金银花、菊花；车前子、白芥子；桑叶、苏叶等。

（2）中药斗谱编排的基本原则

1）常用饮片应放在斗架的中层　根据中药的常用与否，由近到远进行排列，为减轻劳动量，方便称取，常用药物放在斗架的中层，如党参、黄芪、当归、白芍、川芎、柴胡、葛根、升麻、金银花、连翘、板蓝根、黄芩、黄连、黄柏等。

2）质地轻、用量较少的饮片，放置于斗架的高层　如月季花、白梅花、密蒙花、谷精草、木贼、五加皮、千年健、地骨皮、玫瑰花、代代花、厚朴花、佛手花、络石藤、青风藤、海风藤等。

3）质地较重或易污染其他药材的饮片，应置于斗架的下层　如石决明、石膏、寒水石、磁石等矿石类药；地榆炭、大黄炭、藕节炭等炭药，以保证药柜放置稳固及避免污染。

4）质地蓬松、用量较大的饮片，存放于底层的独立大斗内　如桑叶、金钱草、灯心草、通草、金钱草、茵陈等。

5）易招粉尘及受污染的饮片宜放在加盖的瓷罐中　为防止灰尘污染，有些中药饮片不宜放在一般的药斗内，如玄明粉、龙眼肉、青黛、熟地黄、蒲黄、乳香末、没药末、儿茶末、血竭末等。

6）名称或外形相近而功效不同或相反、配伍禁忌的药物要分开存放　为了用药安全，功效相反或有配伍禁忌的药物不会误取误用或相互污染，如山药与天花粉；贝母、半夏、瓜蒌与乌头、附子，甘草与海藻等，不能装于一个药斗或上下斗中。

7）有恶劣气味的饮片应独立装斗　如鱼腥草、阿魏、鸡矢藤、九香虫、蜈蚣等。

8）名贵细料药品应设专柜存放　贵细药品不能存放在普通格斗内，设置专柜存放，专人管理，定期清点账务，如人参、鹿茸、羚羊角、冬虫夏草、海马、牛黄、西洋参等。

9）麻醉中药与毒性中药按“五专”管理　根据《医疗用毒性药品管理办法》和《麻醉药品和精神药品管理条例》有关规定，麻醉药品与毒性药品，必须按专人负责、专柜加锁、专用账册、专用处方、专册登记进行管理，严防意外事故发生。常见的毒性中药有：砒石、砒霜、生马钱子，生川乌、生草乌、生千金子、闹羊花、雪上一枝蒿、白降丹、蟾酥、洋金花等。麻醉中药如罂粟壳。

练一练3-1

下列属于配伍禁忌不能装于同一个药斗或上下斗的饮片是（　）。

A. 附子与法半夏　　B. 龙眼肉与青黛

C. 九香虫与甘草　　D. 当归与独活

E. 知母与玉竹

答案解析

想一想3-2

中药斗谱编排时，为什么不能将麻黄与麻黄根放置于同一个格斗中？

答案解析

（二）调剂柜台

调剂柜台（图3-4）是调剂人员为患者调剂中药饮片的工作台，多置于调剂室与候药室之间，有独立式和组合式等多种形式。医院药房常用独立的调剂台或组合式中心药柜为主。社会药房通常多以中药柜前方的中成药栏柜或贵细中药专柜作为调剂台。传统调剂台多用木料制作，现行调剂台也有采用新型高分子有机材料板、不锈钢板制成。一般调剂台高约90cm，宽度、长度可根据调剂需要及调剂室的面积大小而定。调剂台内侧上层一般装有大抽屉，用于放置饮片调剂常用工具和包装物品。

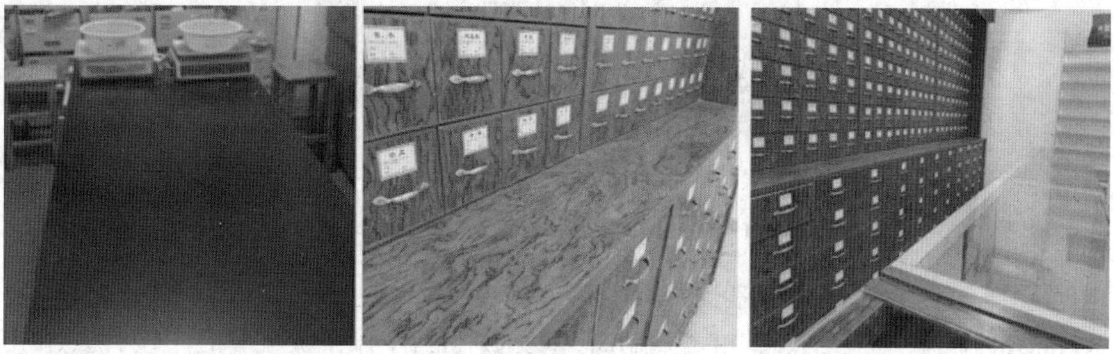

图3-4　调剂台

（三）货架与货柜

货架主要用于存放库存的中药饮片。货柜主要用于摆放中成药。

五、中药饮片调剂的计量方法及工具使用

（一）计量方法

自1979年1月1日起，国家规定中医处方调配用药剂量单位统一采用以“克（g）”为单位。质量单位换算为：1kg＝1000g，1g＝1000mg，1mg＝1000μg。容量单位换算为：1L＝1000ml，1ml＝1000μl。

在中国古代，中药的质量计量单位有两、钱、铢等，容量计量单位有斗、升、合等。现在我们国家民间习惯使用的市制计量单位为10进位制，1斤＝10两＝500g，即1两＝50g。一些古方上的旧制16位进制换算方式为：1两＝30g，1钱＝3g，1分＝0.3g。

（二）调配用具

中药饮片调剂工具主要包括计量用具、碎药用具、洁净用具和包装用具等。中药计量用具有传统和现代之分，是称量药物的衡器。根据《计量法》相关规定，计量器具应在检定期规定的时间范围内使用，超过检定周期不得使用，必须重新检定。在中药调剂工作中最常用的计量用具是戥秤，其次是架盘药物天平、盘秤和现代电子秤等。中药调剂碎药用具主要有冲筒、小型粉碎机、铁碾船、乳钵等。此外，中药调剂还会用到药筛、药刷、药匙、钢锯、钢锉、鉴方和包装纸（袋）等用具。

1. 计量用具　中药调剂工作中，有时会存在忽略准确计量的错误倾向。部分调剂员随意抓配，估

量取药，一方多剂不复戥，容易导致计量不准确。为了避免医疗事故的发生，为了保障临床疗效，我国颁布实施的《中华人民共和国计量法》确定了我国计量管理模式，保证了国家计量制的统一和量值的准确可靠。

（1）戥秤　也称药戥子（图3－5），是中药饮片调剂工作中最常用的传统称量工具。戥秤，在古代是专门用来称量金、银、贵重药品及香料的衡器。因其用料考究、技艺独特、做工精细，常被一些人当成收藏品。

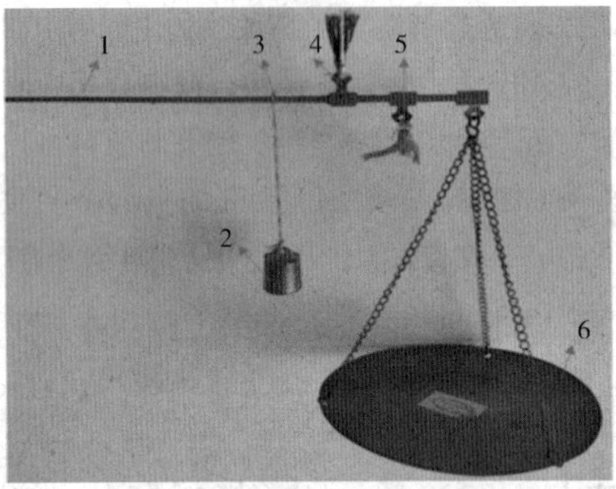

图3－5　戥秤

1. 戥杆；2. 戥砣；3. 定盘星；4. 里纽；5. 外纽；6. 戥盘

戥秤是一种单杠杆的不等臂秤器，其结构主要由戥盘、戥砣、戥杆、戥纽、戥星等部分组成。戥盘是放置饮片的器皿，戥盘与戥砣均由金属制成。每把戥秤的盘与砣都是配套的，不可随意换用。戥砣的重量是固定的，如果在使用过程中出现损坏，会导致称量不准确，因此使用戥秤时要尽量避免戥砣碰落造成损坏。戥绳，即戥盘与戥杆连接的三条线绳（或金属链）长短相同，全部展开时戥盘应呈水平状态，否则影响称量的准确性。戥杆可由木质、金属或骨质材质制成。戥杆上有两个“戥纽”，俗称“毫”，左手夹持戥杆，戥杆细端指向左方，靠左侧戥杆细端为“里纽”，也称“前毫”；靠右侧的为“外纽”，也称“后毫”。提“里纽”可称取较轻的饮片；提“外纽”可称取较重的饮片。戥杆上有两排刻度，称为“ 戥星”，用于指示所称饮片的重量读数。提“里纽”时最右边的一颗星为“定盘星”，为0g。戥杆粗端与戥盘绳（链）连接处的金属挂件为“刀口”。长期使用戥秤后，可能会出现刀口磨损导致称量不准确的现象，因此使用戥子时要尽量减少刀口长期受力，以延长戥子使用寿命。

现代医院中药饮片调剂室和药店常使用规格范围为250g的戥秤。如需称取1g以下的贵细药或毒性中药，需选用毫克戥。如选择称量范围在250g的戥秤，提“里纽”时，戥秤称量范围为1～50g，每个星点表示1g。提“外纽”时，戥秤称量范围为50～250g，每个星点表示2g。因戥秤做工精细，操作时要轻拿轻放，使用方法如下。

1）持戥　用左手虎口和示指、中指挟持戥杆，无名指、小指从戥杆下方拢住戥绳，手型如“佛手”；右手拇指和示指捏住戥纽，其余三指自然弯曲，同时使手心朝前并向上屈右腕，提起戥杆使戥盘悬空。

2）对戥　也称校戥。每次使用戥秤前均需校戥，即检查戥子是否准确。用左手拇指与示指将戥砣绳固定在定盘星上，右手提“里纽”使戥盘悬空，将戥杆提高至与双眼平行，距离眼睛一尺左右，齐眉对戥，放开左手，戥杆、戥盘呈水平状态。如果戥杆处于非水平状态，戥杆偏高或偏低，应检查戥盘与戥砣是否配套，戥盘两面是否黏附异物，或戥盘绳是否搭缠于戥杆上等。如果都不是以上原因引起戥杆处于非水平状态，说明该戥秤计量不准确，宜更换戥秤进行称量。

3）称量　对戥无误后便可开始进行饮片的称量。用左手持住戥杆，左手拇指和示指将戥砣绳移至所需称量的戥星上并稳住砣绳，尽量保持戥砣绳不要随意滑动，右手抓药放入戥盘内，右手提纽齐目使戥盘悬空，左手稍离开戥杆，并做好随时保护戥杆的准备，当戥杆平衡时，戥星的指数就是所称药物的重量。

（2）天平　常用的有架盘天平（图3－6）。架盘天平是一种等臂杠杆秤，根据需要药房可配置不同称量范围的天平。架盘天平多用于毒性中药、贵细药品的称量。使用架盘天平时，注意不宜将过冷过热的物体放置于天平中称量，添加砝码时应用专用的镊子或带上手套夹取，未戴手套不能直接接触砝码。

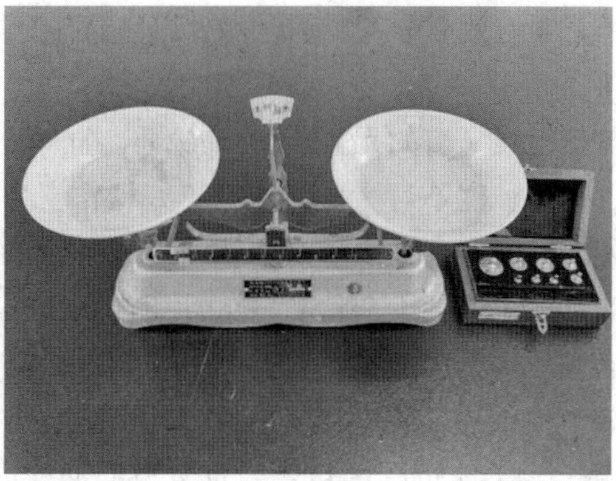

图3－6　架盘天平

（3）电子秤　是现代比较常用的一种计量衡器，市场上有多种式样与规格。使用电子秤前，应先将电子秤放置于稳固的平台上，将电子秤的水平仪调整到中心位置，以确保秤的计量准确。打开电源预热数分钟，按归零键。将需称量的药品放入秤盘内，电子秤自动读数显示药品的重量。电子秤具有计量准确、灵敏、使用方便、易学、易操作等优点（图3－7）。

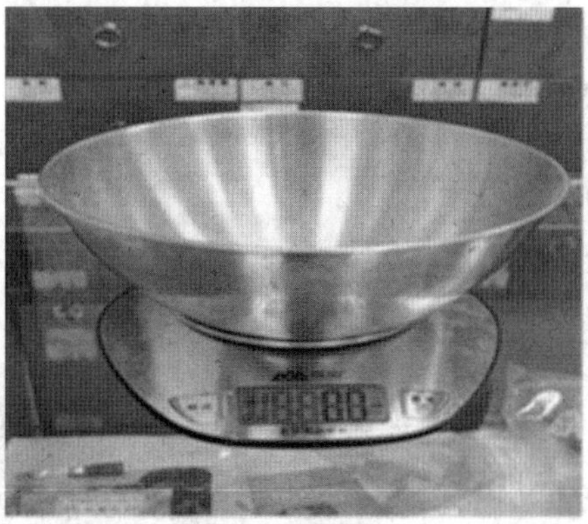

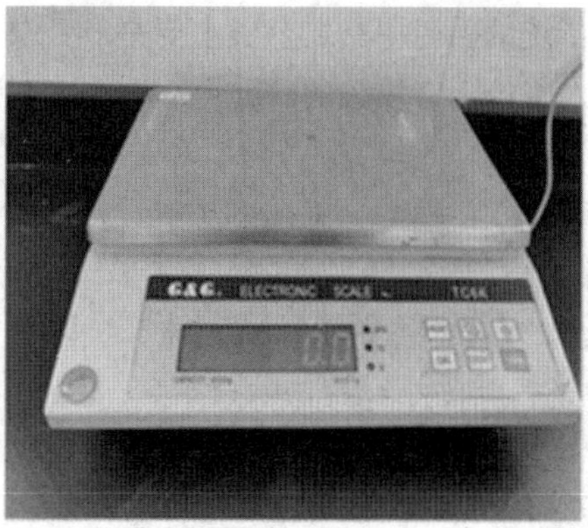

图3－7　电子天秤

看一看

计量器具应定期检定

根据《计量法》第九条规定，县级以上人民政府计量行政部门对社会公用计量标准器具，部门和企业、事业单位使用的最高计量标准器具，以及用于贸易结算、安全防护、医疗卫生、环境监测方面的列入强制检定目录的工作计量器具，实行强制检定。未按照规定申请检定或检定不合格的计量用具，不得使用。中药调剂过程中使用的天平、戥秤、台秤、电子秤等相关衡器均被列入《中华人民共和国强制检定的工作计量器具明细目录》中，须定期到由县级以上政府计量行政部门指定的法定计量检定机构或者授权的计量技术机构进行定点周期的检定。超过检定周期不得使用，必须重新检定，调剂所用计量器具应在检定周期规定的时间范围内使用。

2. 碎药用具

（1）冲筒　又称捣筒、冲钵、捣药罐（图3－8），是中药调剂工作中常用的临方捣碎工具。调配时如有质地坚硬的某些矿物类、贝壳类、果实种子类、根和根茎类中药，因这些饮片体积短小、质硬、不便切片或整粒因太硬而不易煎煮出有效成分，调剂时需要用冲筒临时捣碎或另包入煎剂，比如石膏、牡蛎、杏仁、赤石脂、川贝母等。

冲筒主要由筒体、杵棒和筒盖组成（有的无盖），多为铜质。缸体内部要求光滑无毛刺，为了便于捣碎中药，冲筒下方中央微凹，周围坡度不可太陡，否则不好操作。为了用药的安全，药房会分别配备内服与外用专用的冲筒。使用冲筒时，首先要进行清洁，用干净纱布或鬃刷将冲筒内壁和杵棒擦拭或刷干净，并使其干燥；其次将需要捣碎的中药饮片放入冲筒内，注意不能放入太多，大致为筒体积的五分之一到四分之一即可，否则影响捣碎效果；接着盖好筒盖，一只手固定住筒体，另一只手提起杵棒，用力均匀并有节奏地捣碎筒内饮片，破碎程度以符合用药标准为止。如需粉碎到一定的均匀程度，可捣碎一定时间后倒出过筛，将不能过筛的粗颗粒反复放回冲筒内继续捣碎至粉碎完成。最后，将药物倒出并清洁冲筒。若有药物黏附筒体内壁，用刮勺刮下，清洁时用纱布擦拭干净筒体内壁和杵棒，将杵棒放回筒体内盖好盖子，放回原位。

不同的中药饮片因其品质各异，捣碎程度要求各不同，为了保证饮片的药效，通常杏仁、桃仁需捣成“泥”，法半夏需捣成“四六瓣”，石膏、牡蛎需捣碎成粗粉，表面光滑的牛蒡子、车前子需炒至表面发“涩”后捣碎。

（2）铁碾船　又称药碾子，其材质多由生铁铸成，外形如船体，结构由船型槽和带有中心轴柄的研盘组成，是传统的碾药用具之一。主要是利用转动的研盘与船体来回摩擦的研磨力将药物粉碎。铁碾船内表面相对粗糙，有较强的研磨力，有利于更快地粉碎药材（图3－9）。

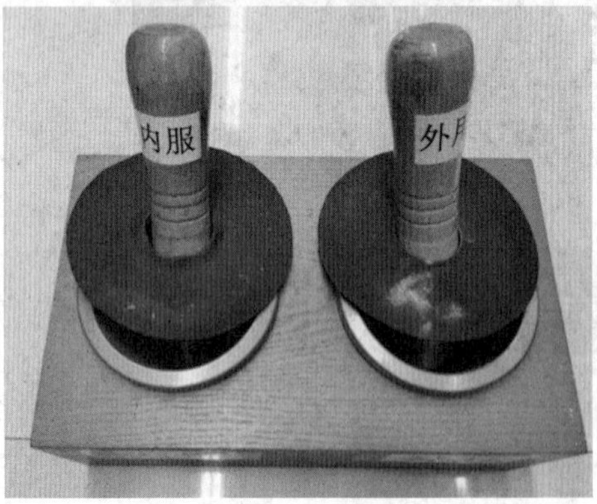

图3－8　冲筒

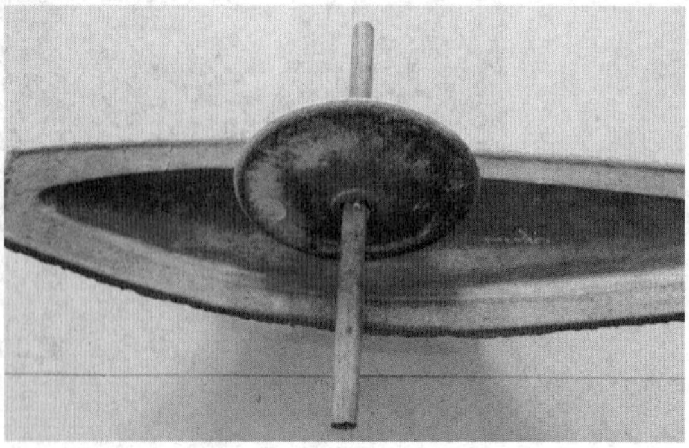

图3－9　铁碾船

（3）小型粉碎机　又名打粉机，是医院中药房、中药店常用的碎药工具，如对三七、珍珠、海马和人参等中药的加工，其具有体积小、重量轻、效率高、无粉尘、清洁卫生、操作简单、既省力又安全等特点（图3－10）。

（4）乳钵　是研磨为主的粉碎工具，结构由钵体和杵棒组成，材质多为玻璃和陶瓷、少数还有玛瑙。乳钵主要用于粉碎少量的细料药或毒性药，将药材研磨成极细粉末，如麝香、朱砂、雄黄、冰片等（图3－11）。

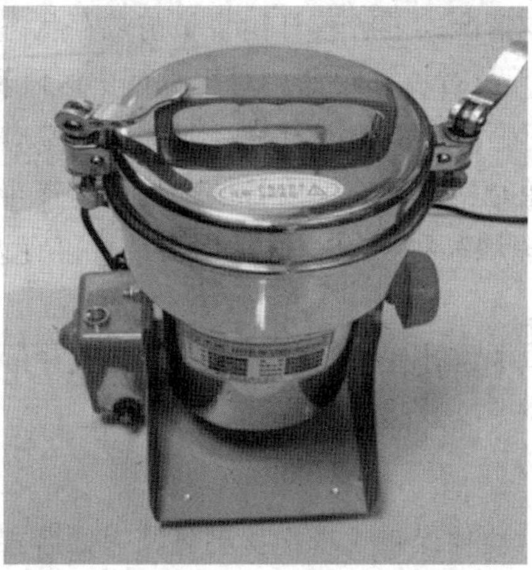

图3－10　小型粉碎机

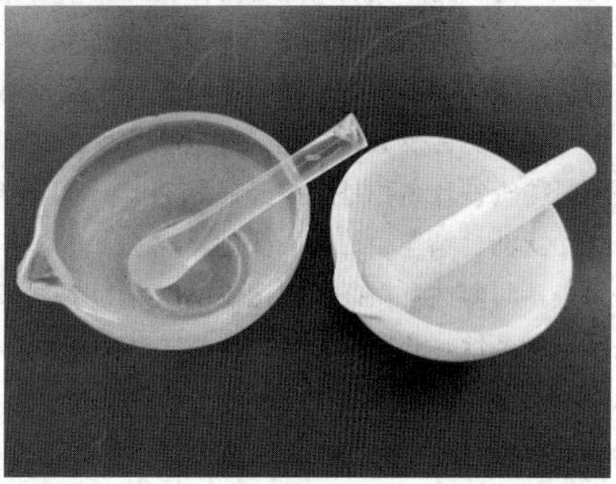

图3－11　乳钵

（5）小钢锯、钢锉、铡刀及切片机　小钢锯和钢锉也是常用的调剂粉碎用工具，主要用于破碎沉香、苏木、降香、檀香、鹿茸和羚羊角等质硬块大的药物，便于调剂与服用。铡刀（图3－12）主要用于灵芝、天麻和黄芪等中药的切片。台式方形切片机（图3－13）可用于人参、鹿茸、西洋参等中药的切片，具备噪声低、高效的特点。

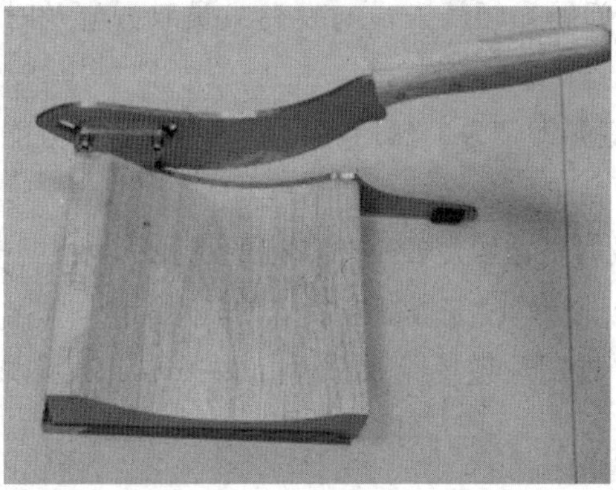

图3－12　铡刀

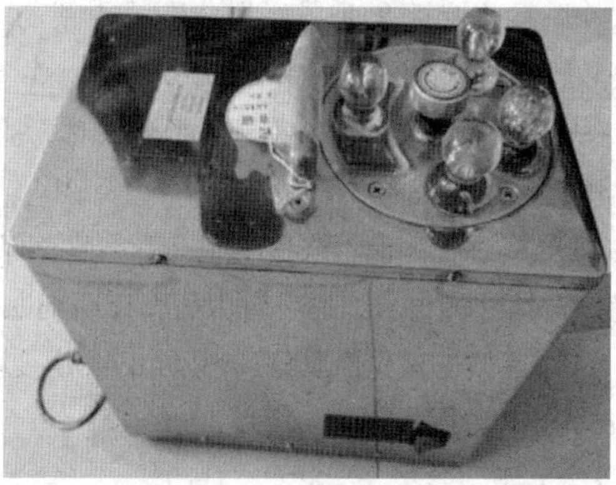

图3－13　台式方形切片机

3. 包装用具　中药饮片调剂过程中所需的包装物品主要包括包装纸、纸袋、捆扎绳、订书机（纸袋封口用）等。中药饮片包装袋上标注患者姓名、用法用量、煎煮方法。

4. 清洁用具　调剂室应配备供擦拭、清扫等清洁工作所需要的药筛、药刷、扫把、铲子、拖把、抹布等。

5. 鉴方　又称审慎，即调配时压在中药处方上的长方体木块，传统鉴方其四面常写有汤头歌诀或“十八反”“十九畏”等配伍禁忌知识，以供调剂人员参考学习。

六、中药饮片的领取与摆放

中药饮片的领取与摆放是指中药调剂人员根据调剂药品的消耗情况，及时向药库领取中药饮片至药房存储量，并按要求摆放于饮片斗架中。主要步骤包括查斗、领药、装斗等。

(一)查斗

为了保证调剂工作的顺利开展，调剂室必须储存有一定量的常备药品，既要保证药品供应，又要避免积压造成药品变质。查斗是检查药斗中每格药物的基本情况，了解其日销售量与贮存状态，以便确定领取饮片的品种和数量，并及时清除变质药品和杂质，及时填补缺药。对于大型中医院和药店，调剂业务繁忙，不常用品种装量够多日调配、常用品种需要临时不断给予补充，所以调剂室应逐日检查饮片供应品种及数量情况，对短缺饮片品种及时登记，随时整理补充，以备调剂使用。查斗的主要任务是检查饮片名称是否与药品相符；日间消耗量，有无短缺品种；检查饮片的清洁度，有无霉变、虫蛀、泛油、粘连、结串、变色等现象。

查斗时要注意做好相应记录，以此为依据来填写领取单中需补充饮片的品种，并将查斗信息及时提供给中药饮片仓库保管员，作为领药的依据。

(二)领药

1. 领药操作 领药人员根据查斗记录填写药品领用单，饮片保管人员在接到领药通知后，应根据领药单所列出的品种、数量等进行备药，从库存中如数称取所需饮片。对缺少或有变更的品种，应及时做好缺药或变更手续。在进行毒性中药的备药中，应做好单独包装、单独称量，等待验发。备药人员应在领药单上签字，以明确责任。

2. 领药注意事项

(1)核对领药单 核对领药单中相应饮片品名、规格、产地、数量等与实物是否相符。领药人员根据领药单，对中药饮片的品名、数量、包装、标签、验收结果、验收日期及饮片质量等内容按照中药饮片质量监控标准逐一验收合格后才领药，一旦发现问题，领药人员与发药人员双方应及时协商解决。

(2)毒性中药 毒性中药应严格核对，验发时应做好验发记录，然后在出库单上签字，方能让饮片出库，入调剂室备用。

(3)核对库存卡 饮片出库以后，库存保管人员应及时根据饮片领用单所列的品种、规格、产地、数量核对饮片库存卡，逐项对中药库存明细账进行销账处理，同时完成对应货卡的核对。

(4)遵循先进先出原则 为防止饮片变质、积压、过期失效等情况发生，要采取“发陈贮新”“先进先出”的原则进行出库。

(三)装斗

1. 装斗操作 装斗也叫上斗，是指将饮片添加到相应的格斗内。装斗时应做质量复核，准确鉴别饮片品种，核对药名与标签，切不可粗心大意，以免药物混淆，引起调配差错与医疗事故。

上斗前首先要对格斗进行清洁，将原有剩余中药饮片取出并进行筛簸后放置于干净的药盘中或纸上，仔细将格斗清理干净。为了方便清斗和盘存，降低损耗，可在药斗内加牛皮纸作为内衬，尤其是存放盛装细粉或细小种子类饮片，比如滑石粉、马勃、车前子、葶苈子等。

预先将要装斗的中药饮片进行整理，根据药材品质，部分全草类或种子类饮片需要先过筛或过箩，如有生鲜药材如生姜、芦根等要洁净之后放置备用。

2. 注意事项

(1)遵循“五不上斗”原则 装斗前的中药饮片必须符合国家药品标准炮制的规定，未经炮制或炮制不合格的不能装斗。遵循“五不上斗”原则，即：品种不对不上斗，不筛不拣不上斗，虫蛀鼠咬不上斗，霉烂变质不上斗，应加工而未加工的生货、整货不上斗。

(2)坚持“三查三对”的原则 查药斗上书写的药名与饮片包装合格证名称是否一致，查看在药斗内残存的饮片与饮片包装内品种是否一致，查药斗内饮片与饮片包装内炮制的片型规格是否一致。

（3）先入先出原则　新添加的中药饮片放在斗格下面，再将原有饮片放在最上面，方便先调配陈药，主要预防斗底中药饮片日久变质。

（4）装斗量要适宜　一般要求是常用药材八分斗，即常用中药饮片装至药斗容积的80%处，冷背药材装半斗，即不常用的药材只装药斗容量一半的药材量。细小圆粒的种子类饮片，多装至药斗容积的3/5处，不可装斗过满，以防抽拉或推入药斗时药物溢出，造成相互掺混。装斗过程不可用力按压，以防碎乱而影响饮片的外观。

（5）做好装斗记录　装斗后要进行复核，不得错斗、串斗，并做好相应记录。

第二节　中药处方

PPT

医师依据“因时、因地、因人而异，辨证施治”等原则开具中药处方，用药广泛且灵活多变。所以，作为一名合格的中药调剂人员，需要系统学习中医学基础、中药学、实用方剂与中成药、中药鉴定技术、中药炮制技术等学科的中医药知识，扎实专业基础。同时，还需掌握中药处方合法性、规范性、适宜性等具体要求，不断积累经验，才能在调剂时确保中药处方质量和患者的用药安全。

一、中药处方的概念及类型

（一）中药处方的概念

中药处方包括中药饮片处方、中成药（含医疗机构中药制剂）处方，记载着中医诊断、药品名称、用法用量等内容，是医师辨证论治的书面记录和凭证，反映了医师的辨证立法和用药需求。它是中药调剂工作的依据，也是计价、统计的凭证，具有法律、经济和技术三方面的意义。

（二）中药处方的类型

1. 经方　汉代以前的方剂称为经方。其说有三：一是指后汉·班固的《汉书·艺文志》医家类记载经方十一家；二是指《素问》、《灵枢》和《伤寒论》、《金匮要略》的方剂；三是专指汉·张仲景的《伤寒杂病论》（后世分为《伤寒论》及《金匮要略》二书）所记载之方。

2. 时方　指张仲景以后的医家所制的方剂。它在经方的基础上有很大的发展，补充和加强了前人所未备而又有临床效用的方剂。

3. 法定处方　指《中国药典》、部颁药品标准和局颁药品标准所收载的处方，具有法律约束力。

4. 协定处方　指多人协商而制定，或者得到多数人认可而共同使用的固定处方。古代的协定处方现称成方。现代指医院药剂科同本院医师，根据经常性临床需要，总结医疗经验，相互协商制定，并经医院药物治疗学和药事管理委员会审查认可的处方。该类处方可预先配制与储存，以便于控制药物的品质和减少患者等候取药的时间，仅限于在本单位使用。

5. 医师处方　医师为患者辨证论治而临时拟定的处方，具有很强的针对性，在临床实践中广泛应用。

6. 电子处方　指使用计算机设备输入、审查、修改、生成的药物处方，并直接或间接通过电子媒介等中介向患者传递用药相关信息。

7. 验方　又称“经验方”，指未经收载于历代医药典籍的，但流传广远的有效经验处方。由于患者体质不同、病情各异，用时要在中医师指导下正确选用，以防发生意外。

8. 秘方　古称“禁方”，指医疗上有独特疗效，不轻易外传（多系祖传）的药方。

练一练3-2

根据不同时期或条件分类，《黄帝内经》中所记载的方剂属于（　）。

A. 经方　　B. 秘方　　C. 时方

D. 协定处方　　E. 法定处方

答案解析

二、中药处方的组方原则

中药处方是医师根据患者病情，在辨证立法的基础上，选择合适的药物与剂量，按照“君、臣、佐、使”的组方结构配伍而成。依据“君、臣、佐、使”的组方形式遣药组方，可使方中诸药主次分明，全面兼顾，扩大治疗范围，减毒增效，从而使中药处方成为配伍严谨的有机整体。

1. 君药　是针对主病或主证起主要治疗作用的药物。其药力居方中之首，是方中不可缺少的药物。如主治外感风寒表实证的麻黄汤，方中麻黄发汗解表以散风寒，宣发肺气以平喘逆，为君药。

2. 臣药　有两种意义，一是辅助君药加强治疗主病或主证的药物；二是针对兼病或兼证起主要治疗作用的药物。它的药力小于君药。如主治风寒加湿痹证的麻黄加术汤，方中臣以桂枝温经散寒以助君药麻黄发汗解表来针对风寒主证，配以白术燥湿健脾，针对兼病湿邪起主要治疗作用。

3. 佐药　有三种意义，一是佐助药，能协助君、臣药以加强治疗作用，或直接治疗次要的兼证。如麻黄汤中杏仁，降利肺气，以助麻黄平喘，为佐助药；二是佐制药，用以消除或减缓君、臣药的毒性与峻烈之性。如四逆汤中炙甘草，能解附子之毒，能缓附子、干姜峻烈之性；三是反佐药，即病重症危，可能出现拒药时，方中配用与君药性味相反而在治疗中起相成作用的药物，以防出现药病格拒。如左金丸中用辛热之药吴茱萸，反佐以制黄连之寒，使泻火而无寒凉之弊。佐药药力小于臣药，一般用量较轻。

4. 使药　有两种意义，一是引经药（引经报使），即能引方中诸药直达病所，起到向导作用。如治上部疾患用桔梗为引以载药上行，治下部疾患以牛膝为引以引药下行。二是调和药，即具有调和方中诸药作用的药物。使药的药力较小，用量亦轻。

综上所述，“君、臣、佐、使”是对中药处方中药物治疗作用主次及相互关系的概括。为进一步阐析“君、臣、佐、使”理论在中药处方中的具体应用，现以龙胆泻肝汤为例分析如下：龙胆泻肝汤主治肝胆实火证、肝胆湿热证，症见头痛目赤、胁痛口苦、阴肿阴痒、小便淋浊或见妇女带下黄臭等，舌红苔黄（腻），脉弦数有力。其病机为肝胆实火上炎，肝经湿热下注。治以清泻肝胆实火，清利肝经湿热为主。方以酒炒龙胆为君，主泻火除湿；黄芩、栀子为臣，主燥湿清热，加强君药泻火除湿之力；泽泻、木通、车前子导湿热下行，酒炙当归、酒炙生地滋阴养血，使邪去而阴血不伤，以上五味均为佐助药；柴胡舒畅肝胆之气，并引诸药归于肝胆之经，甘草调和药性，为使药。由上分析所得，中药处方是在医师审明病机，确立治法后，按照“君、臣、佐、使”组方结构配伍出主次分明，同时全面兼顾的有机整体。

但是，医师在遣药组方时由于并没有固定的模式，除君药必不可缺外，每个处方的臣、佐、使药不一定俱全；每种意义的臣、佐、使药也并非都要具备；在处方中的一味药也可“身兼数职”。当病情比较单一，用一味或二味药即可奏效时，且方中君药、臣药又无毒烈之性，便无须再加用佐使药。如当归补血汤：方中以黄芪为君，以当归为臣，共起补气生血之效，再无他药组成。再如，治疗主病的药物能至病所，则不必再加引经的使药。每个处方君、臣、佐、使的药味多少和用量，须根据患者病情，医师辨证立法的需要及药性特点，按照中药组方的原则，择宜而用。

三、中药处方的格式及书写规定 微课1

（一）中药处方的格式

《处方管理办法》规定：处方格式由省、自治区、直辖市卫生行政部门统一制定，处方由医疗机构按照规定的标准和格式印制。因此，各省市的处方样式并不相同。为规范中药处方管理，提高中药处方质量，中国中医药管理局印发〔2010〕57号文件——《中药处方格式及书写规范》，明确中药处方（中药饮片处方和中成药处方）（图3－14、图3－15）由处方前记、处方正文和处方后记三部分组成。

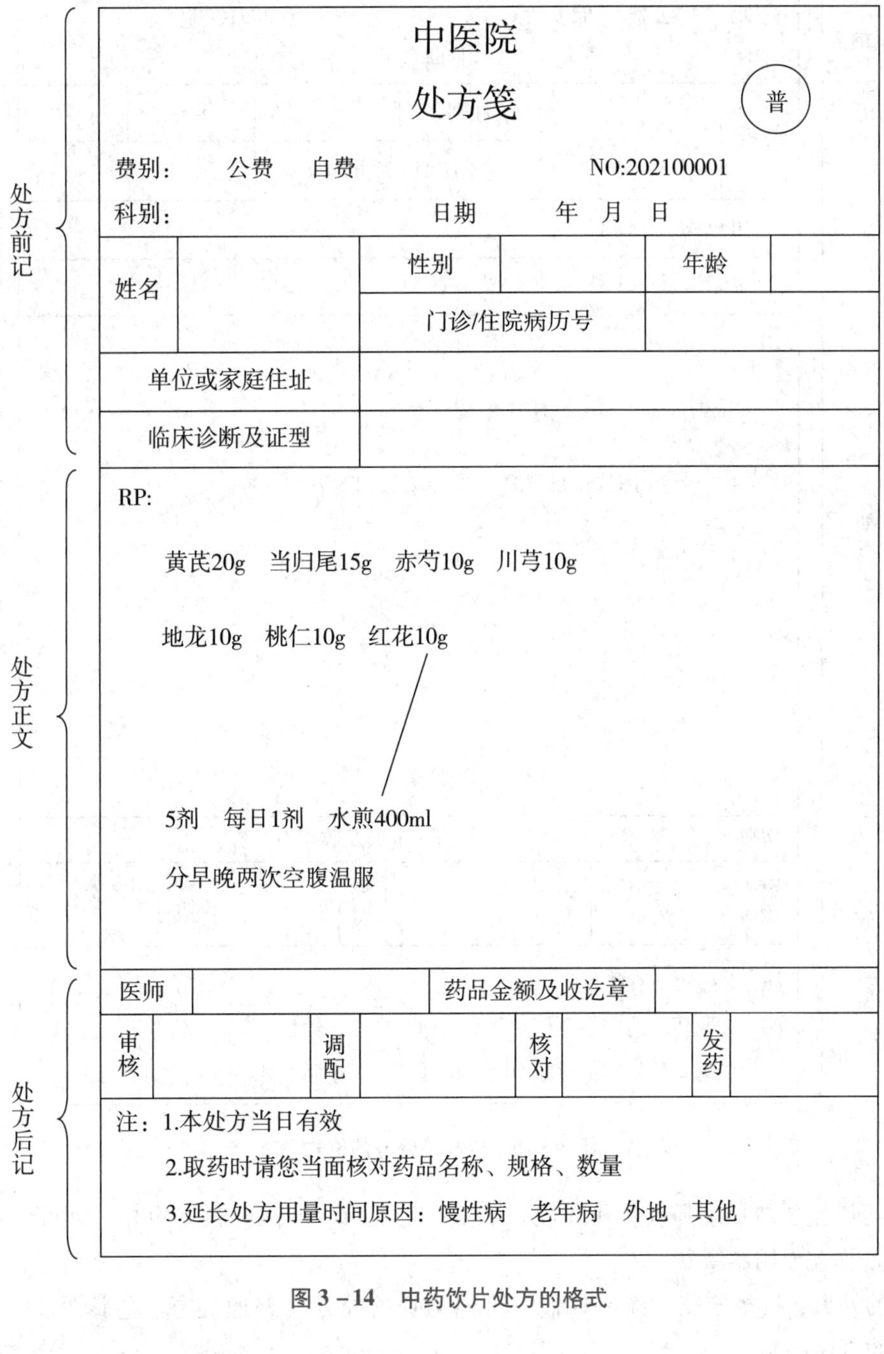

图3－14　中药饮片处方的格式

1. 处方前记　主要包括一般项目和中医诊断两方面的内容。

（1）一般项目　包括医疗机构名称、费别、患者姓名、性别、年龄、门诊或住院病历号、科别或病区和床位号、开具日期等。可添列特殊要求的项目。

（2）中医诊断　包括病名和证型（病名不明确的可不写病名），应填写清晰、完整，并与病历记载相一致。

2. 处方正文　以 Rp 或 R（拉丁文 Recipe“请取”的缩写）标示。中药饮片处方正文包括药味名称、剂量、剂数、用法、用量等；中成药处方正文还应当标明剂型、规格等。

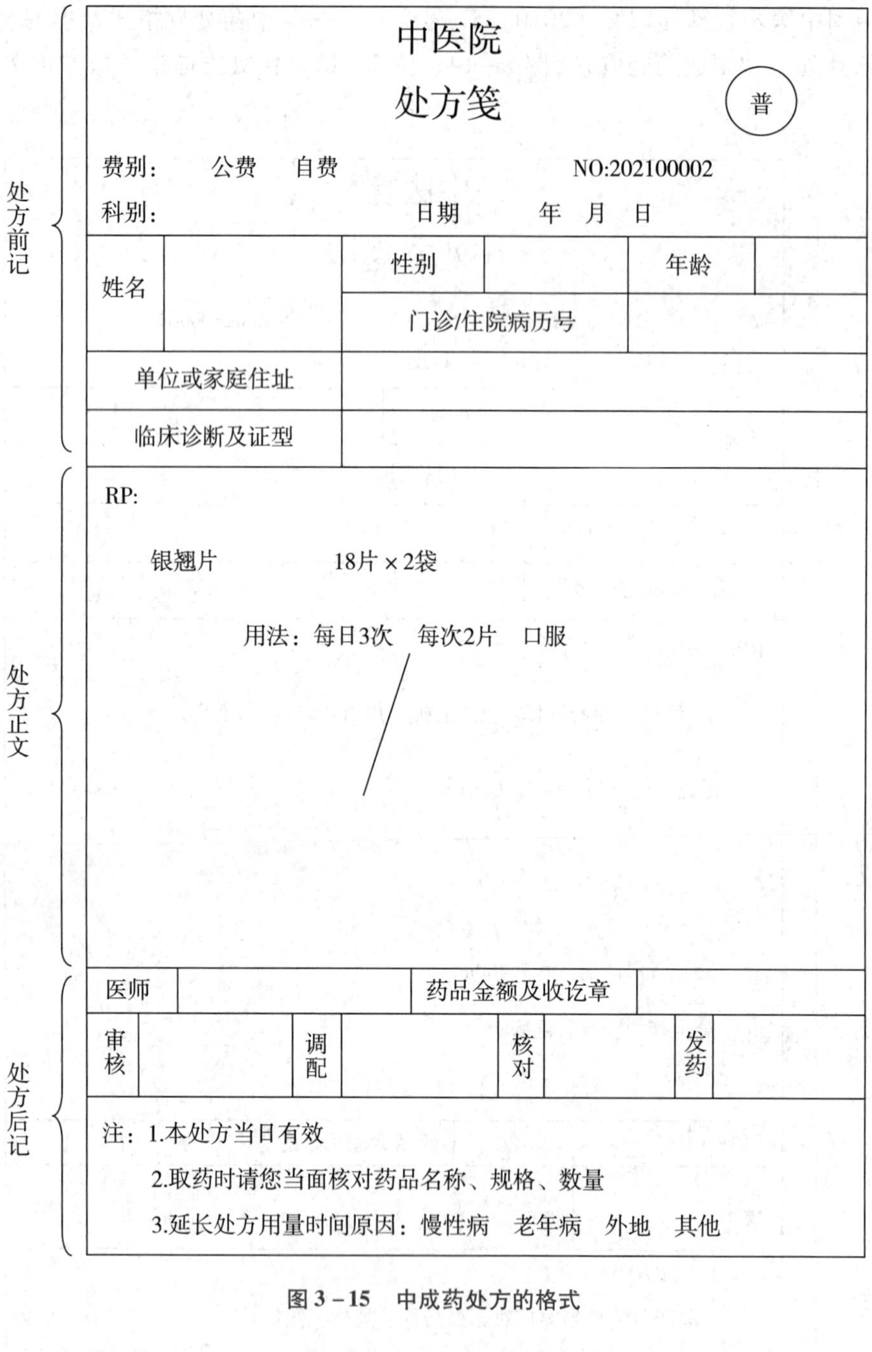

图 3-15　中成药处方的格式

3. 处方后记　主要包括医师签名和（或）加盖专用签章，药品金额，审核、调配、核对、发药药师签名和（或）加盖专用签章。

医疗机构的处方，按规定格式统一印制。不同类别的处方（普通处方、急诊处方、儿科处方等）使用不同颜色的纸张印制。

（二）中药处方的书写规定

依据《中药处方格式及书写规范》要求，中药饮片处方的书写，应当遵循以下要求。

（1）应当体现“君、臣、佐、使”的特点要求。

（2）名称应当按《中华人民共和国药典》（2020年版）（以下简称《中国药典》）规定准确使用，《中国药典》（2020年版）没有规定的，应当按照本省（区、市）或本单位中药饮片处方用名与调剂给付的规定书写。

（3）剂量使用法定剂量单位，用阿拉伯数字书写，原则上应当以克（g）为单位，“g”（单位名称）紧随数值后。

（4）调剂、煎煮的特殊要求注明在药品右上方，并加括号，如打碎、先煎、后下等。

（5）对饮片的产地、炮制有特殊要求的，应当在药品名称之前写明。

（6）根据整张处方中药味多少选择每行排列的药味数，并原则上要求横排及上下排列整齐。

（7）中药饮片用法用量应当符合现行版《中国药典》规定，无配伍禁忌。有配伍禁忌和超剂量使用时，应当在药名上方再次签名。

（8）中药饮片剂数应当以“剂”为单位。

（9）处方用法用量紧随剂数之后，包括每日剂量、采用剂型（水煎煮、酒泡、打粉、制丸、装胶囊等）、每剂分几次服用、用药方法（内服、外用等）、服用要求（温服、凉服、顿服、慢服、饭前服、饭后服、空腹服等）等内容，例如：“每日1剂，水煎400ml，分早晚两次空腹温服”。

（10）按毒麻药品管理的中药饮片的使用应当严格遵守有关法律、法规和规章的规定。

依据《中药处方格式及书写规范》要求，中成药处方的书写，应当遵循以下要求。

（1）按照中医诊断（包括病名和证型）结果，辨证或辨证辨病结合选用适宜的中成药。

（2）中成药名称应当使用经药品监督管理部门批准并公布的药品通用名称，院内中药制剂名称应当使用经省级药品监督管理部门批准的名称。

（3）用法用量应当按照药品说明书规定的常规用法用量使用，特殊情况需要超剂量使用时，应当注明原因并再次签名。

（4）片剂、丸剂、胶囊剂、颗粒剂分别以片、丸、粒、袋为单位，软膏及乳膏剂以支、盒为单位，溶液制剂、注射剂以支、瓶为单位，应当注明剂量。

（5）每张处方不得超过5种药品，每一种药品应当分行顶格书写，药性峻烈的或含毒性成分的药物应当避免重复使用，功能相同或基本相同的中成药不宜叠加使用。

（6）中药注射剂应单独开具处方。

四、中药处方的常用术语

中国地域广阔，中药饮片品种繁多，且历代文献对中药饮片名称的记载并不统一，各地用药习惯也存在差异，一药多名、一名多药、名称类似、同种饮片多种基原、中药炮制规格差异等现象普遍存在，导致全国中药饮片处方用名与调剂给付缺乏统一规定，药房给付的中药饮片与医师要求存在不一致的现象，影响了用药的准确性、安全性、有效性，甚至出现医疗纠纷和医疗安全隐患，加剧了医患之间的矛盾。为确保中药处方应付的准确性，中药调剂人员应该全面掌握中药饮片的正名和处方常用名，不断扎实自身专业理论知识，及时与临床医师沟通，将处方应付与处方实付统一起来，避免因对中药饮片名称的理解偏差而出现的错误给药。

（一）中药饮片的正名和处方常用名

1. 正名 中药饮片正名是中药饮片的规范化名称，是以《中国药典》（2020年版）、（局）部颁药品标准及《炮制规范》为依据。多数中药饮片的正名只有一个，即一药一名，如丁香、山药、黄芪、党参等。

2. 常用名 指中药饮片除正名外的其他名称，又可称为“别名”“通用名称”“习用名”等。中药饮片常用名通常有一定的来历和解释。有的是在中药正名前冠以中药饮片产地、品质、采时、新陈等含义的术语来表达医师用药时的意图和要求，如岷当归、广陈皮、金毛狗脊、马蹄决明、绵茵陈、霜桑叶、鲜竹叶、陈半夏等；有的是根据中药饮片的形、气、味、色、功效、药用部位等方面命名，如木笔花、双钩、香白芷、苦骨、山里红、益智、接骨草、蝉衣等。多数中药除正名外，还有一个或多个常用名。调剂人员应掌握中药饮片的正名和处方常用名，查看处方时应注意有无常用名，并根据其正名准确调配处方。

（二）中药的处方应付

中药处方应付又称调剂给付，是中药调剂人员根据医师的处方要求和地区传统调配习惯，选用符合规格标准的中药饮片，进行处方调配。处方应付一般包括中药别名应付、并开药物应付和中药炮制品应付。

由于历史用药习惯、地域差异、学术差别等因素，各地区形成了自己的处方应付规律，中药饮片处方用名与调剂给付缺乏全国统一的规范要求。为保障医疗安全，保证临床疗效，2009年3月国家中医药管理局下发了《国家中医药管理局关于中药饮片处方用名和调剂给付有关问题的通知》，通知要求：

（1）各医疗机构应当执行本省（区、市）的中药饮片处方用名与调剂给付的相关规定。没有统一规定的，各医疗机构应当制定本单位中药饮片处方用名与调剂给付规定。制定中药饮片处方用名与调剂给付规定应符合国家有关标准和中医药理论。

（2）开具中药饮片处方的医师要掌握本省（区、市）或本单位中药饮片处方用名与调剂给付规定，并据此书写中药饮片处方用名。

（3）医师开具中药饮片处方对饮片炮制有特殊要求的，应当在药品名称之前写明。

（4）各医疗机构中药饮片调剂人员应当按照本省（区、市）或本单位中药饮片处方调剂给付规定进行调剂，对未按规定书写中药饮片处方的应由处方医师修正后再给予调剂。对有特殊炮制要求的中药饮片，调剂时应临方炮制。

（5）各医疗机构应加强对本单位执业注册医师开具中药饮片处方以及药剂人员调配中药处方的培训。

因此，中药调剂人员应与医师对处方名称和调剂给付达成共识，熟记本地区或本单位关于处方名称和调剂给付要求，以保证调剂工作的顺利进行。

1. 中药别名应付 常见的中药饮片正名与相关别名见表3-1。

表 3-1　常用中药正名和别名对照表

正　名	别　名
艾叶	艾蒿、祁艾、蕲艾、灸草、冰台
八角茴香	大料、大茴、大茴香、八角、舶茴香
巴豆	巴仁、江子、巴果
巴戟天	巴戟肉、鸡肠风
白矾	明矾、生矾
白附子	禹白附、鸡心白附子、独角莲
白果	银杏、银杏核、公孙树子
白茅根	茅根、茅草根
白前	鹅管白前、软白前
白芍	杭芍、亳芍、川芍、杭白芍、东芍、芍药
白术	于术、冬术、于潜白术、杭白术
白鲜皮	北鲜皮、白膻
白芷	杭白芷、香白芷、川白芷、祁白芷
百部	百部草、肥百部、野天门冬
半夏	旱半夏、三叶半夏、清半夏、姜半夏、法半夏
半枝莲	并头草、狭叶韩信草、牙刷草
北豆根	野豆根、蝙蝠藤、苦豆根
北沙参	莱阳参、海沙参、辽沙参、东沙参、北条参
荜澄茄	山鸡椒
壁虎	守宫、天龙
扁蓄	扁竹
鳖甲	别甲、上甲、团鱼盖
槟榔	玉片、大腹子、大白、海南子、榔玉、宾门
冰片	梅片、龙脑、龙脑香
薄荷	仁丹草、苏薄荷
补骨脂	破故纸、故子、黑故纸
苍术	茅苍术、赤术
侧柏叶	扁柏、香柏、片柏、柏叶
柴胡	硬柴胡、香柴胡、南柴胡、北柴胡
蝉蜕	蝉衣、虫衣、虫蜕、知了皮
蟾酥	虫酥、片酥、蛤蟆酥、蛤蟆浆
车前草	车轮菜、车轱辘草、驴耳朵菜
重楼	七叶一枝花、蚤休、草河车
沉香	海南沉、进口沉香、伽南香
陈皮	橘皮、广陈皮、新会皮、红橘
赤小豆	红豆、野赤豆
茺蔚子	益母草子、坤草子
川贝母	松贝、青贝、炉贝、尖贝、米贝、珍珠贝、虎皮贝、马牙贝
川楝子	金铃子、楝实
川牛膝	甜牛膝、拐牛膝

续表

正 名	别 名
川芎	芎䓖、坝川芎
穿山甲	甲片、甲珠、山甲、炮山甲、鲮鲤
穿心莲	一见喜、斩蛇剑、榄核莲
椿皮	椿根皮、椿白皮
大腹皮	槟榔皮、槟榔衣、大腹毛
大黄	川大黄、川军、西大黄、西军、生军、锦纹、西庄、将军、雅黄
大蓟	马刺草、虎蓟根
大青叶	菘蓝叶、板蓝叶、蓝靛叶
大血藤	红藤、红皮藤、大活血、红血藤、血藤、
丹参	紫丹参、血丹参、川丹参、赤参
淡竹叶	竹麦冬、长竹叶
当归	全当归、归尾、秦归、云归、西当归、岷归
党参	西党、台党、条党、东党、潞党参、汶党参、晶党参
刀豆	大刀豆、挟剑豆、刀鞘豆
地肤子	扫帚子
地骨皮	杞根、枸杞根皮
地黄	生地、怀地黄
地龙	土龙、蚯蚓、广地龙、沪地龙
丁香	公丁香、丁子香、支解香
冬虫夏草	虫草、冬虫草、夏草冬虫
豆蔻	白豆蔻、圆豆蔻、原豆蔻、扣米、紫豆蔻
独活	川独活、资丘独活、恩施独活　巴东独活、大活
杜仲	思仲、丝棉皮、绵杜仲、厚杜仲
儿茶	孩儿茶、棕儿茶
防风	关防风、东防风
防己	粉防己、汉防己
粉葛	甘葛、家葛根
佛手	川佛手、广佛手、佛手柑
茯苓	云苓、安苓、茯灵
附子	川附片、淡附片、炮附子、黑顺片、白附片
干姜	川干姜、均姜、白姜
甘草	粉甘草、皮草、国老、甜草根、蜜草、炙草、西草
甘遂	猫儿眼根、肿手花根
葛根	葛藤、野葛、柴葛
蛤蟆油	田鸡油、雪蛤油
钩藤	大钩丁、双钩藤、勾丁
狗脊	金毛狗脊
枸骨叶	功劳叶、苦丁茶
枸杞子	宁夏枸杞、西枸杞、杞果、甘枸杞
谷精草	谷精珠、移星草

续表

正　名	别　名
骨碎补	申姜、毛姜、猴姜
瓜蒌	全瓜蒌、栝楼、糖瓜蒌、药瓜
瓜蒌子	瓜蒌仁
广藿香	藿香、枝香、藿香叶
广金钱草	落地金钱、假花生
龟甲	下甲、龟板、玄武板
诃子	诃子肉、诃黎勒
合欢花	夜合花
核桃仁	胡桃仁
鹤虱	北鹤虱、天名精子
黑芝麻	脂麻、芝麻
红参	边条参、别直参
红花	草红花、刺红花、杜红花、红花毛、红蓝花
海螵蛸	乌贼骨
厚朴	川朴、温朴、筒朴、重皮、赤朴、油朴、紫油朴
胡芦巴	芦巴子
胡椒	古月
槲寄生	北寄生、桑寄生、柳寄生、寄生子
花椒	川椒、红椒、蜀椒、大红袍
化橘红	柚皮橘红、化州橘红、柚子皮、五爪、七爪
黄柏	川黄柏、川柏、元柏
黄连	川连、鸡爪连、味连、雅连
黄芪	黄耆、箭芪、绵黄芪、北芪、元芪
黄芩	热河黄芩、黄金茶根、枯芩、条芩、子芩
火麻仁	大麻仁、麻仁、麻子
蒺藜	硬疾藜、刺蒺藜、白蒺藜
僵蚕	姜虫、天虫、江虫、白僵蚕
降香	降真香、紫降香
芥子	白芥子
金果榄	苦胆、九牛胆、青牛胆
金钱草	神仙对坐草、四川大金钱草、过路黄
金银花	二花、双花、忍冬花、密银花、东银花
金樱子	糖罐子、糖钵、刺梨、挂金钩
锦灯笼	酸浆果、挂金灯、灯笼果、红灯笼
荆芥	假苏、香荆芥
九香虫	打屁虫、九里香、臭大姐
桔梗	北桔梗、南桔梗、苦桔梗、白桔梗
菊花	滁菊、亳菊、杭菊、怀菊、贡菊、甘菊
瞿麦	野麦、十样景花、竹节草
卷柏	还魂草、还阳草

续表

正　名	别　名
决明子	草决明、马蹄决明
苦参	野槐根、山槐根、苦骨
苦杏仁	杏仁
款冬花	冬花、九九花、连三朵
昆布	江白菜、海带
莱菔子	卜子、萝卜子、萝白子
连翘	落翘、青翘、老翘
莲房	莲蓬
莲花	荷花
灵芝	赤芝、红芝、木灵芝、菌灵芝、万年蕈、灵芝草
凌霄花	紫葳
龙胆	胆草、龙胆草、关龙胆、坚龙胆
龙眼肉	桂圆肉、元肉、龙眼、益智
芦荟	老芦荟、油葱、象鼻草、乌七
芦根	苇根
路路通	六六通、枫树果、狼目、九孔子
芒硝	马牙硝、英硝、金硝、牙硝
马勃	灰包、马粪包
马钱子	番木鳖、马前子、覆水
麦冬	麦门冬、杭麦冬、川麦冬、寸冬
蔓荆子	荆条子、京子、白布荆
墨旱莲	鳢肠、旱莲草、黑墨草、野葵花、烂脚草
牡丹皮	丹皮、粉丹皮、凤丹皮、木芍药、洛阳花
牡蛎	左牡蛎、左壳、蚝壳
木鳖子	漏苓子、木别子
木瓜	酸木瓜、宣木瓜、皱皮木瓜
木蝴蝶	玉蝴蝶、千张纸、云故纸、白故纸
木槿花	白槿花
木香	云木香、广木香、老木香
南鹤虱	虱子草、野胡萝卜子
南沙参	三叶沙参、山沙参、泡沙参、空沙参、白参、白沙参
闹羊花	黄杜鹃、三钱三、八厘麻、羊踯躅
牛蒡子	大力子、牛子、恶实、鼠粘子、关大力
牛膝	怀牛膝、淮牛膝
女贞子	冬青子、女贞实
胖大海	大海、通大海、安南子、大洞果
佩兰	香草、醒头草、省头草
硼砂	月石、西月石
枇杷叶	杷叶、广杷叶、苏杷叶
蒲公英	公英、黄花地丁、婆婆丁

续表

正　名	别　名
蒲黄	蒲棒粉
千金子	续随子
千年健	一包针、千年见、千颗针
牵牛子	黑丑、白丑、二丑
芡实	鸡头米、鸡头莲、刺莲
茜草	红茜草、茜草根、茜根、活血丹、血见愁、地血
前胡	信前胡、岩风
羌活	川羌、蚕羌、黑药
秦艽	西大艽、秦纠、左秦艽、麻花艽、大秦艽
秦皮	白蜡树皮、北秦皮
青黛	靛花、靛沫、蓝靛
青蒿	香蒿、苦蒿、黄花蒿
青皮	个青皮、小青皮、四化青皮、青橘皮
青葙子	野鸡冠花、狼尾花
青果	橄榄
苘麻子	冬葵子
全蝎	全虫、蝎子、淡水蝎
拳参	紫参
人参	园参、生晒参、白参、吉林参、林下参
忍冬藤	金银藤、银花藤、二花藤
肉苁蓉	大芸、寸芸、苁蓉、淡大芸
肉豆蔻	肉蔻、肉果、玉果
肉桂	玉桂、牡桂、菌桂、筒桂、企边桂、桂皮、官桂
三棱	荆三棱、京三棱
三七	参三七、田七、滇七、盘龙七、金不换、旱三七、冬七、春七
桑白皮	桑皮、桑根皮、亳桑皮、双白皮
桑寄生	广寄生、桑上寄生、寄生
桑叶	霜桑叶、冬桑叶
沙苑子	潼蒺藜、沙苑蒺藜
砂仁	阳春砂、春砂仁、蜜砂仁、缩砂、壳砂
山慈菇	毛慈姑、茅慈姑
山豆根	广豆根、南豆根、豆根、苦豆根
山柰	沙姜、山奈、山赖、香三柰
山药	薯蓣、淮山药、怀山药、毛山药、光山药
山楂	红果、北山楂、东山楂
山茱萸	山萸肉、药枣、枣皮、杭山萸
商陆	花商陆、山萝卜、当陆
蛇床子	野胡萝卜子、蛇床实
蛇蜕	蛇退、长虫皮、龙衣
射干	寸干、扁竹、乌扇

续表

正　名	别　名
麝香	脐香、元寸、寸香、当门子
升麻	关升麻、绿升麻、周升麻、龙眼根、窟窿牙根
石膏	白虎、白石膏、石羔
石斛	石斗、黄草、金石斛、枫斗
石决明	石决、九孔石决明
使君子	留求子、索子果、病疳子
首乌藤	何首乌藤、夜交藤
苏木	苏方木、红柴
酸枣仁	山枣、酸枣子、别大枣、刺枣
太子参	孩儿参、童参、米参、儿参
桃仁	家桃仁、扁桃仁、山桃仁
天冬	天门冬、明天冬、肥天冬
天花粉	花粉、栝楼根、瓜蒌根
天麻	明天麻、赤箭、定风草、冬麻
天仙藤	马兜铃藤
天仙子	莨菪子、牙痛子
天葵子	千年老鼠屎、金耗子屎、紫背天葵
甜瓜子	香瓜子
葶苈子	北葶苈子、南葶苈子、甜葶苈
通草	大通草、方通草、通脱木、空心通草
土鳖虫	地鳖虫、土元、苏土元、盖子虫、簸箕虫、䗪虫
土茯苓	冷饭团、硬饭头、仙遗粮
土荆皮	土槿皮、荆树皮、金钱松皮
土木香	藏木香、祁木香
菟丝子	叶兔丝子、黄藤子、豆寄生
王不留行	王不留、留行子
威灵仙	灵仙、黑薇
乌梅	酸梅、建梅
乌药	台乌药、香桂樟
吴茱萸	吴萸、常吴萸、左力
蜈蚣	天龙、百足、吴公
五倍子	百虫仓、文蛤、角倍、花倍、百药煎
五加皮	南五加皮
五味子	辽五味子、北五味子、五梅子
西河柳	山川柳、柽柳、赤怪柳
西红花	番红花、藏红花
西青果	藏青果、小诃子
西洋参	洋参、花旗参、美国人参、粉光参
细辛	北细辛、辽细辛、烟袋锅花
夏枯草	夏枯头

续表

正 名	别 名
仙鹤草	脱力草、龙芽草
香附	香附子、莎草根、香附米
香加皮	北五加皮、香五加、杠柳皮
香橼	陈香圆、香元
小茴香	谷茴香、西小茴
小蓟	小刺盖、刺菜
薤白	薤白头、小根蒜
辛夷	木笔花、望春花、玉兰花
雄黄	明雄黄、明黄、腰黄
续断	川续断、川断
玄参	元参、浙玄参、黑参、乌元参
玄明粉	元明粉、风化硝
血余炭	头发灰
旋覆花	覆花、伏花、金佛花
鸦胆子	苦参子、老鸦胆、鸭蛋子
延胡索	元胡、玄胡索、延胡
芫花	头痛花、老鼠花、闹鱼花、紫芫花
亚麻子	胡麻仁
洋金花	风茄花、曼陀罗花
野菊花	野黄菊花、苦薏、山菊花
益母草	坤草、茺蔚、益母蒿、益明
薏苡仁	苡仁、苡米、薏米
茵陈	绵茵陈、白蒿
淫羊藿	仙灵脾、三枝九叶草、羊藿
罂粟壳	御米壳、米壳
鱼腥草	蕺菜
玉竹	葳蕤、尾参、肥玉竹
郁金	玉金、黄丝郁金、川郁金
预知子	八月炸、八月扎
远志	远志肉、小草根
月季花	月月红、四季花
皂角刺	天丁、皂针、皂荚刺
灶心土	伏龙肝
泽兰	地瓜儿苗、地笋、地石蚕
泽泻	建泽泻、川泽泻、禹孙
浙贝母	大贝、象贝、珠贝、元宝贝
知母	肥知母、西陵知母、知母肉、毛知母
栀子	黄栀子、山枝子、大红栀
枳壳	川枳壳、江枳壳、陈枳壳
枳实	瓣子枳实、鹅眼枳实

续表

正　名	别　名
肿节风	九节风、九节茶、接骨连
朱砂	辰砂、豆瓣砂、镜面砂、朱宝砂、丹砂
猪苓	野猪粪、豕苓
竹茹	齐竹茹、竹二青、散竹茹
紫河车	胎盘、人胞、胞衣
紫苏子	苏子、香苏子、黑苏子
紫菀	辫紫菀、亳紫菀

2. 并开药物应付 并开药名指医师在书写中药饮片处方时，将两种或两种以上疗效相似或有协同作用的饮片合并书写成一个药名，又称“合写”“一名多药”。如：二乌（川乌、草乌）、全紫苏（紫苏叶、紫苏梗、紫苏子）、焦四仙（焦神曲、焦山楂、焦麦芽、焦槟榔）等。并开药物的剂量在处方中有两种书写方式：一是在中药饮片剂量前加“各”字，该剂量表示并开药物中各药的剂量，如知柏各10g，表示知母10g、黄柏10g。二是在并开药物后直接写剂量，该剂量表示并开药物的总剂量，并开药物中各药的剂量为总剂量的平均值，如天麦冬20g，表示天冬10g、麦冬10g；焦四仙40g，表示焦山楂10g、焦神曲10g、焦麦芽10g、焦槟榔10g。常见中药并开药物应付见表3－2，调剂人员应掌握。

表3－2　常用中药并开药名与调配应付表

处方药名	调配应付	处方药名	调配应付
二丑	黑牵牛子、白牵牛子	苏子叶	紫苏子、紫苏叶
二乌	制川乌、制草乌	全荆芥	荆芥、荆芥穗
二风藤	青风藤、海风藤	杏苡仁	苦杏仁、薏苡仁
二冬	天冬、麦冬	羌独活	羌活、独活
二门冬	天冬、麦冬	芦茅根	芦根、白茅根
二术	苍术、白术	苍白术	苍术、白术
二母	知母、贝母	谷麦芽	炒谷芽、炒麦芽
二决明	石决明、决明子	赤白芍	赤芍、白芍
二地	生地黄、熟地黄	乳没	乳香、没药
二地丁	蒲公英、紫花地丁	知贝母	知母、贝母
二芍	赤芍、白芍	知柏	知母、黄柏
二芽	谷芽、麦芽	炒知柏	盐知母、盐黄柏
谷麦芽	炒谷芽、炒麦芽	金银花藤	金银花、忍冬藤
二活	羌活、独活	忍冬花藤	金银花、忍冬藤
二胡	柴胡、前胡	青陈皮	青皮、陈皮
二蒺藜	蒺藜、沙苑子	枳壳实	枳壳、枳实
川怀膝	川牛膝、牛膝	砂蔻仁	砂仁、豆蔻
川草乌	川乌、草乌	茯苓神	茯苓、茯神
天麦冬	天冬、麦冬	荆防	荆芥、防风
冬瓜皮子	冬瓜皮、冬瓜子	柴前胡	柴胡、前胡
生炒蒲黄	生蒲黄、炒蒲黄	桃杏仁	桃仁、苦杏仁
生熟地	生地黄、熟地黄	荷叶梗	荷叶、荷梗

续表

处方药名	调配应付	处方药名	调配应付
生熟薏米	生薏苡仁、炒薏苡仁	猪茯苓	猪苓、茯苓
生熟枣仁	生枣仁、炒枣仁	棱术	三棱、莪术
白术芍	白术、白芍	焦三仙	焦神曲、焦山楂、焦麦芽
龙牡	煅龙骨、煅牡蛎	焦四仙	焦神曲、焦山楂、焦麦芽、焦槟榔
生龙牡	生龙骨、生牡蛎	黑白丑	黑牵牛子、白牵牛子
全紫苏	紫苏叶、紫苏梗、紫苏子	腹皮子	大腹皮、槟榔
全藿香	广藿香叶、广藿香梗	藿佩兰	广藿香、佩兰

3. 中药炮制品应付　中药炮制是我国特有的传统制药工艺，是中医用药的特点之一，可降低或消除中药的毒性或副作用，改变中药性能，增强中药疗效，改变或增强中药的作用趋向等。同一中药品种，不同炮制规格，则性味功效不一样。所以调剂人员在中药饮片调剂工作时严禁生熟不分、以生代炙、以炙代生、乱代乱用。若医师在中药处方中未注明中药饮片是生品还是炮制品，调剂人员应根据《全国中药炮制规范》、当地“中药炮制规范”和“处方应付常规”以及医师开具中药处方的立法选药意图给予正确的应付规格，确保处方发挥应有的效用。现将具有多地共识的中药炮制品应付实例列举如下，见表3－3（处方药名即付炮制品的品种实例表）、表3－4（处方注明炮制要求的，按要求应付实例表）。

表3－3　处方药名即付炮制品的品种

处方写法	应付品	实例
药名（或炒）	清炒品	紫苏子、莱菔子、蔓荆子、苍耳子、牛蒡子、决明子、牵牛子、谷芽、麦芽、苦杏仁、桃仁、酸枣仁、王不留行等
	麸炒品	僵蚕、白术、枳壳、苍术、神曲等
药名（或制）	炮制品	川乌、草乌、附子、半夏、天南星、何首乌、厚朴、远志等
药名（或炙）	烫制品	龟甲、鳖甲、狗脊、骨碎补、马钱子等
	蜜炙品	枇杷叶、马兜铃、桑白皮、罂粟壳等
	酒炙品	黄精、肉苁蓉、女贞子、山茱萸、熟大黄、乌梢蛇等
	醋炙品	延胡索、乳香、没药、香附、莪术等
	盐炙品	补骨脂、小茴香、车前子、益智仁、杜仲等
药名（或煅）	煅制品	自然铜、瓦楞子、磁石、龙骨、花蕊石、钟乳石等
药名	炭制品	干漆、炮姜、地榆、侧柏叶、蒲黄等
	滑石粉制品	水蛭等
	蛤粉烫制品	阿胶珠等

表3－4　处方注明炮制要求，按要求应付

处方写法	应付品	实例
炙	蜜炙品	炙麻黄、炙黄芪、炙款冬花、炙百合、炙桑叶、炙紫菀等
酒炙	酒炙品	酒大黄、酒黄芩、酒白芍、酒当归、酒川芎等
醋炙	醋炙品	醋柴胡、醋白芍等
姜炙	姜炙品	姜黄连、姜半夏等
盐炙	盐炙品	盐知母、盐黄柏、盐泽泻等
焦	炒焦品	焦麦芽、焦山楂、焦神曲、焦槟榔、焦栀子等

续表

处方写法	应付品	实例
煅	煅制品	煅石膏、煅白矾等
煨	煨制品	煨木香、煨葛根、煨肉蔻等
霜	霜制品	柏子仁霜、千金子霜等
炭	炭制品	黄芩炭、地黄炭、荆芥炭、槐花炭、小蓟炭等
土炒	土炒品	土白术、土山药、土当归等

（三）中药的处方脚注

中药饮片处方的脚注是医师为了增强药物疗效、保证用药安全、便于患者服用，在开具处方时对部分中药饮片的调剂、煎煮、服用方法提出的特殊要求，并将其标注在该类中药饮片的右上方，加括号表示，如制川乌（先煎、久煎）、鹿角胶（烊化）、薄荷（后下）等。常见的脚注术语有先煎、后下、包煎、另煎、冲服、烊化、兑服等。《中国药典》（2020年版）对需特殊处理的中药饮片都有明确的规定。调剂人员需严格根据脚注对该类中药饮片采用特定的处理方法，并在调剂时将其单独分包后再与群药同包，方便后续的特殊操作。在对门诊患者发药时，调剂人员需详细向患者作特殊交代；在为患者的中药饮片代煎时，调剂人员需严格执行煎煮操作规范，不可随意简化。

1. 先煎　需要先煎的中药饮片品种分为以下两类。

（1）矿石类、贝壳类、动物角甲类中药饮片　因其质地坚硬，有效成分不易煎出。为增强处方疗效，应打碎先煎煮沸腾大于20分钟后，再与他药（已先行用水浸泡）同煎。如矿物类中药饮片：石膏、煅磁石、煅青礞石、煅赭石、煅赤石脂、煅自然铜、煅紫石英、煅钟乳石、煅禹余粮、滑石等；贝壳类中药饮片：生海蛤壳、煅瓦楞子、石决明、珍珠母、牡蛎等；动物角甲类中药饮片：鳖甲、龟甲、水牛角、鹿角霜等。

（2）有毒中药饮片　为降低毒性成分含量，应先煎30～90分钟为宜，若处方中有毒饮片剂量大则先煎时间可再适当延长，再与他药同煎。如附子、制川乌、制草乌等。

2. 后下　需要后下的中药饮片品种分为以下两类。

（1）含有芳香性及挥发性成分的中药饮片　其有效成分受热易随水蒸气挥发，故不宜长时间煎煮，需后下。为降低该类中药饮片挥发性成分的散失，一般应在第一煎群药即将煎煮至预定量时，再投入一同煎煮5～10分钟即可。如砂仁、豆蔻、薄荷、青蒿、徐长卿、降香、沉香等。

（2）久煎易破坏有效成分的中药饮片　诸如大黄、番泻叶、钩藤等中药饮片均含有受热不稳定的有效成分，长时间煎煮可使其有效成分水解转化为活性较低或无活性的化学成分。因此，该类中药饮片应在第二煎群药即将煎煮至预定量时，再投入一同煎煮10分钟左右，以确保中药处方的临床疗效。

3. 包煎　指将中药饮片装入符合食品或药品标准的包煎袋或用纱布包裹后，再与其他中药饮片同时煎煮。其中，包煎材料要保证药液能与中药饮片充分交换且药不漏出。需要包煎的中药饮片品种分为以下四类。

（1）富含绒毛的中药饮片　避免煎煮过程中脱落的绒毛混入药汁后刺激咽喉，引起咳嗽。如辛夷、旋覆花等。

（2）花粉、孢子类等细粉类中药饮片　避免煎煮过程中漂浮于液面上而不利于充分煎煮，影响有效成分溶出。如蒲黄、滑石粉、海金沙、蛤粉等。

（3）含黏液质、淀粉较多的中药饮片　避免煎煮过程中出现汤剂黏稠化、糊锅底、焦化，宜包煎。如车前子、葶苈子等。

（4）易使药液浑浊的中药饮片　如儿茶。儿茶含有大量的缩合鞣质，若不经包煎在药液中煎煮会产生大量的絮状沉淀，并可能吸附中药处方中其他活性成分，影响处方效用。

4. 另煎　指单独煎煮，目的有二：一是为使其有效成分充分煎出；二是减少与其他群药同时煎煮以致其有效成分被其他药渣吸附造成的损耗。需要单独煎煮的中药饮片品种分为以下两类。

（1）某些贵细中药饮片　如人参、红参、西洋参、西红花、冬虫夏草等，需要放入另一适宜的药锅中，单独煎煮1～2小时后取汁，然后将其药渣与其他群药一并煎煮，最后将前后不同煎煮的药汁混匀按医嘱服用。

（2）质地坚硬的贵重中药饮片　如羚羊角、水牛角、鹿茸等，应先将切成薄片，放入另一适宜的药锅中，单独煎煮2～3小时后取汁，再将其药渣与其他群药一并煎煮，最后将前后不同煎煮的药汁混匀按医嘱服用。

5. 冲服　某些中药饮片无须煎煮，因在中药处方中用量少、贵重或其有效成分加热易破坏，故宜研成细粉用煎好的药液或温开水冲服。如牛黄、川贝母、鹿茸、三七、羚羊角、紫河车、蕲蛇、金钱白花蛇、琥珀、雷丸、沉香等。

6. 烊化　胶质、蜜膏类的药物，煎煮时汤液易黏稠，易黏附他药而影响其他有效成分的煎出，并且容易粘锅、煮焦、煳化，故采用烊化法煎服。诸如阿胶、龟甲胶、鹿角胶、鳖甲胶、龟鹿二仙胶、饴糖、蜂蜜等。可将此类药物单独放置锅内，加适量水或黄酒加热溶化后，兑入已煎好的药液中混匀遵医嘱服用；也可待中药处方中其他群药煎煮好并去除药渣后，将已经捣碎或粉碎的药物放入，文火煎煮并不断搅拌，直至该类药物完全溶化后遵医嘱服用即可。

7. 兑服　某些液体类中药，如竹沥、姜汁、梨汁、藕汁、黄酒等药物无需煎煮，因该类药物与其他药物同时煎煮会影响其他药物有效成分，故宜待中药处方中其他群药煎煮好并去除药渣后，将其兑入混匀，遵医嘱服用即可。

五、中药的用药禁忌

中药的用药禁忌指医师在开具中药处方或在指导患者合理使用中药时一般应避忌和需要注意的问题。中药的用药禁忌与保证中药处方效用，保障患者用药安全，规避药物不良反应以及减少医患纠纷、降低医疗事故发生的概率密切相关，是涉及中医药临床安全有效用药的重要环节之一。主要包括中药的配伍禁忌、中药的证候禁忌、中药的妊娠禁忌、饮食禁忌四个部分。对存在用药禁忌的中药处方，调剂人员应当拒绝调配，并及时与处方医师联系，请其更正相关内容或重新签字，并记录在处方调剂问题专用记录表上，经办调剂人员签字、注明时间后，方可调配。

（一）中药的配伍禁忌

中国古代医家通过长期临床实践总结出“七情”用药理论，除“单行”（用单一药物治疗单一病情）以外，其余均为药物配伍关系。其中相须、相使可以起到协同增效的作用；相畏、相杀可以抑制或消除药物的毒、副作用，以上四种配伍关系属于有益良性的配伍。而有些药物合用时会产生拮抗作用，能削减、降低疗效（相恶），甚至产生毒、副作用（相反），这属于中药的配伍禁忌，原则上应避免配合应用。若根据病情确需使用的医师应该双签字以确认，其中一个签名应在处方配伍禁忌药名处。调剂员在调剂处方后，原处方要留存医疗机构药房或药店2年备查。

历代中医药书籍对中药的配伍禁忌的相关论述不尽一致。目前普遍认可的中药配伍禁忌有金·张子和在《儒门事亲》中所记载的“十八反”歌诀和明·刘纯在《医经小学》中所记载的“十九畏”歌诀。《中国药典》（2020年版）也采纳了“十八反”“十九畏”歌诀中的大部分内容。所以，作为中药调剂人员当熟记、灵活应用歌诀内容，避免因盲目调配使用影响处方疗效，造成医患纠纷。

十八反歌诀

本草明言十八反，半蒌贝蔹及攻乌，

藻戟遂芫俱战草，诸参辛芍叛藜芦。

“十八反”歌诀的含义是：乌头（包括川乌、草乌、附子，如制川乌、制草乌）反半夏（半夏及其炮制加工品，如法半夏、姜半夏、清半夏）、瓜蒌（瓜蒌子、瓜蒌皮、天花粉）、贝母（川贝母、浙贝母、平贝母、伊贝母、湖北贝母）、白蔹、白及；甘草（炙甘草）反海藻、大戟（京大戟、红大戟）、甘遂、芫花；藜芦反人参、人参叶、红参、西洋参、党参、南沙参、北沙参、玄参、丹参、苦参、细辛、白芍、赤芍。

十九畏歌诀

硫黄原是火中精，朴硝一见便相争；

水银莫与砒霜见，狼毒最怕密陀僧；

巴豆性烈最为上，偏与牵牛不顺情；

丁香莫与郁金见，牙硝难合荆三棱；

川乌草乌不顺犀，人参最怕五灵脂；

官桂善能调冷气，若逢石脂便相欺；

大凡修合看顺逆，炮爁炙煿莫相依。

十九畏中“畏”的含义与中药“七情”用药理论中的“相畏”含义不同，十九畏是指药物配伍应用会产生毒性反应或强烈的副作用，属于中药的配伍禁忌，与“相反”含义一致。其具有内容包括：硫黄畏朴硝（芒硝、玄明粉），水银畏砒霜，狼毒畏密陀僧，巴豆（巴豆霜）畏牵牛子，丁香（母丁香）畏郁金，牙硝（芒硝、玄明粉）畏三棱，川乌、草乌畏犀角（现已禁用），人参（人参叶、红参）畏五灵脂，官桂（肉桂）畏赤石脂。

（二）中药的证候禁忌

中药的证候禁忌指某类或某种中药，不适用于某类或某种证候，在使用时应予以避免。由于每味中药所具备的药性不同（如四气五味、升降浮沉等），其效用范围各有差异。若用之得当，能达到减轻病痛或治愈疾病的目的；但若药不对证，不合理用药，则可能损害机体，加重病情。正如清·王孟英所言：“投之而当，硝黄即是补药；投而不当，参术皆为毒药。”所以中药饮片处方应辨证使用，要充分体现理法方药一致性的原则。现将常见中药的证候禁忌实例列举如下（表3-5）。

表3-5　证候禁忌

证候（或特殊人群）	所忌药物	原因
体虚多汗者	发汗药	以防加重出汗而耗阴伤津
阴虚内热者	苦寒清热药	以防苦寒药物化燥伤阴
阳虚里寒者	寒凉药	以防再伤阳助寒
脾胃虚寒、大便稀溏者	苦寒或泻下药	以防再伤脾胃
阴亏津少者	淡渗利湿药	以防耗伤津液
实热证，阴虚火旺者，津血亏耗者	温热药	防耗阴伤津动火
妇女月经过多及崩漏者	破血逐瘀药	以防加重出血
表邪未解者	固表止汗药	以防闭门留寇
邪实正不虚者	补虚药	
湿热泻痢	涩肠止泻药	
脱证神昏者	开窍药	以防耗气伤正

此外，诸如虚喘、高血压者慎用麻黄；湿盛胀满、水肿者不宜用甘草；麻疹已透、阴虚火旺以及阴虚阳亢者忌用升麻；哺乳期妇女不能大量使用麦芽等。基本上中药都有自己的证候用药禁忌，作为调剂人员平时当注意积累，确保处方中中药药性、功效与所治疾病对应。

药爱生命

不少人认为中药药性平和、绿色，有着“有病治病、无病强身”的作用，查看中药说明书，有很大占比的说明书在“不良反应”或者“禁忌”这一栏标注着“尚不明确”，似乎确实可以随意“调理一下”。殊不知，中药又有“毒药”之称，早在东汉时期，医圣张仲景所言：“大凡可避邪安正者，均可称之为毒药。”若用药对证，配伍得当，剂量疗程使用恰当，则能治病强身；但若运用不当，其“毒”反而能致病。诸如“补药之王”人参，具有大补元气、补脾益肺、生津养血等功效，但若不遵医嘱，不按自身体质而长期、超剂量服用，就有得“人参滥用综合征”的风险。再如制何首乌具有补肝肾、益精血、乌须发、强筋骨等功效，而何首乌具有解毒、消痈、截疟、润肠通便的功效。制何首乌，何首乌，一字之别，功效大相径庭。制何首乌在《中国药典》中用量是6～12g，何首乌用量是3～6g。但在原国家食品药品监管总局办公厅2014年公布的《关于加强含何首乌保健食品监管有关规定的通知》里规定若作为保健品：生何首乌每日用量不得超过1.5g，制何首乌每日用量不得超过3.0g。这些知识往往是日常百姓用药过程中容易忽略的。因此，作为中药师，应该自觉肩负起指导老百姓用放心药、安心药、合理用药的使命和责任，掌握中药相关警戒信息，随时将科学的中药学知识，健康的养生理念传递给顾客和患者。做好更专业的药学服务，用工匠精神守护好国人健康，为健康中国贡献自己的一份力量！

（三）中药的妊娠禁忌

中药的妊娠禁忌专指妇女处于妊娠阶段时，除中断妊娠、引产外，在治疗用药时禁忌使用的药物。以中药的毒性大小，药性的缓峻差异以及对胎儿和母体的影响程度为依据可将妊娠禁忌药分为妊娠禁忌用药与妊娠慎用药两类（表3－6）。

表3－6　妊娠禁忌与慎用中药饮片品种

类别	中药名称
妊娠禁用药（多为毒性较强、性能峻猛及堕胎作用较强的中药，凡禁忌的中药绝对不能使用）	丁公藤、三棱、干漆、土鳖虫、千金子、千金子霜、川乌、马钱子、马钱子粉、天仙子、巴豆、巴豆霜、水蛭、甘遂、朱砂、全蝎、红粉、芫花、两头尖、阿魏、京大戟、闹羊花、草乌、牵牛子、轻粉、洋金花、莪术、猪牙皂、商陆、斑蝥、雄黄、黑种草子、蜈蚣、罂粟壳、麝香、大皂角、天山雪莲
妊娠慎用药（一般包括活血祛瘀、破气行滞、攻下通便、辛热及滑利的中药。慎用的中药可根据孕妇的病情需要审慎使用，但必须有相应的措施。在没有特殊必要时应尽量避免使用，以免发生事故）	人工牛黄、三七、大黄、川牛膝、制川乌、制草乌、草乌叶、王不留行、小驳骨、飞扬草、天花粉、天南星、制天南星、天然冰片（右旋龙脑）、冰片（合成龙脑）、木鳖子、牛黄、牛膝、片姜黄、艾片（左旋龙脑）、白附子、玄明粉、芒硝、西红花、肉桂、华山参、红花、芦荟、牡丹皮、体外培育牛黄、没药、苏木、附子、乳香、苦楝皮、虎杖、皂矾、郁李仁、金铁锁、卷柏、枳壳、枳实、禹州漏芦、禹余粮、急性子、桂枝、桃仁、凌霄花、益母草、通草、黄蜀葵花、常山、番泻叶、硫黄、蒲黄、漏芦、赭石、薏苡仁、瞿麦、蟾酥

调剂人员在调配药物前，应注意中药处方前记部分的性别、年龄、婚否等内容，对于育龄期妇女应详细询问其是否处在怀孕或者备孕阶段，若为孕妇则严禁使用妊娠禁忌用药（即处方医师在处方上双签字也不得调剂）；若需使用妊娠慎用药，则应与处方医师沟通确认并在处方上双签字后，方可调配，处方留存医疗机构药房或药店2年备查。调剂人员当掌握中药妊娠禁忌，守护好孕妇与胎儿的健康与安全。

（四）饮食禁忌

饮食禁忌指患者在服用药物时，对某些食物食用时的禁忌，俗称忌口。恰当的饮食有益于病情的好转，不合适的饮食可能会降低处方疗效，甚至会诱发不良反应。正如东汉·张仲景所言："所食之味，有与病相宜，有与身为害，若得宜则益体，害则成疾。"一般而言，在患者服药期间，不宜食用与所服用药物药性相反或者可能影响中药药效作用的食物，均应忌食生冷、辛辣、油腻、腥膻和有刺激性的食物。

此外，根据患者病情的差异，饮食禁忌也各有不同。诸如：患热性病的患者，应忌口辛辣、油腻、煎炸性食物等；患寒性病的患者，应忌口生冷食物、瓜果、清凉冷饮等；胸痹的患者，应忌口肥肉、脂肪、动物内脏及烟酒等；肝阳上亢易头晕目眩、急躁易怒的患者应忌口胡椒、辣椒、大蒜、白酒等辛热助阳之品；黄疸胁痛的患者应忌口动物脂肪、辛辣刺激性食物及烟酒等；脾胃虚弱的患者应忌口油炸黏腻、寒冷固硬、易阻滞气机运行，不易消化的食物；肾病水肿的患者应忌口食盐、碱过多和酸辣太过的刺激性食物；患消渴的患者应忌口糖、甜类食物；患哮喘、过敏性紫癜、疮疡、皮肤病的患者应忌口鱼、虾、蟹、韭菜、发菜等含有异种蛋白或辛辣刺激性的食物。

再者，从中药饮片与食物配伍的禁忌出发：若患者服用甘草、黄连、桔梗、乌梅中药饮片，则应忌口猪肉；服用鳖甲，应忌口苋菜；服用常山，应忌口葱；服用地黄、何首乌，应忌口葱、蒜、萝卜；服用丹参、茯神、茯苓，应忌口醋；服用土茯苓、使君子，应忌饮浓茶；服用薄荷，应忌口鳖肉、蟹肉；服用蜂蜜，应忌口生葱等。作为调剂人员，在调配中药处方后，要根据患者的病情和中药处方做好服药饮食指导服务，帮助患者合理用药。

第三节　中药饮片调剂

PPT

中药调剂是以中医药理论为基础，根据医师处方或者患者需求，及时、准确地将中药饮片或中成药调配给患者使用的过程。根据所调配中药的性质不同，可分为中药饮片调剂和中成药调剂。

一、审方

中药处方审核是中药调剂工作的关键环节，是具有药师以上技术职务的专业技术人员在调剂操作之前对处方的各项内容进行全面审核的过程，是保证患者临床用药安全、有效的重要措施。药师应当认真逐项检查处方前记、正文和后记书写是否清晰、完整，并确认处方的合法性，主要包括以下内容。

（一）审核处方前记

药师在审核处方前记时，需查看处方前记中的患者姓名、性别、年龄、门诊或住院病历号、科别或病区和床位号、开具日期和临床诊断等填写是否清晰完整，以及有无特殊增添项目，以便更好地审查处方正文内容。

（二）审核中药饮片名称及剂量

虽然《中药处方格式及书写规范》中要求中药饮片名称按《中国药典》规定准确使用，《中国药典》没有规定的，应当按照本省（区、市）或本单位中药饮片处方用名与调剂给付的规定书写，调剂人员也应掌握中药饮片的中药正名、别名、并开药名等，并关注药品名称的最新动态，做到正确的处方应付，避免调配时出现错误。

单味中药饮片剂量是指即单味中药饮片在汤剂中成年人的一日服用量。中药处方正文的用药单味中药饮片剂量是否得当直接关系到临床疗效和患者的生命安全。药师在审剂量时，需重点查看处方中有无超剂量用药情况。按照《药品管理法》规定，对超剂量的处方，应当拒绝调配；必要时，经处方医师更正或者重新签字，方可调配。同时审核剂量时还需注意查看处方中有无书写不清、潦草难认的数字，以及有无未标注剂量、涂改剂量、重复给药的情况。

（三）审核中药的用药禁忌

中药处方的用药禁忌主要包括配伍禁忌与妊娠禁忌，调剂人员在审方时尤其要重视该项内容。

对有“十八反”“十九畏”的处方及时告知处方医师，如根据病情确需使用时，经处方医师双签字确认方可调配，调剂后，原处方留存医疗机构药房或药店2年。

调剂人员在审核处方时，应特别注意处方前记中的性别、年龄、婚否等内容，若为孕妇，审查处方正文时需审查有无妊娠禁忌用药，严禁使用妊娠禁用药，如需使用妊娠慎用药时，医师应双签字确认。

（四）审核毒、麻中药的使用

1. 毒性中药的使用　毒性中药指毒性剧烈、治疗剂量与中毒剂量相近，使用不当会致人中毒或死亡的中药。国务院颁布了《医疗用毒性药品管理办法》，规定了28种毒性中药（表3－7），药品经营企业和医疗单位在经营和使用毒性中药时必须遵守有关法规规定。

表3－7　28种毒性中药用法与用量

名称	用量	用法
砒石（红砒、白砒）	内服一次0.002～0.004g	入丸散用。外用适量，研末撒调敷或入膏药中贴之
砒霜	内服一次0.002～0.004g	多入丸散，外用适量
雄黄	0.05～0.1g	入丸散用。外用适量，熏涂患处
轻粉	内服：0.1～0.2克/次，1～2次/日	多入丸剂或装胶囊服，服后漱口。外用适量，研末掺敷患处
白降丹		外用适量，不可内服
生马钱子	0.3～0.6g	炮制后入丸散用
生川乌	制川乌1.5～3g	一般炮制后用，先煎、久煎
生草乌	制草乌1.5～3g	一般炮制后用，宜先煎、久煎
生附子	3～15g	先煎、久煎
生半夏	3～9g	内服一般炮制后使用；外用适量，磨汁涂或研末以酒调敷患处
生天南星		外用适量，研末以酒或醋调敷患处
生千金子	1～2g	去壳，去油用，多入丸散服。外用适量，捣烂敷患处
生甘遂	0.5～1.5g	炮制后多入丸散用。外用适量、生用
生狼毒		熬膏外敷
生天仙子	0.06～0.6g	多入丸散
斑蝥	0.03～0.06g	炮制后多入丸散。外用适量，研末或浸酒醋、或制油膏涂敷患处，不宜大面积用
青娘虫	0.03～0.06g	多入丸散。外用适量
红娘虫	0.1～0.3g	多入丸散。外用适量
蟾酥	0.015～0.03g	多入丸散。外用适量
生巴豆	巴豆霜内服0.1～0.3g	多入丸散。外用适量，研末涂患处，或捣烂以纱布包擦
洋金花	0.3～0.6g	宜入丸散，亦可作卷烟燃吸（分次用每日不超过1.5g）。外用适量
红粉		外用适量，研极细粉单用，或与其他药味配成散剂或制成药捻
雪上一枝蒿	内服：研末，0.025～0.05g或浸酒	外用酒磨敷
生藤黄	0.03～0.06g	外用适量
生白附子	3～6g	一般炮制后用；外用生品适量捣烂，熬膏或研末后以酒调敷
水银		外用适量
闹羊花	0.6～1.5g	浸酒或入丸散。外用适量，煎水洗
红升丹		外用适量，研极细粉单用或与其他药味配成散剂或制成药捻

（1）凡加工炮制毒性中药，必须按照《中华人民共和国药典》或者省、自治区、直辖市卫生行政部门制定的《炮制规范》的规定进行。药材符合药用要求的，方可供应、配方和用于中成药生产。

（2）生产毒性药品及其制剂，必须严格执行生产工艺操作规程，在本单位药品检验人员的监督下准确投料，并建立完整的生产记录，保存5年备查。在生产毒性药品过程中产生的废弃物，必须妥善处理，不得污染环境。

（3）收购、经营、加工、使用毒性药品的单位必须建立健全保管、验收、领发、核对等制度；严防收假、发错，严禁与其他药品混杂，做到划定仓间或仓位，专柜加锁并由专人保管。

（4）科研和教学单位所需的毒性药品，必须持本单位的证明信，经单位所在地县级以上卫生行政部门批准后，供应部门方能发售。群众自配民间单、秘、验方需用毒性中药，购买时要持有本单位或者城市街道办事处、乡（镇）人民政府的证明信，供应部门方可发售。每次购用量不得超过2日极量。

（5）医疗单位供应和调配毒性药品，凭医生签名的正式处方。国营药店供应和调配毒性药品，凭盖有医生所在的医疗单位公章的正式处方。每次处方剂量不得超过2日极量。调配处方时，必须认真负责，计量准确，按医嘱注明要求，并由配方人员及具有药师以上技术职称的复核人员签名盖章后方可发出。对处方未注明“生用”的毒性中药，应当付炮制品。如发现处方有疑问时，须经原处方医生重新审定后再行调配。处方一次有效，取药后处方保存2年备查。

《中国药典》（2020年版，一部）采用有大毒、有毒、有小毒分类方法，将有毒中药饮片分为三类，表3-8为有毒、有小毒中药用法用量。中药调剂员应当掌握毒性中药的品种、用法用量及注意事项。

表3-8　有毒、有小毒中药用法用量

名称	毒性	用法用量
土荆皮	有毒	外用适量，醋或酒浸涂搽，或研末调涂患处
华山参	有毒	0.1~0.2g
山豆根	有毒	3~6g
制川乌	有毒	1.5~3g，先煎，久煎
制天南星	有毒	3~9g，外用生品适量，研末以醋或酒调敷患处
木鳖子	有毒	0.9~1.2g，外用适量，研末用油或醋调敷患处
白果	有毒	5~10g
制草乌	有毒	1.5~3g，先煎，久煎
牵牛子	有毒	3~6g，入丸散服，每次1.5~3g
香加皮	有毒	3~6g
常山	有毒	5~9g
蕲蛇	有毒	3~9g，研末吞服，1~1.5克/次，1日2~3次
朱砂	有毒	0.1~0.5g，多入丸散服，不宜入煎剂；外用适量
苦楝皮	有毒	3~6g，外用适量，研末，用猪脂调敷患处
蜈蚣	有毒	3~5g
仙茅	有毒	3~10g
干漆	有毒	2~5g
商陆	有毒	3~9g，外用鲜品捣烂或干品研末涂敷
蓖麻子	有毒	2~5g，外用适量
苍耳子	有毒	3~10g
芫花	有毒	1.5~3g，醋芫花研末吞服，每日每次0.6~0.9g；外用适量患处
硫黄	有毒	1.5~3g，炮制后入丸散服；外用适量，研末油调敷患处

续表

名称	毒性	用法用量
全蝎	有毒	3～6g
京大戟	有毒	1.5～3g。入丸散服，每次1g；内服醋制用。外用适量，生用
土鳖虫	有小毒	3～10g
北豆根	有小毒	3～9g
南鹤虱	有小毒	3～9g
急性子	有小毒	3～5g
蛇床子	有小毒	3～10g，外用适量，多煎汤熏洗，或研末调敷患处
鹤虱	有小毒	3～9g
两面针	有小毒	5～10g，外用适量，研末调敷或煎水外洗患处
川楝子	有小毒	5～10g。外用适量，研末调涂
水蛭	有小毒	1～3g
艾叶	有小毒	3～9g。外用适量，供灸治或熏洗
苦杏仁	有小毒	5～10g，生品入煎剂宜后下
重楼	有小毒	3～9g，外用适量，研末调敷
猪牙皂	有小毒	1～1.5g，多入丸散。外用研末吹鼻取嚏或调敷患处
绵马贯众	有小毒	4.5～9g
蒺藜	有小毒	6～10g
吴茱萸	有小毒	2～5g，外用适量
丁公藤	有小毒	3～6g，通常配制酒剂，内服或外搽

练一练3-3

中药饮片土鳖虫的规定用量是（　）。

A. 3～6g　　B. 3～9g　　C. 3～10g

D. 3～12g　　E. 3～15g

答案解析

2. 麻醉中药的使用　麻醉药品是指对中枢神经有麻醉作用，连续使用后易产生生理依赖性、成瘾性的药品。为加强麻醉药品和精神药品的管理，保证麻醉药品和精神药品的合法、安全、合理使用，防止流入非法渠道，根据药品管理法和其他有关法律的规定，国务院制定了《麻醉药品和精神药品管理条例》。原国家食品药品监督管理局、中华人民共和国公安部、原中华人民共和国卫生部联合颁布的《麻醉药品品种目录》中，罂粟壳作为麻醉药品被列入其中。

麻醉药品处方应由具有相应处方权的医师开具，使用麻醉药品专用处方，对麻醉药品和第一类精神药品处方，处方的调配人、核对人应当仔细核对，签署姓名，并予以登记；对不符合规定的，处方的调配人、核对人应当拒绝发药。医疗机构应当对麻醉药品处方进行专册登记，加强管理，麻醉药品处方至少保存3年。罂粟壳不得单方发药，处方印刷用纸为淡红色，每张处方不得超过3日用量，连续使用不得超过7天，成年人一次的常用量为每天3～6g，超出时医师应双签字确认。

（五）审核剂数及用法

1. 审核剂数　中药饮片处方的剂数通常是指该处方服用的天数，也称为付数或帖数。《处方管理办法》指出处方开具当日有效，特殊情况下需延长有效期的，由开具处方的医师注明有效期限，但有效期最长不得超过3天；处方一般不得超过7日用量。因此，一般情况处方剂数不超过7剂。

2. 审核用法 中药饮片处方的用法主要是指服用或使用方法，中药饮片临床使用以汤剂口服为主，还可根据药物性质、病情的需要、使用部位等选择合适的其他给药途径，如外洗、熏蒸等，同时选择合适的给药温度、给药时间、给药次数和疗程。调剂人员审方时应注意处方是否明确注明内服或外用；空腹、饭后、饭前、睡前；温服、凉服；洗浴、熏蒸或含漱等具体内容，若表述不确切者，可及时联系处方医师，修改相关内容。

（六）审核处方后记

工作人员在审核处方后记时主要审阅医师签名（手工签名或电子签名）或加盖专用签章、药品金额以及审方、调配、核对、发药药师签名或加盖专用签章等项目填写是否清晰、完整，有无遗漏情况。

二、计价

中药饮片处方的计价是由药学服务人员按照处方中的药味逐一计算，得出每张处方的总金额，并填写在处方药价处，根据计价结果进行收费，又称“划价”。计价的准确度关系到医疗机构的信誉与患者的经济利益，因此药学服务人员必须执行物价管理规定的中药饮片现行零售价格，准确计价，不得任意估价。现阶段，大多数药店和医院都由计算机系统自动完成计价，操作人员只需熟练使用相应软件及设备即可快速准确地完成计价工作。

（一）计价方法

1. 汤剂计价方法

（1）计算单味药的价格　按照中药饮片处方，将每味药剂量乘以相应的单价，得出单味药价。

$$单味药价 = 单味剂量 \times 单价$$

（2）计算每剂药的价格　将处方中每味药的价格相加，得出每剂药价。$\sum$为求和符号，指各味药价相加求和。

$$每剂药价 = \sum 单味药价$$

（3）计算处方的总价　将每剂药的价格和剂数相乘，得出每张处方的总价。

$$处方总价 = 每剂药价 \times 剂数$$

2. 散剂计价方法

散剂计价方法是在汤剂价的基数上增收加工费。

（1）算出汤剂价格。

（2）单位重量加工费 × 全方总重量 = 总加工费

（3）汤剂价 + 总加工费 = 散剂价

其他如丸、膏等剂型的价格计算方法，也是在汤剂价的基数上，分别增收加工费、辅料费、燃料费以及其他费用等。

操作人员准确计价后，需用蓝色或黑色钢笔在处方上将每剂药的单价、剂数、总金额、日期、操作人等内容填写完整，收费并将交费与取药凭证交予患者。有代煎汤剂或临方制剂加工情况时，需提示患者办理代煎手续或定配单。

（二）计价工具使用

通常各医疗机构和药品经营企业已将中药饮片名称、规格、产地、单价、数量录入电脑内相应的管理软件，操作人员需掌握中药名称、医保名录的分类等知识，并有熟练的电脑操作技能，就能准确快速地完成计价工作。

1. 录入药名 操作人员打开处方计价系统软件，将处方中药名输入到计算机相应位置。若同一药品名称有不同规格时，需与顾客及调剂员沟通，以便确定要给付的中药饮片价格。

2. 录入剂量　操作人员将处方每味中药所对应的剂量正确输入计算机相应位置。中药饮片的剂量以克（g）为单位，个别饮片以“条”“对”为单位，计价时需注意中药饮片的剂量单位。目前中药饮片计价有以“元/10 克”或“元/克”两种形式，需注意其计价单位，防止出错。

3. 录入剂数　操作人员将处方剂数正确输入计算机相应位置，按照已设置好的运算程序，系统将自动计算出总金额。

三、调配

调配习称“配方”“抓药”，是将药斗内的中药饮片按处方要求（如药味、剂量、炮制、煎法等）调配齐全并集于一处的操作过程。调配是中药饮片调剂工作中的主要环节，调配质量的好坏直接关系到患者用药的安全与疗效。因此，调剂人员除具备熟练调剂操作技能外，还需有扎实的专业知识，严谨负责的工作态度，按照《中华人民共和国药品管理法》《处方管理办法》和中药饮片调剂规程等有关法律法规，进行调配工作。

（一）复审处方

调剂操作人员查看处方有别于药师审核处方，除作为药师审方的补充外，侧重于处方内容审查，目的是准备接下来调配操作，如核对顾客信息，确认配药剂数，核对处方所需饮片是否齐全。对存在“十八反”、“十九畏”、妊娠禁忌、超过剂量等可能引起用药安全问题的地方再一次审核，避免因审方药师遗漏导致的失误，同时注意毒性药品、麻醉中药的用法用量、药品的别名、并开药名以及处方脚注和有无临时炮制加工的药品等，经审核无误后方可调配。

（二）调配用具清洁

中药调剂工作人员在调配处方前做好各方面的准备工作，选择适合的包装纸、戥秤等用具。在称量前，使用专用软布或毛刷洁净戥秤，包装纸码放在合适位置。清洁用具应放置在固定的洁净位置，随用随取随清洁。

（三）校戥

根据处方饮片的不同体积和重量，选用适当的戥秤，一般用克戥。称取贵重药品或毒性药品，克以下的要使用分厘戥或高精度电子天平，才能保证剂量准确。使用经检验合格的戥秤，每次调配前先检查戥秤的平衡度是否准确，即校戥。校戥时要左手持戥，手心向上，戥盘绳子与戥（秤）砣不缠绕、打转，校验定盘星是否平衡，校戥无误后方可开始称取饮片（图 3－16）。

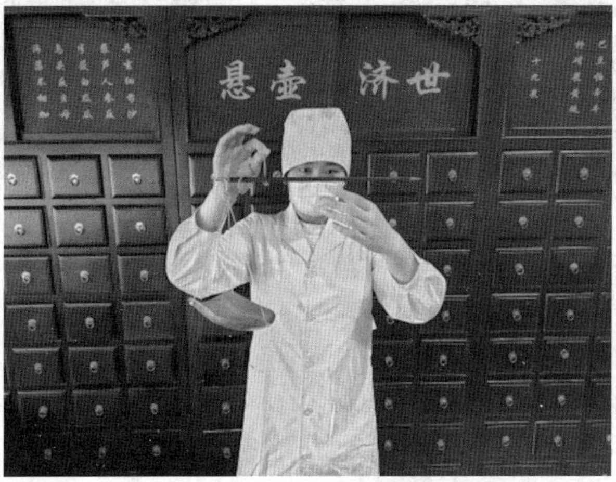

图 3－16　调剂前校戥

（四）称取饮片

1. 按处方药名顺序依次抓配 横写的处方从左上角开始，向右逐味、逐行抓配；竖写的处方从右上角开始，向下逐味、逐列抓配。如两人同抓一方，则一人从前往后，另一人从后往前，依次抓配。一张处方最多可由两人同时进行调配。

2. 看一味抓一味，唱念处方 看处方一定要走到处方前，看清楚药名、剂量、脚注并读出声。声音大小快慢要使柜台前顾客能听见，一般尾音稍拉长，就是所谓的“唱”。这个传统做法是有道理的，一是集中注意，加深记忆、不会抓错；二是使顾客感到调剂人员的认真、规范，对调剂人员以及药店产生信任和好感；三是两人同抓一方时，互相听着对方唱方，可避免重复抓药。注意：看方时，既不要一下看两三味药然后凭记忆操作，也不要远远地瞟一眼处方就抓，这样容易出差错。

3. 砣绳定位，再抓药 先将砣绳移到需要称量的戥星上，用拇指压住，然后找药斗，右手拉斗，抓药。戥盘靠近药斗，手心向上将药取出，至戥盘上方翻手放药。对于海金沙、蒲黄、松花粉、白茅根炭等细小粉末类饮片，调配时可用小勺盛取。注意只可用手由药斗内向戥秤盘抓药，不允许直接用戥盘由药斗内盛药。

4. 提戥齐眉，随手推斗 抓药后，右手提毫使戥盘悬空，左手稍离开戥杆，提戥齐目。戥杆呈水平状态时，表明称量准确，若戥杆偏高偏低，则需适量增减饮片，至戥杆平衡为止。称完一味药后要顺手将药斗推回，既避免药味污染，又保持药斗整体美观，也不影响自己和别人操作。

（五）分剂量

调配一方多剂药时，可一次称出多剂单味药的总量（即称取克数 = 单味药剂量 × 剂数），再按剂数分开，称为“分剂量”（图 3 - 17）。分剂量时要每倒一次药，称量一次，即“等量递减，逐剂复戥”。每一剂的重量误差应控制在 ±5% 以内。调配代煎药时，可不分剂量。只需称出每味药的总量，将其倒在包装纸或盛药盘内，复核后装入煎药袋即可。如果煎药袋装不下全方总药量，可分成 2 ~ 3 份调配，如 7 剂药可分成 3 剂和 4 剂调配两次。

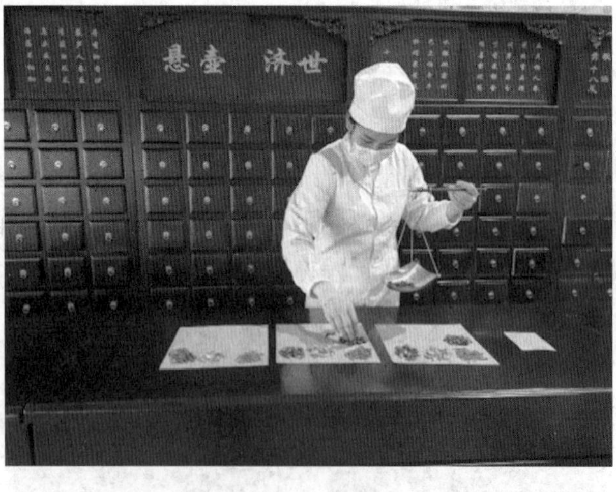

图 3 - 17 分剂量操作

（六）宜捣碎中药处理

药名下注明“捣”“打”或“研粉”的药，应当用冲筒捣碎、用打粉机粉碎或用研钵研粉。调剂时需捣碎的中药多为含油脂或挥发油成分较多的果实种子类，因此有“逢子必捣”之说，也有少量坚硬的根及根茎类、矿物类、动物贝壳类中药等，即“完物必破”。

根据饮片自身的性质，将需要捣碎中药分为以下两类。

1. 可提前加工碾碎备用的中药　瓦楞子、石决明、生石膏、龙骨、鹅管石、浮海石、花蕊石、芦荟、皂矾、青礞石、珍珠母、栀子、钟乳石、香附、海螵蛸、硫黄、紫石英、蛤壳、磁石、赭石等。

2. 调配处方需要临时捣碎的中药　丁香、人参、儿茶、刀豆、大皂角、大枣（劈开或去核）、山慈菇、生川乌、川楝子、木鳖子、五味子、牛蒡子、炒牛蒡子、平贝母、白矾、白果、炒白果仁、白扁豆、炒白扁豆、瓜蒌子、半夏、母丁香、亚麻子、西洋参、麸煨肉豆蔻、肉桂、竹节参、延胡索、华山参、自然铜、决明子、炒决明子、红豆蔻、红参、芥子、炒芥子、豆蔻、醋龟甲、诃子、青果、苦杏仁、焯苦杏仁、郁李仁、使君子、荜茇、草豆蔻、草果仁、姜草果仁、盐葫芦巴、荔枝核、南五味子、醋南五味子、砂仁、牵牛子、炒牵牛子、炮山甲、醋山甲、珠子参、莱菔子、炒莱菔子、桃仁、焯桃仁、益智仁、盐益智仁、浙贝母（或切厚片）、娑罗子、海马（或研粉）、海龙（或切段）、预知子、黄连、甜瓜子、鹿角霜、黑芝麻、蓖麻子、炒蔓荆子、榧子、酸枣仁、蕤仁、橘核、醋鳖甲等。

以上饮片既不能调配时给整药，也不能提前捣碎放置时间过长，一般均应在调配时临时用冲筒捣碎后使用，这一方面有利于饮片有效成分的煎出，另一方面也可防止过早捣碎饮片有效成分散失或出现虫蛀、发霉、泛油等。调配这些饮片时，即使处方没有要求，按常规也需要捣碎或研细粉。

（七）脚注处理

调剂人员必须按医师处方脚注的要求进行调配。先将有特殊煎法、服法的药按要求处理后单包成小包（图 3－18），在小包外面写上药名、脚注要求或盖上脚注章，并向顾客交代具体的煎服方法，再放入大药包中；有鲜药时，应分剂量单独包成小包并注明药名用法后再另包成大包，不可与其他药同包。有的处方虽未加脚注，但如需特殊处理的，仍应按相关规定操作。

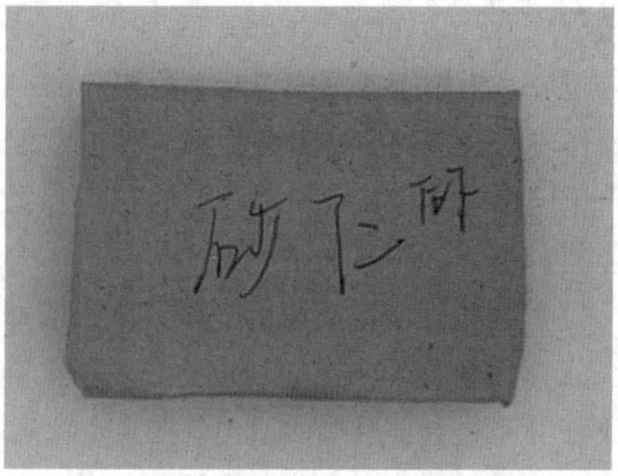

图 3－18　脚注处理小药包

（八）调配操作注意事项

1. 严格按照医师处方要求进行调配，不准生制不分，以生代制。处方中有需要临时炮制加工的药品，如炙旋覆花、炒干姜等，可称取生品后由专人按照炮制方法进行炮制，炮制品要符合质量要求。

2. 调配时若发现有伪劣药品、不合格饮片、发霉变质饮片等，应及时更换，再行调配。

3. 调配含有毒性中药饮片的处方，每次处方剂量不得超过 2 日极量，对处方未注明“生用”的，应给付炮制品，处方保存 2 年备查。

4. 罂粟壳不得单方发药，必须凭有麻醉药处方权的执业医师签名的淡红色处方方可调配，每张处方不得超过 3 日用量，连续使用不得超过 7 天，成人的常用量为每日 3～6g，处方保存 3 年备查。

5. 调配过程中，不小心洒落在地上的饮片，不得捡起放回药斗，更不允许捡起放入戥秤内。

四、复核

复核又称校对，是指复核人员对调配的药品按处方逐项进行全面细致的核对，确保用药安全的关键。调配好的处方在调配人员自查的基础上，需由责任心强、业务水平高、经验丰富的中药师再进行一次全面细致的核对，以确保调配处方的准确，避免调配差错的发生。

（一）复核内容

1. 审核处方中有无“十八反”、“十九畏”、妊娠禁忌药物，毒剧药是否超量。毒性药、贵重药、自费药调配处理是否得当。复查处方上医生签字、调剂员签字是否齐全。

2. 复核调配好的药物有无错味、漏味、多味和掺杂异物；饮片有无虫蛀、发霉变质。

3. 复核需特殊煎煮或处理的药味如先煎、另煎、后下、烊化、包煎、冲服、兑服等是否另包并注明用法。单包的药味要拆包复核。

4. 复核称取的分量、调配剂数与处方是否相符，每剂药的剂量误差应小于±5%，必要时要复称。

5. 代煎药还需复核煎药凭证与处方上的姓名、送药日期、时间、地址、药贴（付）数等是否相符。

（二）复核方法

复核方法可分为双人法和单人法。

1. 双人法 是复核采用的主要方法，是在自我核对的基础上，交第二人核对的复核方法，通过双人复核，尽可能地避免调剂差错的发生。

2. 单人法 即是调配人员的自我复核，完成后发出药剂的方法，为避免单人复核产生差错，可在分剂量至最后一剂时，将每味药拿出一点，按顺序放在一张小纸上，在完成调配后，核对小纸上的中药饮片，从而完成复核。

五、包装

包装是指用纸或纸袋包装中药饮片的操作过程，同样也是中药调剂工作的一个环节。包药、捆扎的操作方法有多种多样，各地不尽相同，但均以熟练快速、整洁美观、包扎牢固为目的。一些医疗机构由于门诊处方量较大，为了节约时间，采用纸袋包装，而一些保持传统调剂操作的中药店仍然使用纸包装。包装具体要求如下。

（1）要根据每剂药物的药量和质地选择大小适宜的包装用纸或纸袋。

（2）需单包的小包应规矩整齐。粉末药、细小籽粒药、贵细药用两层纸张包装，以防遗漏。小包应放于群药之上，以提示用药者按规定煎煮和服用。

（3）若药包捆扎，需松紧适宜，扎十字节，不变包型，捆包顶端留有提系，便于提拎；若纸袋装药，要封好袋口，以防撒漏。

（4）在包装上注明患者姓名、煎法、服法等内容。

（一）整方包装

1. 双层纸包装分步图示 双层纸包装步骤如图3－19至图3－28所示。

图3－19 步骤1

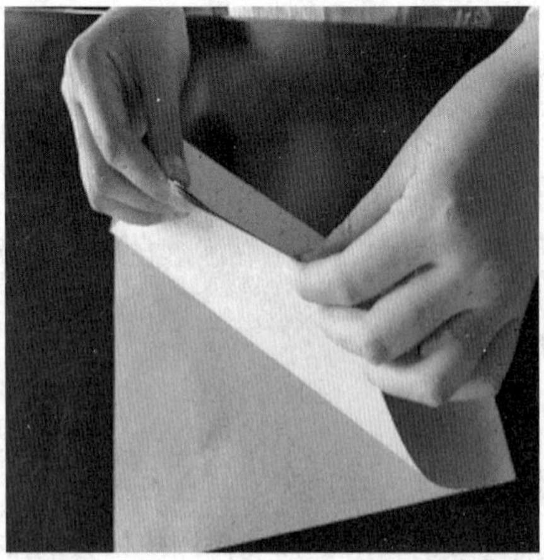

图3－20 步骤2

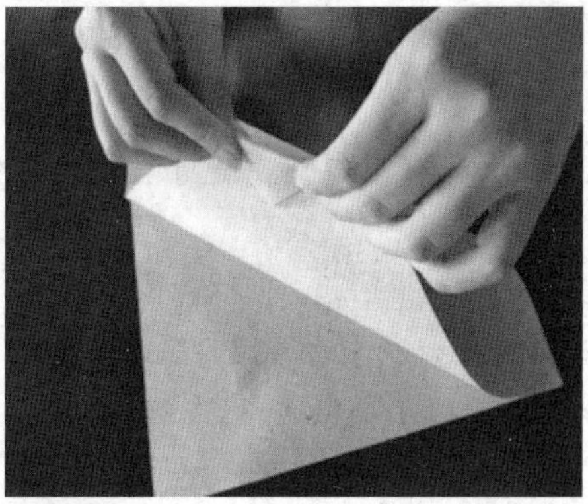

图 3－21　步骤 3

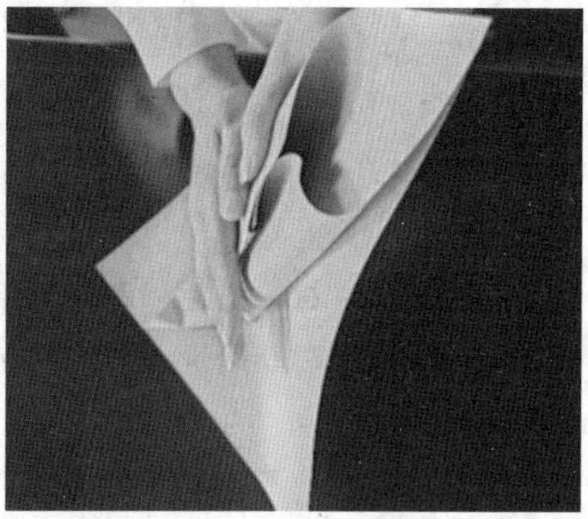

图 3－22　步骤 4

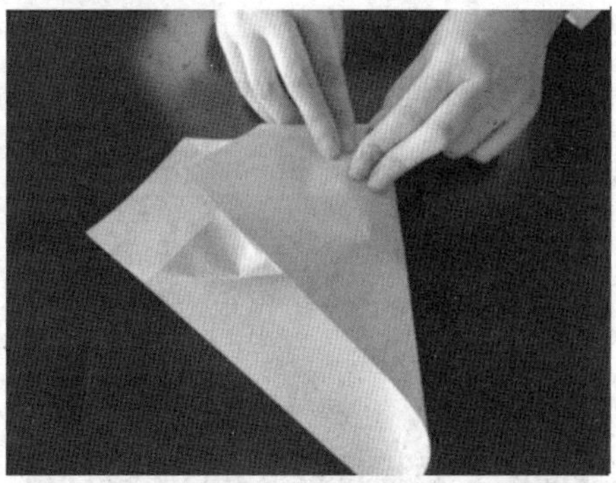

图 3－23　步骤 5

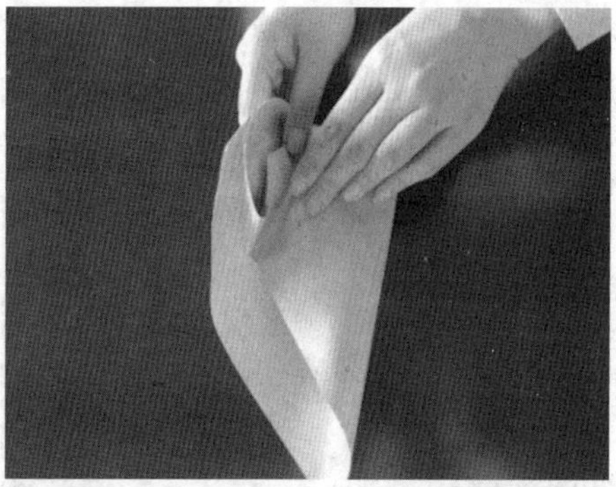

图 3－24　步骤 6

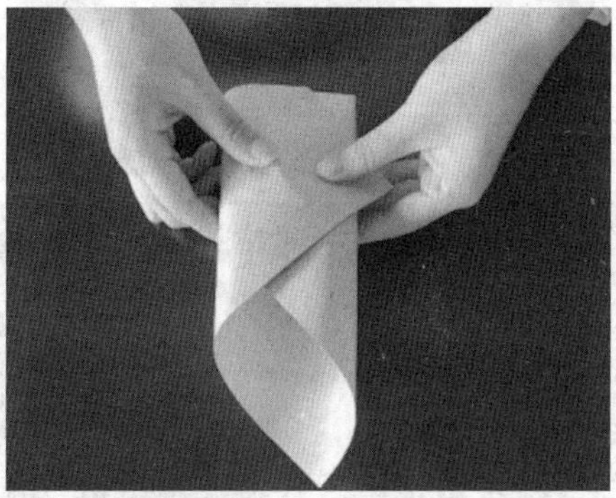

图 3－25　步骤 7

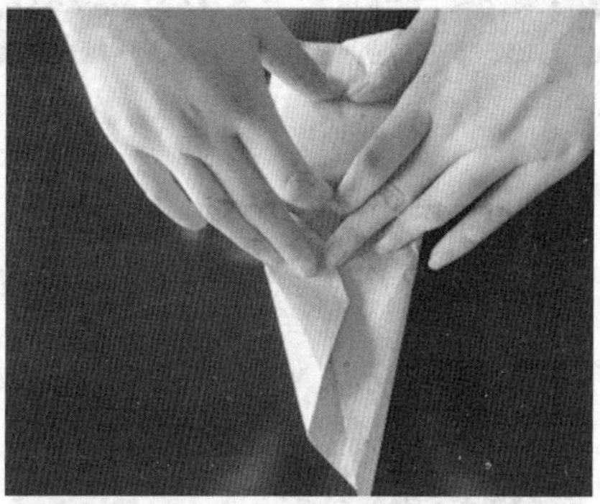

图 3－26　步骤 8

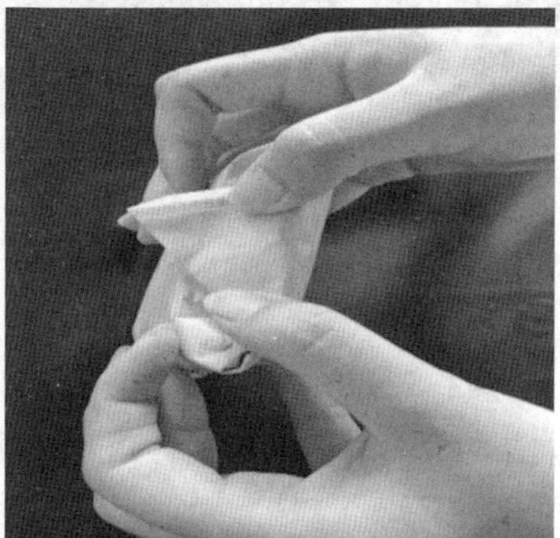

图 3－27　步骤 9

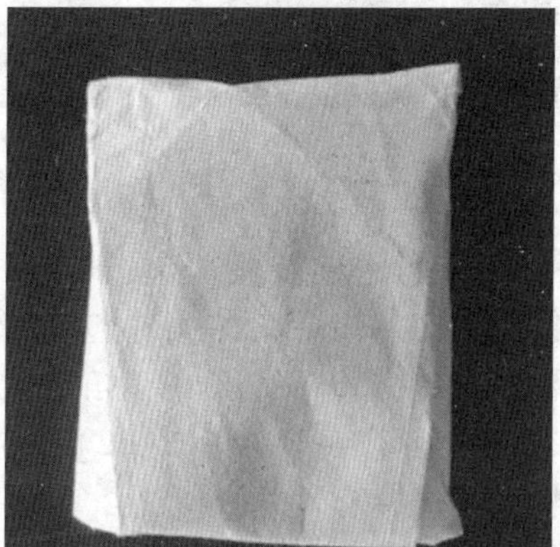

图 3－28　步骤 10

2. 双层纸包装操作步骤

步骤 1（图 3－19）：先拿两张包装纸。

步骤 2（图 3－20）：将调配好的中药饮片放置在中央，对角对齐后，左手拿起下角的两层包装纸与上角的内层纸对折，提起。

步骤 3～4（图 3－21、图 3－22）：将纸折叠，右手按住一边，左手抬起，使饮片往中间靠。

步骤 5～6（图 3－23、图 3－24）：将包装左角折至中央并下压，左手折叠包装纸，起一个角，左手放平，右手按压。

步骤 7（图 3－25）：右手放平，左手按压。

步骤 8（图 3－26）：左右手往中间压，缩小纸舌。

步骤 9（图 3－27）：将纸舌窝口。

步骤 10（图 3－28）：窝好口后，双手将纸压平，保持美观。

3. 特殊处理小包包装分步图示 处方调配过程中，对需要特殊处理的中药饮片，用较小的包装纸进行单独包装，并在包装外注明特殊处理的方法。特殊处理小包包装步骤如图 3－29 至图 3－36 所示。

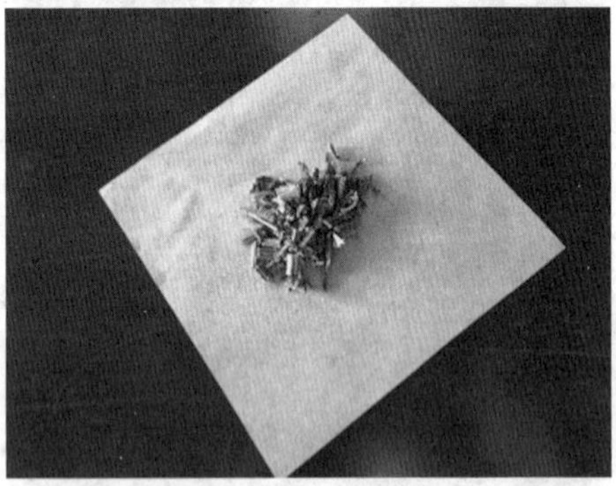

图 3－29 步骤 1

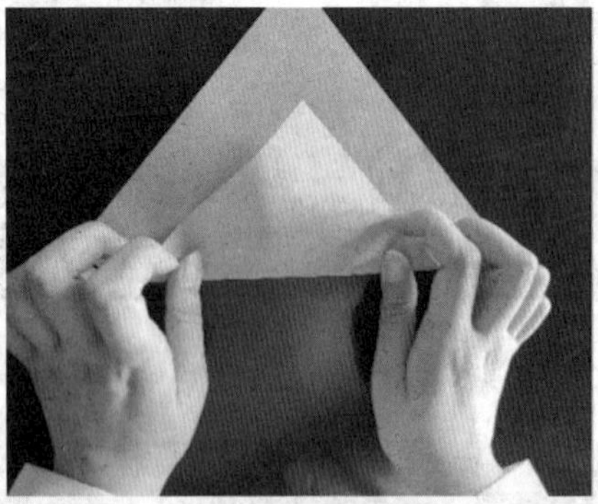

图 3－30 步骤 2

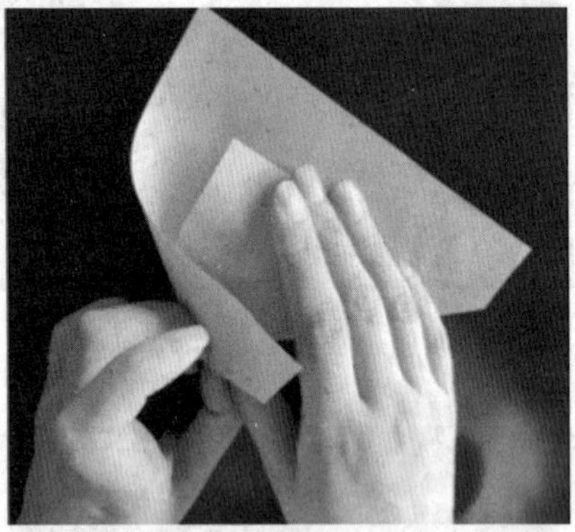

图 3－31 步骤 3

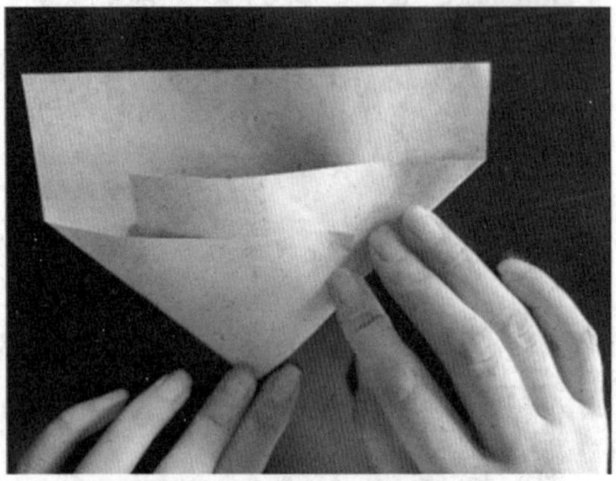

图 3－32 步骤 4

4. 特殊处理小包包装操作步骤

步骤 1（图 3－29）：准备好小包装纸和药物，置于桌面。

步骤 2（图 3－30）：将纸的一角对折。

步骤 3～4（图 3－31、图 3－32）：左手固定，右手拿起一角折叠，左右手压住，起一个角。

步骤 5（图 3－33）：固定右边，左边折叠。

步骤 6～7（图 3－34、图 3－35）：拿好纸舌，准备窝口。

步骤 8（图 3－36）：窝好口后，用力拉直，压平，包好后在纸上写明药物名称，处理方法。

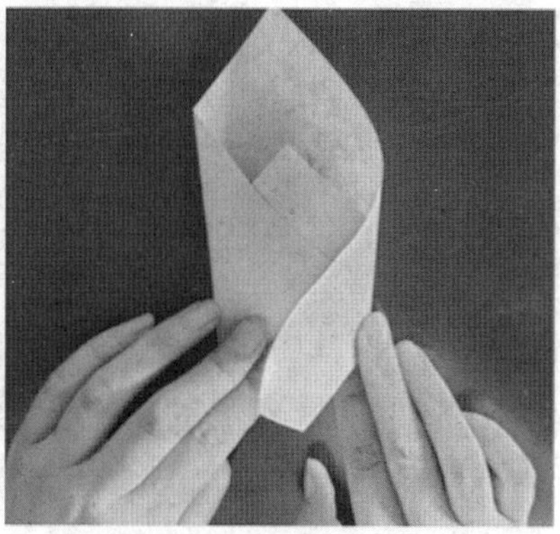

图 3－33　步骤 5

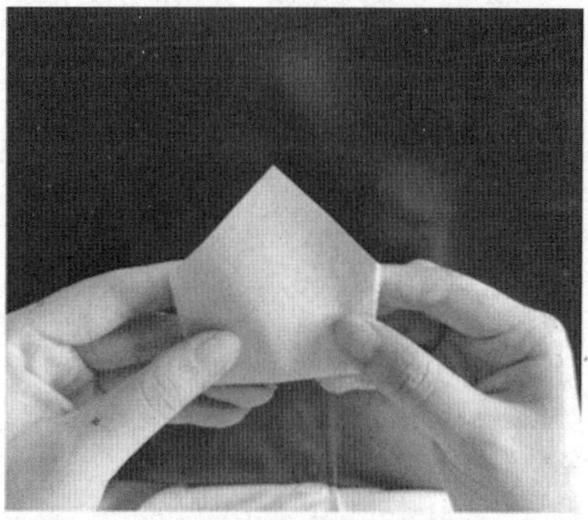

图 3－34　步骤 6

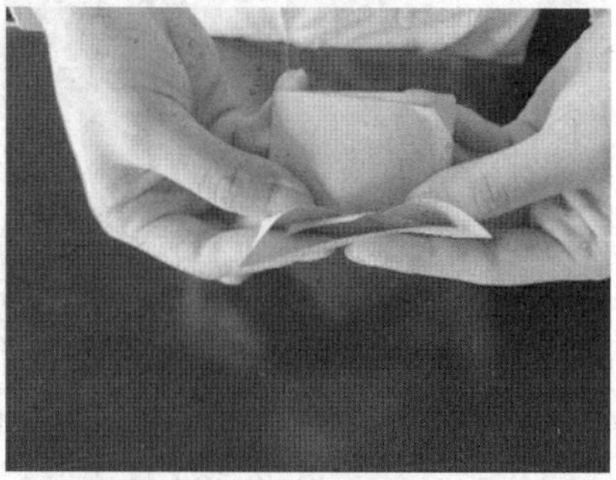

图 3－35　步骤 7

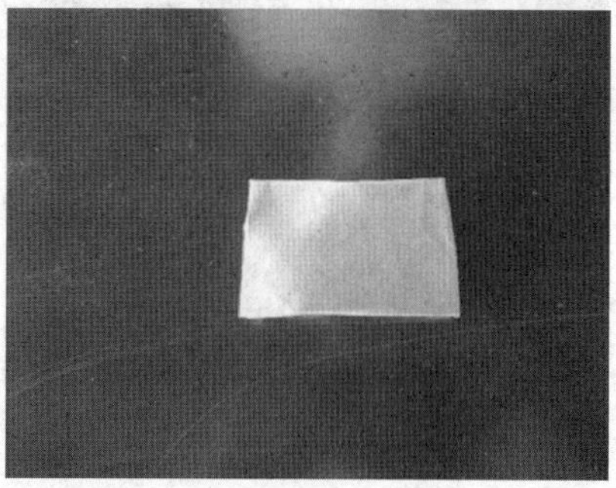

图 3－36　步骤 8

5. 捆扎分步图示　为了方便患者携带，还需对药包其进行必要的捆扎，捆扎要求做到牢固、便携。药包捆扎步骤如图 3－37 至图 3－44 所示。

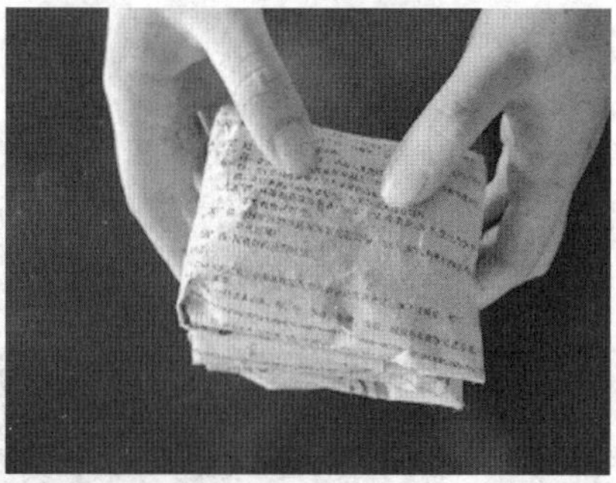

图 3－37　步骤 1

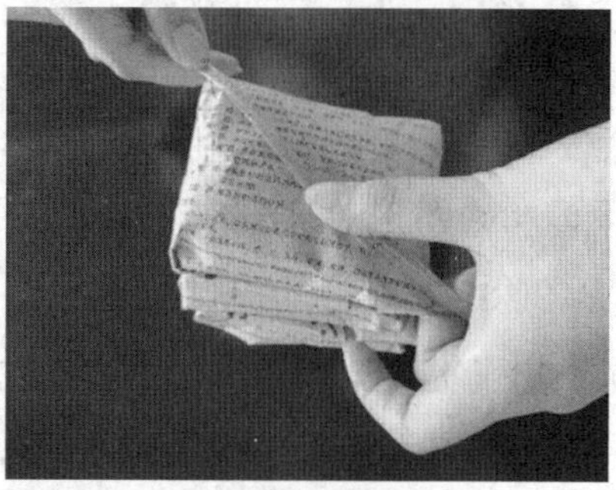

图 3－38　步骤 2

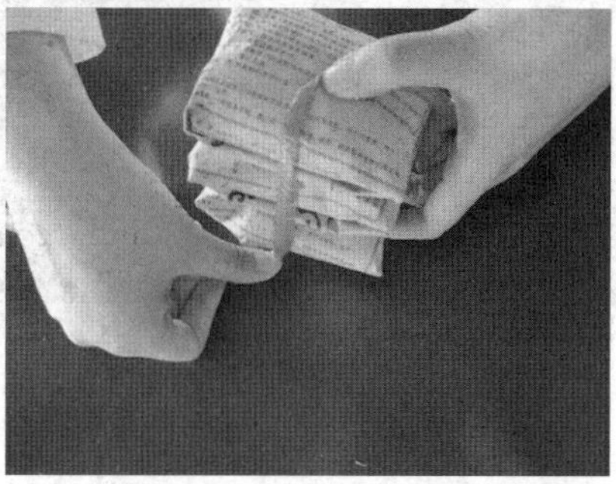

图 3－39　步骤 3

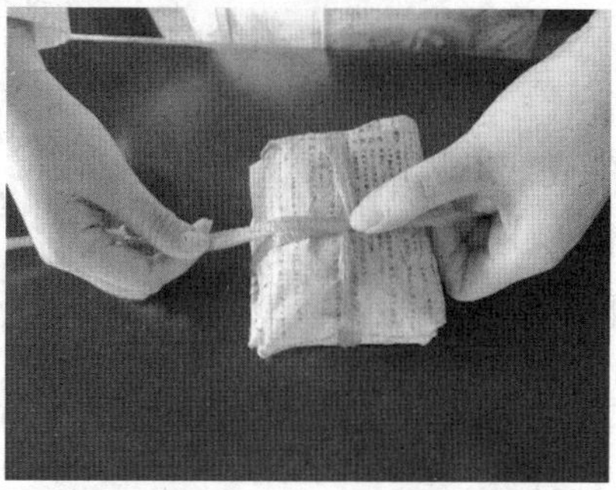

图 3－40　步骤 4

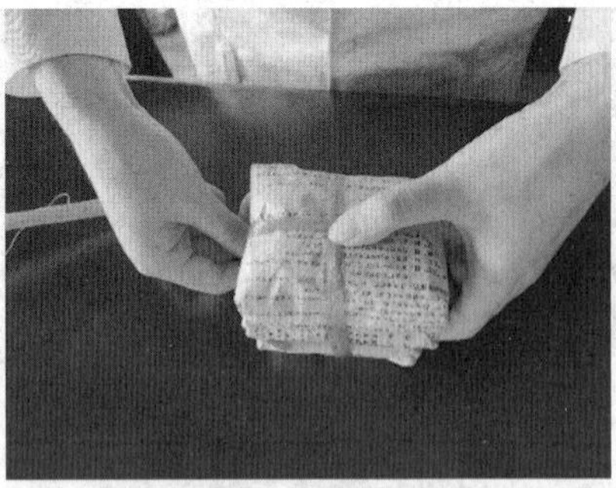

图 3-41 步骤 5

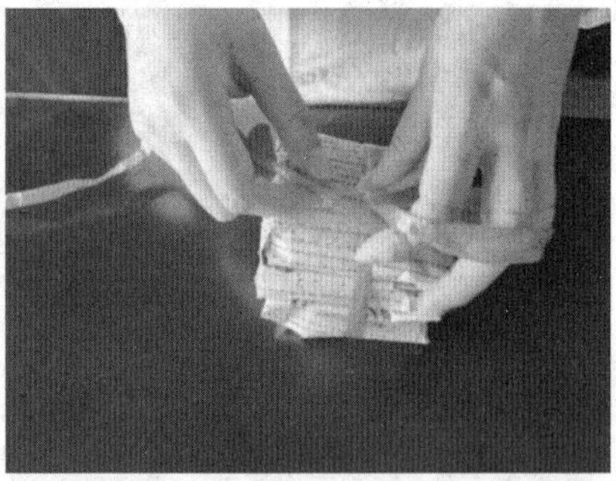

图 3-42 步骤 6

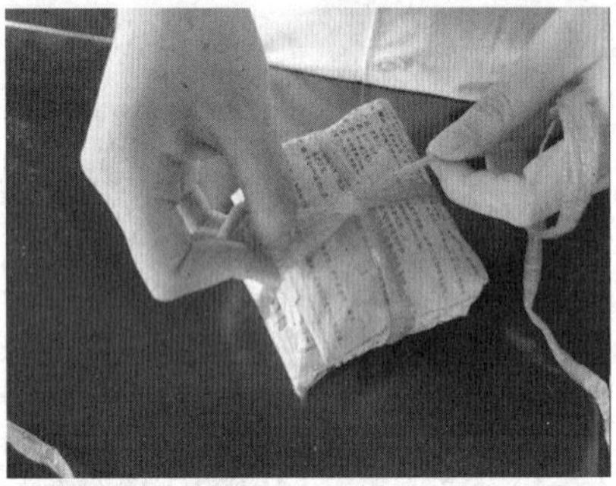

图 3-43 步骤 7

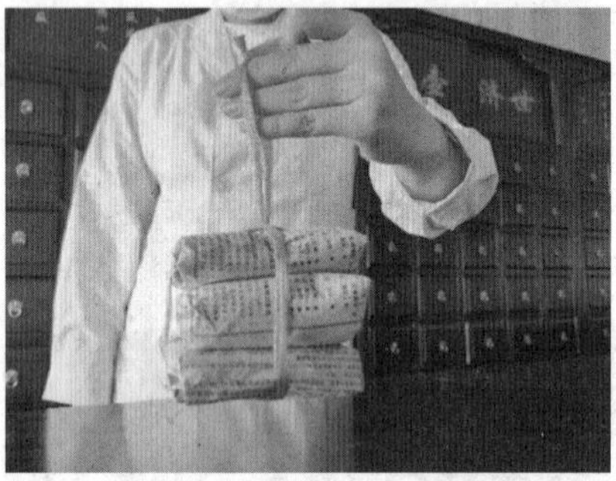

图 3-44 步骤 8

6. 捆扎操作步骤

步骤 1（图 3-37）：将三包药放好，摞在一起。

步骤 2（图 3-38）：左手按住绳，短绳约留出手掌宽长度。

步骤 3（图 3-39）：左手按绳，右手捆扎。

步骤 4（图 3-40）：左手按压交汇处，右手拿住绳子。

步骤 5（图 3-41）：右手捆扎，如图所示。

步骤 6～8（图 3-42 至图 3-44）：捆扎绳头时，要留出四个指宽的长度，打活结，如图所示。

（二）药袋包装

目前，为了提高调剂效率，很多医院药房及药店通常选择大小适宜的牛皮纸袋来盛放调剂完毕的中药饮片（图 3-45）。牛皮纸袋具有以下特点。

1. 牛皮纸袋具有良好的透气性，使中药中所含的水分能及时挥发，可使中药不易发霉，有利于饮片的储存。

2. 牛皮纸袋开口方便，有利于调剂，一次性使用安全卫生。

3. 使用后可完全降解或回收再利用，有利于保护环境。

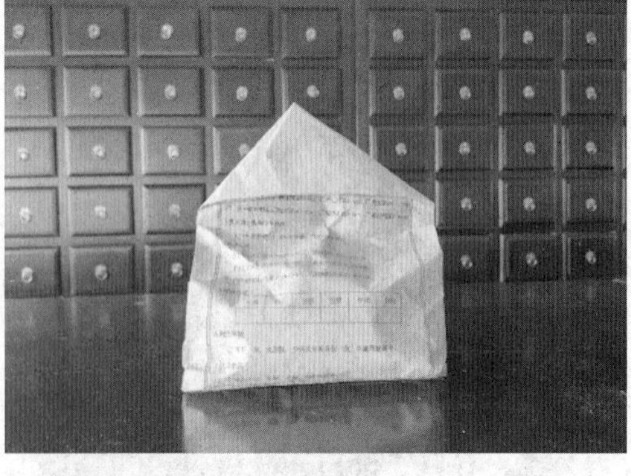

图 3-45 药袋包装

六、发药

发药是中药调剂工作的最后一个环节，避免出现差错，必须把好这一关。发药是药学服务人员将调配好并已包装完毕的药品发给患者的过程，要求发药人员需熟练掌握汤剂制备及使用的相关知识，根据发药操作规程，向患者做好发药交代，并能熟练、准确回答患者提出的有关用药问题。

（一）发药的流程

1. 核对取药凭证号码，对患者姓名、性别、年龄、住院床号（或门诊号）、剂数、有无另包附件以及对处方进行核对。

2. 问清患者姓名（注意区分姓名相同相似患者）、药剂以及交款凭证等，核对无误后方可将包装好的药品逐一交给患者或其家属，并与其共同核对剂数、单包药、附带药等是否齐全，防止错取错用。

3. 发出药物时，还需向患者或其家属明确交代煎煮方法和服用注意事项，处方中需特殊处理的药物或需另加“药引”等更须向其说明，同时耐心礼貌解答患者的询问。

4. 发药完毕后，在处方“发药”位置签字或加盖专用签章。处方留存备查。

（二）发药时的注意事项

1. 检查药包捆扎是否牢固、美观，药袋有无破损以及附带药品是否齐全。

2. 检查外用药是否用专用包装，是否标明用法并向患者或其家属特别说明，防止误食。

3. 若含毒麻药品，也要告知患者或其家属，处方应留存、整理登记，备查。

4. 如发现差错要立即纠正，不得隐瞒。

5. 耐心解答患者相关的咨询，最后应附带礼貌用语。

（三）发药时的交代

发药时的交代至关重要，它关系到患者能否准确执行医嘱，是患者安全、有效用药的保证。

1. 交代汤剂的煎煮方法　若非代煎药，患者回家自行煎煮，则需要交代清楚煎煮方法。处方中若含有特殊处理的药物，发药人员在发药时还要向患者或其家属说明单包药名称、煎法、服法和用法等内容。

2. 交代汤剂的服用方法

（1）药液温度　传统中医理论对汤剂的服药温度非常重视，为了更好地发挥疗效，需根据视病情、药性作出调整，主要有三种：温服、热服和凉服。

1）温服　一般汤剂宜在温而不凉时服用，特别是一些对胃肠道有刺激性的药物，如乳香、瓜蒌仁等，温服和胃益脾，减轻对胃肠道刺激。

2）热服　将中药汤剂趁热服用。解表药、寒证用药均宜热服，如发散风寒药用于外感风寒表实证时，不仅药宜热服，且服药后饮热稀粥，以助药力，还需温覆取汗；真热假寒证，宜寒药热服。

3）冷服　对呕吐患者或中毒患者均宜冷服；热证用寒药亦可冷服；真寒假热宜热药冷服。

此外，有些患者服药后易恶心、呕吐，可在服药前，先嚼一片生姜或橘皮。

（2）服药次数　一般情况下患者每日服用 1 剂，每剂分 2 次或 3 次服用；慢性病患者有时可隔天服 1 剂，或 1 剂服 2 天；病情危重者，可每隔 4 小时左右服药一次，昼夜不停，使药力持续。

服用发汗药、泻下药时，若药力较强，要注意病者个体差异，服药需适可而止，不必拘泥于定时服药，一般以得汗、汗下为度，不必尽剂，以免发汗太过，损伤正气；呕吐患者服药时宜小量频服，因小量药物对胃的刺激性小，不致药入即吐，而频服才能保证一定的服药量。

（3）服药时间　具体的服药时间应根据病情需要和药物性能而定，以便取得好的治疗效果，主要有饭前服、饭后服、空腹服和睡前服等，一般来说，饭前或饭后服药，均需稍间隔一段时间，以免影响疗效。

1）一般汤剂宜在饭后 30～60 分钟内服用。

2）滋补类药宜早晚空腹时服用。

3）慢性病必须定时服药，使其体内保持一定的血药浓度。

4）解表药宜饭后在汤煎后趁热服下。

5）健胃药和对胃肠刺激较大的药应在饭后服，以减轻对胃肠的刺激。

6）驱虫药、攻下药宜空腹服，空腹服用，药力集中，起效快。

7）镇静安神药宜在临睡前服。

8）治疗疟疾药应在疟疾发作前1~2小时服，使之达到截疟目的。

9）特殊方剂应遵医嘱。

（4）服药时的饮食禁忌　患者在服药或用药期间，对某些食物不宜同时进食，称为饮食禁忌，俗称“忌口”。服药期间，一般少食豆类、肉类、生冷及其他不易消化的食物，原则上忌饮浓茶。

服用清热药时，不宜食酒类、辣味、鱼类、肉类等食物，因酒类、辣味食物性热。服解表、透疹药时，宜少食生冷及酸味食物，因冷物、酸味均有收敛作用。服温补药时，应少饮茶，少食萝卜，因茶叶、萝卜的凉性及下气作用能降低药物温补脾胃的功效。

（5）服药剂量　成年人服用量一般每次200~300ml，每日2次。儿童服用量一般每次50~150ml，每日2次。婴儿酌减，遵照医嘱服药，还需注意，小儿服药宜浓缩汤液，以少量多次为好，不要急速灌服，以免呛咳。

3. 交代“药引”的选取和使用　药引又称引药、药引子，指某些药物能引导其他药物的药力到达病变部位或某一经脉，起“向导”的作用。另外，药引还有增强疗效、兼有解毒、缓和药性、调和脾胃、矫味等作用。药引子在治疗上虽只是个“配角”，但作为中药的“向导”，作用不可低估，使用得当，有时能达到“药半功倍”的效果。处方中如需药引，有的药店提供，有的则需要患者自己准备，发药人员要向患者或其家属交代清楚药引的选取和使用方法，下面介绍几种常用的药引。

（1）红糖　甘、温，能补中、散寒、活血。妇科血虚体寒诸证，如产后恶露不畅、少腹冷痛病证时，常取红糖20~30g为引。

（2）蜂蜜　甘、平，入肺、脾、大肠经，能滋养、润燥、解毒。治疗肺虚燥热、肠燥便秘病证时，常取蜂蜜1~2汤匙为引。

（3）盐　咸、寒，入肾、胃、大肠经，有强筋骨、软坚散结、清热凉血、解毒防腐之效。治疗肾阴亏虚、阳痿遗精、腰膝酸软，宜用淡盐水送服，取其入肾之功。

（4）食醋　酸、平，有散瘀止痛、收敛固涩之效。治疗妇女带下、血热崩漏时，常取食醋1汤匙作药引。

（5）粳米　甘、平，入胃经，有益气健胃之效。治疗火热病证，需用大剂量苦寒药物时，以护胃气，常取粳米一小撮为引。

（6）米汤　具有保护胃气的作用，减少药物对胃肠的刺激，常用于送服补气、健脾、止渴、利尿和滋补性中成药。如更衣丸、香连丸、十全大补丸等。

（7）灯心草　甘、淡、微寒，入心、小肠经，有利尿通淋、清心除烦之效。治疗心火炽盛、小便短赤时，宜用灯心草一小把为引。

（8）葱白　辛、温，入肺、胃经，有散寒通阳、解毒散结之效。治疗感冒风寒、小便寒闭不通时，常用葱白5~7根为引。

（9）黄酒或白酒　辛、温，具有温通经络、发散风寒的作用。用于风寒湿痹、腰腿疼痛、血寒经闭及产后诸疾、跌打损伤和疮痈初起时，如活络丸、跌打丸、独活寄生丸、七厘散等都可以用酒送服。

常用量黄酒为25～30ml，白酒酌减。另外，阿胶、龟甲胶、紫河车等药物有腥臭味，用黄酒作药引子，有矫味作用。

（10）大枣　甘、温，归脾、胃经，能益气补中、养血安神，调和药性。使用药性峻烈药物如甘遂、芫花、大戟等时，常取大枣10～15枚缓和药性，防止中毒。也可取大枣3～8枚，煎汤送服，用于补脾胃、中气不足的中成药。

（11）芦根　具有清热、生津、止渴、止呕的作用，用于外感风热及痘疹初起时，常用鲜芦根5～15g为引。

此外，若为外用药，要提示患者切勿内服，并向取药人交代使用方法如熏蒸、洗浸、含漱。

七、新型中药饮片调配

（一）中药小包装饮片调配

中药小包装饮片指按设定的剂量包装、能直接“数包”配方的中药饮片，也称配方剂量包装中药饮片。医院根据临床用药习惯及需求，向中药饮片生产企业购买各种规格的小包装的中药饮片。中药饮片调剂人员根据医师处方的剂量，结合小包装的规格，直接“数包”进行调配无需称量。使用小包装饮片进行调剂，简便快速，剂量准确，减少浪费，改善环境，受到中药饮片调剂人员和患者的欢迎。

1. 中药小包装饮片的特点

（1）保持中药特色　使用小包装中药饮片仍遵循中医药理论，保持中药原有特性，不改变中医临床以饮片入药、临用煎汤、诸药共煎的用药特色。

（2）保证剂量准确　小包装饮片按设定的剂量采用电子秤精确称量后包装，严格控制每包饮片的装量差异，避免了散装饮片调剂操作引起的剂量误差。

（3）简化调剂操作　使用小包装饮片调剂实现了变“戥药”配方为“数包”配方，调剂人员按照处方，直接“数包”，简化了调剂操作，提高了工作效率，减少患者等候时间。

（4）易于复核溯源　小包装中药饮片的包装袋上均有品名、产地、生产批号、规格、数量、生产日期、生产企业、经营企业、二维码、贮藏要求、运输注意事项，并附有质量合格的标志、检验合格证，麻醉药品、医疗用毒性药品等特殊管理的中药饮片必须印有规定的标志，并采用色标管理，因而便于复核。

（5）减少中药浪费　中药饮片在传统调剂的过程中，难以避免散漏，使用小包装饮片调剂，一旦调剂有误，便于分拣，有效避免浪费。

（6）改善工作环境　散装中药饮片在“上斗”及称量时，难以避免粉尘污染环境，不利于调剂人员的身心健康。小包装中药饮片由于有包材屏蔽，因此能有效防止调剂过程中产生粉尘，显著改善工作环境，同时也可提高患者的满意度。

2. 中药小包装饮片的规格　是每个小包内含有饮片的重量。临床常用小包装饮片的规格有1g、3g、5g、6g、9g、10g、12g、15g、30g。每种小包装中药饮片原则上不宜超过两种规格。

3. 中药小包装饮片的调配

（1）审核处方　和传统中药调剂一样，由药师对处方进行审核，检查是否存在“十八反”、“十九畏”、妊娠禁忌、超过常用剂量等可能引起用药安全问题。

（2）取药　按照处方上中药的顺序取药，分发到按处方剂数准备的器皿中，同时需复核包装的标签与内装饮片是否一致，检查药材是否有变质，包装是否有破损等现象以及每味药的包数是否准确。取药完毕后，在药名的右上角做明显标记以示该药已调配完成。

（4）特殊处理饮片的调配　处方中有特殊处理的饮片，如先煎、后下、包煎等，需要专用标签注明，并将专用标签贴在外面的药袋上，提示患者注意。

（5）自查　调配完毕，调剂人员进行自查，准确无误后在处方上签字，交给复核人员复核。

（6）复核　复核人员根据处方仔细复核饮片包装、包数、剂数等是否相符，复核完毕在处方复核处签字。

（7）发药　发药时要核对患者姓名、药剂数、特殊处理药物有无另装并标注等，向患者交代使用方法，耐心回答患者咨询。

（二）中药配方颗粒的调配 微课2

中药配方颗粒是由单味中药饮片经提取、分离、浓缩、干燥、制粒而成的颗粒，在中医药理论指导下，按照中医临床处方调配后，供患者冲服使用。中药配方颗粒的质量监管纳入中药饮片管理范畴。中药配方颗粒在我国的试点工作源于1993年，经过20余年研究和20年试点生产、使用，根据已有的临床观察和医生、患者的感受，中药配方颗粒在中医药理论指导下，经配伍使用后在临床显示了一定疗效和使用方便、调配灵活的优势，在患者中确实存在一定的需求。为加强中药配方颗粒的管理，规范中药配方颗粒的质量控制与标准研究，国家药监局2021年1月组织制定了《中药配方颗粒质量控制与标准制定技术要求》，以及组织国家药典委员会设立中药配方颗粒专项办公室，按照《中药配方颗粒质量控制与标准制定技术要求》和国家药品标准制定相关程序，开展中药配方颗粒国家药品标准制定工作。经过标准研究起草、生产验证、标准复核、专业委会审评、公开征求意见、审核等，2021年4月批准颁布了第一批中药配方颗粒国家药品标准（160个）。中药配方颗粒国家药品标准充分体现了中药质量控制特点和生产全过程管理理念，以“标准汤剂”为基准衡量配方颗粒与饮片汤剂的“一致性”，通过量质传递与特征图谱控制等研究，实现中药配方颗粒专属性与整体性质量控制，提高了中药质量整体控制水平。

看一看

《中药配方颗粒质量控制与标准制定技术要求》有关中药配方颗粒基本要求是由单味中药饮片经水加热提取、分离、浓缩、干燥、制粒而成的颗粒，在中医药理论指导下，按照中医临床处方调配后，供患者冲服使用。

1. 具备汤剂的基本属性　中药配方颗粒的制备，除成型工艺外，其余应与传统汤剂基本一致，即以水为溶媒加热提取，采用以物理方法进行固液分离、浓缩、干燥、颗粒成型等工艺生产。

2. 符合颗粒剂通则有关要求　除另有规定外，中药配方颗粒应符合《中国药典》（2020年版）制剂通则颗粒剂项下的有关规定。根据各品种的性质，可使用颗粒成型必要的辅料，辅料用量以最少化为原则。除另有规定外，辅料与中间体（浸膏或干膏粉，以干燥品计）之比一般不超过1:1。

3. 符合品种适用性原则　对于部分自然属性不适宜制成中药配方颗粒的品种，原则上不应制备成中药配方颗粒。

1. 中药配方颗粒的特点

（1）中药配方颗粒应用先进的生产设备和稳定的生产工艺制成颗粒，与传统中药的物质基础和临床疗效基本保持一致，保证了临床疗效的稳定性。

（2）中药配方颗粒不需要煎煮，直接用开水冲服，而且体积小，重量轻，方便携带，适合快节奏工作、生活，不方便使用传统中药汤剂的上班族。

（3）中药配方颗粒的调配，目前实现机械自动调配，操作人员按指令扫码即可完成，避免传统调剂带来的剂量误差以及其他失误，保证了用药安全，提高了工作效率。此外中药配方颗粒带有独立包装，方便运输和保存，不易吸潮、变质，避免了在储存、保管中的走油、变色、虫蛀、霉变等问题。

2. 中药配方颗粒的规格

（1）瓶装配方颗粒　瓶装配方颗粒的包装有塑料瓶和玻璃瓶两种，调剂员调配时根据医师处方按剂量，用电子天平称取，用混合机充分混合，分装于塑料袋中。瓶装配方颗粒便于码放和贮存，也便于调配不同剂量的处方，但调剂时操作比较麻烦。

（2）小包装配方颗粒　通常由生产企业将配方颗粒按照处方常用剂量分装在小塑料袋中，操作时，调剂人员通过数袋进行调配。此种规格的颗粒剂量准确，调剂方便，但包装规格多，需要摆放颗粒的药架比较大。

3. 中药配方颗粒的调配　目前全国大多数医院使用的是集储存、调配、混合、分装、封口一体的自动调剂系统（图3－46、图3－47）。调配时只需要打开电脑，录入医师处方，工作台会自动完成计价，进入调配状态后，需要的药材指示灯会变红，按需拿取，之后扫码系统会自动进行调配，多味药时，调剂员依次按照处方的顺序重复以上操作即可完成，所有药物调剂完后，药物自动进入混合设备进行混合，后经传送带到分装机分装热合封口。

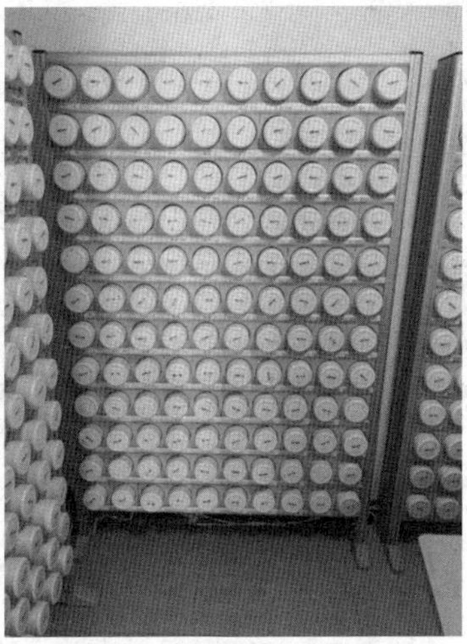

图3－46　中药配方颗粒自动调剂设备（药柜）

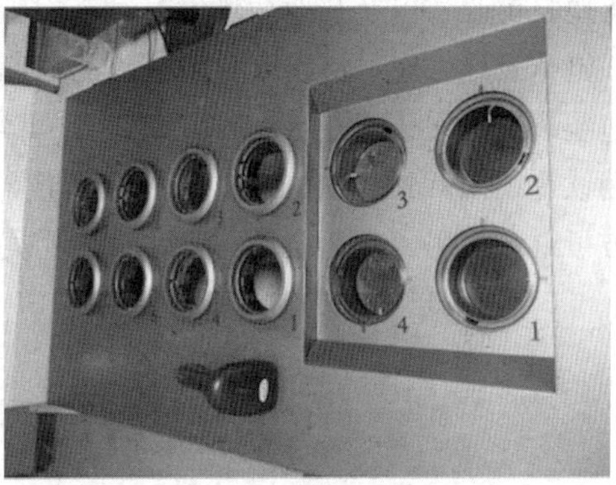

图3－47　自动调剂操作台

八、中药饮片调剂的质量管理

中药饮片质量管理必须贯穿采购、验收、贮存、养护以及中药饮片调剂工作的全过程，操作人员必须严格执行相应规定，以保证中药临床用药安全。

（一）存储过程中的中药饮片质量管理

中药饮片应储存在专用的库房中，库房设施设备的配置应与中药饮片的品种、经营规模相适应。针对中药饮片易发生变异的特点，按照《药品经营质量管理规范》现场检查指导原则、《医院中药饮片管理规范》等规定配置相应的库房设施设备。

通过晾晒、通风、干燥、吸湿、熏蒸等方法防止中药饮片霉变、腐烂；通过暴晒、加热、冷藏、熏蒸等方法防止中药饮片产生虫害；通过密封、降温等方法防止芳香类中药饮片的气味挥发、散失；通过避光、降温等方法防止中药饮片产生变色、泛油等。

对包装严密的中药饮片，不宜采用熏蒸、加热等方法，应采用冷藏、避光等有效的养护措施。

想一想3-3

中药饮片储藏过程中常见的质量变异现象有哪些?

答案解析

（二）装清斗过程中的中药饮片质量管理

在中药饮片调配过程中，从饮片装斗起就应当做到认真检查、严格复核。首先必须保证中药饮片柜斗上的药品名称应与斗内的饮片实物相符，防止错斗、串斗。即在中药饮片装斗前应当检查饮片外包装袋上的名称与药斗上名称是否相符，同时对照将要装斗的饮片是否与药斗内的饮片相同，经过两次复核方可装斗。对不同批号的饮片在装斗前应当清理药斗，将不同批号的饮片分开，并做好装斗、清斗记录。

在调配工作过程中还应定期对药斗内的饮片进行检查，防止饮片生虫、发霉、变质。在夏季6、7、8月份要每月查看斗内中药饮片质量状况，并做清斗处理。清斗时要先倒出药斗内残存的饮片，清扫斗内的灰尘与死角，清理干净后，再将饮片装回，完成后，由调剂工作人员填写中药饮片清斗记录。

（三）调配过程中的中药饮片质量管理

中药饮片调剂人员要按工作程序和要求做好处方的审核、计价、调配、复核、发药工作。对处方所列药品不得擅自更改和更换其他药代用，对有配伍禁忌、超剂量的处方应拒绝调配。无假冒伪劣饮片，无缺味、错味及处方应付错误，对需捣碎的药已捣碎，需要单包、另包的饮片按规定处理，外用药使用专用包装袋。审方、配方、复核均应签字，调配完成后填写中药饮片销售记录。

调配中药饮片还须做到计量准确，戥秤等计量器具应当按照质量技术监督部门的规定定期校验，校验合格后方可继续使用，中药饮片调配每剂重量误差应当在±5%以内。毒性中药、麻醉中药无超规定量使用。

PPT

第四节　中药汤剂

药物制剂是指根据《中国药典》或制剂规范中的处方，采用适宜的制备工艺与技术将药物加工成为适宜临床应用形式，并具有一定形态与规格的药剂。古代中药房均有为顾客代加工制剂的业务，但在现代社会，制剂需在药厂或医院的制剂室等符合制剂生产条件的场所制备，由专人进行批量生产，就中医处方而言，除中成药外大多使用中药汤剂。为满足顾客代加工汤剂的服务要求，并供应住院患者用药，医院常设煎药室，培训专人负责汤剂的制备。部分社会零售药店也加设了煎药机等设备为顾客提供中药汤剂煎制服务。

一、汤剂的概念与给药途径

（一）汤剂的概念

中药汤剂系指将中药饮片或粗药材颗粒加水煎煮，去渣取汁而得到的液体制剂，是我国应用历史最为悠久、最广泛的一种剂型。由于其制备方法简便、药材加减灵活、奏效迅速，能适应中医辨证施治需要，具有制备简单易行、吸收快、能迅速发挥药效等特点，故被广泛使用于临床治疗中。汤剂适应中医的辨证施治，随症加减的原则。临床医师或坐堂医师开出汤药处方，在药房、药店配药后，自行煎煮取汤，或交由医院（药店）煎药房煎煮后直接交患者服用。汤剂因体积较大，且没有防腐能力，服用、携带和贮存都不方便，因此部分医院尝试以中药颗粒剂代替中药饮片调配汤剂，极大地方便了患者。但由于汤剂在煎煮过程中，不同成分之间的变化较复杂，故汤剂在中医临床上仍占据重要地位。

（二）汤剂的给药途径

汤剂的给药途径主要分为内服和外用两种。

1. 内服 主要是口服，药液进入胃肠，直接被吸收，起效快。中药汤剂服用注意事项如下。

（1）服药时间 应根据病情来决定。病在上焦的（心、肺部）宜饭后服；病在下焦的（膀胱、肠）宜饭前服；清热解毒药、润肠泻下药、滋补药宜空腹服，此时胃中空虚容易吸收。所谓空腹服即指早饭前一小时或晚饭后一小时服药；驱虫药应在早晨空腹服，服药前应喝点儿糖水，这样可以提高杀虫的效果；攻下药在解大便后应立即停服；安神药、滋补药、延缓衰老的药物都宜睡前服用；安眠药应在睡前2小时服用；治疟药应在发作前2小时服用；助消化药在服药前应少量进食以助药效；急诊用药则不拘时间；遇汗难出者，可缩短服药的时间，以利于发汗。

（2）服药方法 汤剂在治疗一般疾病时均宜采用温服法，对有特殊治疗需要的应按特殊的服法服用；凡属理气类药，热则易舒，凉则增滞；活血、补血、凉血、止血类药，寒则瘀滞，热则沸溢；凡服解毒剂，俱宜冷服，可使毒物之瘀滞易于排出，热服则增毒物之宣散；凡热性病宜冷服（如四虎汤），而寒性 病则宜热服，发散攻下，以助药力；行血通络达筋骨者宜热服，收涩固精止血之剂则宜冷服；除烦止渴祛暑之剂宜热服，解表药多属辛散之品，功能疏散肌表，宜热服；清热药和消暑药宜冷服；大热病用寒药应温服；大寒病用热药应冷服；对于不应冷服的汤剂在服用后会引起胃肠刺激，出现腹痛或呕吐，用生姜擦舌可止。

（3）服药剂量 中药汤剂均是煎煮2~3次后的合并液，再按临床需要分次服药，一般来讲，每次以服用150ml为宜；发热患者服清热解毒剂时，药液可稍多些以助药力；生津止渴药，药液量也应多，并可代茶频服；身强者服药多些，身弱者如儿童和重病患者，服药量应少些。

（4）正确的服药次数 一般汤剂一日分早晚两次服用，清热解毒药可每日服3~4次。补液药应早晚各服1次，发汗药可加服2~3次，含咽药汁可少量多服几次。

2. 外用 多用于洗浴、熏蒸、含漱。既可治疗疾病，又可用于日常保健，应用广泛。

（1）洗浴 是用药液浸洗全身或局部。多用于治疗疮疹溃疡，能使药液直达病处，迅速发挥清热解毒、生肌止痒的作用。亦可用于治疗风湿疼痛或日常保健。

（2）熏蒸 用药液趁热熏蒸肢体，使药物通过肌肤渗入筋骨，起到祛风、散寒、除湿的作用。

（3）含漱 是将药液含于口腔一段时间，然后漱出，不经肠胃，直接作用于患处。常针对热毒引起的口腔、咽喉疾病，使药液迅速发挥清热解毒的作用。

二、汤剂煎煮的设备

（一）传统型煎药器具

传统器皿的材质可分为铁铜铝器、瓦罐、搪瓷、不锈钢、砂锅、紫砂等。以传统煎药器具砂锅、陶瓷罐、不锈钢锅（筒）为多，禁用铁铜铝器。传统型煎药器具的优点：制备量小，受热均匀，性能稳定，成分不易损失，可进行复杂的特殊煎法操作。缺点：效率低、费力。目前人们使用最广泛的煎药器具为硅酸盐类制品，即陶瓷砂锅。其性质稳定，不会与药物发生化学反应，导热均匀，热力缓和，水分蒸发小，散热慢，保温性强，且相对廉价。

想一想3-4

砂锅是煎煮中药常用的器具，在使用过程中需注意哪些事项？

答案解析

看一看

煎药不用铁器

自古以来，煎药不用铁器。陶弘景说："温汤勿用铁器。"李时珍说："煎药并忌用铜铁具，宜银器、瓦罐。"

现代研究证明，铁质器具虽传热快，但其化学性质不稳定，易氧化，在煎煮时能与中药所含多种成分发生化学反应。如与鞣质生成鞣酸铁，使汤液色泽加深，药味变涩变酸；与黄酮类成分生成难溶性络合物；与有机酸生成盐类等，均可影响汤剂质量。采用铁质器具煎煮所得的汤剂色泽不佳，且铁质器具易生锈，若铁锈混入汤液中可能会引起恶心、呕吐等不良反应。故煎药器具不宜用铁器。

（二）改良型加热砂锅

家用自动煎药壶，常为分体加热。壶体整体都采用紫砂、瓷器制作，电热装置设计在内胆之外，是传统与现代结合，加入电能和电子等现代元素，安全可控，煎药生活两用。

改良型加热砂锅优点：传热性能均匀稳定，对成分不易破坏，可控、安全省力。缺点：造价较高，对热源有选择性。

（三）砂锅的使用注意事项

1. 新买来的砂锅，可加洗米水煮沸，这样在以后的使用中不容易炸裂。
2. 用砂锅煎药时，要逐渐加温，不要骤然武火加热，防止胀裂。可用文火慢煎，并不时用木勺进行搅动。
3. 砂锅离火时，不可骤然冷却。热砂锅不能直接放在瓷砖或水泥地面上，应放置在干燥的木板、草垫、铁圈或其他耐热的东西上，以免锅体内外冷热不均，发生炸裂。
4. 使用时应当轻拿轻放，避免摔撞。
5. 不可干烧。
6. 不可在砂锅表面温度尚未降下来之前用水洗，防止炸裂。
7. 砂锅上火时要保证锅底干燥。
8. 煎药时可配计时器，防止锅干药糊。

（四）现代型煎药机

现代煎药机是一种能够快速煎药的设备。中药汤剂是中药的传统剂型之一，汤剂质量的好坏直接影响临床疗效，汤剂影响疗效的物质基础主要是汤剂中煎出的有效成分，因此要发挥中药汤剂的临床疗效，必须要尽最大限度地煎出有效成分。传统的小锅单剂自煎，费时、费力，除解表药煎煮的时间稍短外，一般要每天至少花 2 个小时以上。有了现代煎药机煎后，患者只需将药交给药房，由药房负责煎制，当天下午可取回煎好的汤剂，整个疗程可一次性带回家，包装好，携带服用方便。制备量较大，适合医院、药品经营企业加工或代加工。

现代型煎药机的优点：自动化程度高，并可与液体包装机联用（塑料袋包装），省力、方便、实用、卫生，药液放置时间延长，用于质地较硬的中药煎煮，可提高效率。缺点：成分有一定损失，不适合特殊煎法。

三、汤剂的煎煮 微课3

（一）煎煮流程

汤剂的制备工艺包括“煎药前准备→药材浸泡→加热煎煮→过滤药液→复核发药”等步骤。

1. 煎药前准备　煎药人员接到药后，需核对中药调配结果与代煎单，煎药签与处方是否相符，姓名、剂数、日期是否正确，并准确识别是否有特殊煎法要求。煎药所需器械进行处理，包括检查供电、供气是否正常；煎药锅和盛装药液容器的清洗；检查煎药机是否已经清洁且达到规定的洁净要求；设备的运行牌是否有待运行标志等。

2. 药材的浸泡　煎煮前药材浸泡宜用冷水，要求中药饮片浸泡后，充分湿润。浸泡时间，应根据药物质地和性能而定，如方中药材多为花、叶或茎枝类药，一般浸泡30分钟左右，浸泡至花、叶或茎枝类药材软化不易折断，断面无干心；方中如多坚硬木质类、根及根茎类、果实种子类，或矿物、化石及骨甲、贝壳类药，则应浸泡40～60分钟，以使药材湿润、充分软化、水分部分渗入组织内部，断面有水分渗入的潮湿痕迹，药材表面均见水迹。浸泡药物的目的是使水分充分渗透至药材的组织内部，增加或加快有效成分溶出，以便加热后各种成分能最大限度地浸出，提高煎煮效率。没有充分浸泡的药材，加水煎煮时表面附着的高分子物质易糊化或凝固，阻碍水分到达组织内部，从而降低成分的提取效率，影响汤剂的质量。

（1）煎药用水

1）用水　古代医家对煎药用水颇为重视。张仲景在《伤寒杂病论》中将煎药用水分为普通水、井花水、潦水、浆水、泉水、甘澜水、东流水、酒水各半煎、酒煎、水醋煎、蜜煎等。并且不同的水煎药有不同的用途功效，应用于不同的煎剂。目前煎药用水除处方有特殊要求外，使用一般的是自来水。煎药用水应使用符合国家标准的饮用水，如矿泉水、纯净水等。此外泉水、河水、井水，只要无异味、无污染、洁净澄清，含矿物质及杂质少的亦可。

2）加水量　常用的加水方法有两种：①将药材置于煎锅内，第1次煎煮以加水至水面高出饮片3～5cm为度，第2次煎煮加水可超过药渣表面1～2cm。这种方法操作简单，使用率高。②取药材的总重量10倍量的水备用。其中70%用于第1次煎煮，余下的30%用于第2次煎煮。药材质地不同，吸水量会有显著差异，应根据实际用药及时调整加水量。对于同等质量的药材，质地坚硬的药物如矿物、贝壳类，吸水量少，其加水量应小于一般药物的用水量；质地松泡的药物如全草、花、叶类等，吸水量多，其加水量则应大于一般药物的用水量。

（2）浸泡　在煎煮之前先用冷水浸泡一段时间，药材被湿润而变软，药材细胞充水膨胀，使有效成分先溶解在药材细胞中，再渗透扩散到细胞外部的水中，有利于煎出有效成分。若药材含淀粉、蛋白质较多，不经浸泡而直接煎煮，会使药材表面的淀粉糊化，蛋白质凝固，堵塞药材表面的毛细孔道，水分进不去，有效成分不易被煎出，影响药物疗效。

1）浸泡时间　首先要根据药材质地而定，花、茎、全草等质地疏松的药材饮片，可浸泡20～30分钟；根、根茎、种子、果实等质地坚硬的药物，可浸泡60分钟；凡是矿物、动物、蛎壳类药材，浸泡时间需更长一些，这样才可湿润药材，能使其充分膨胀，药材变湿变软，便于有效成分煎出。其次，浸泡时间还应考虑到季节对药物成分性质的影响，春夏炎热季节，中药浸泡时间不宜过长，以免药物酶解或霉败；而在秋冬寒冷季节，多数中药浸泡时间可适当延长。

2）浸泡程度　一般花叶类饮片应软化至不能折断，断面无干心；根、茎、果实类饮片断面有水分渗入的潮湿痕迹；中药饮片表面均应见水迹。

3. 加热煎煮 加热可软化药材组织，提高成分的溶解度，并加快成分的扩散速度，从而有效地提高成分的浸出效率。但如果加热温度过高，或加热时间过长，则易使不耐热的成分受热破坏。根据浸出过程中分子扩散的一般规律，大多数有效成分都是小分子物质，而小分子物质扩散速度比大分子快，故小分子物质先被浸出。而随着时间的延长，大分子成分也逐渐被大量浸出。由于大分子多数为无效成分，故加热时间过长，可能还会导致无效成分增多。煎煮阶段是影响汤剂质量的关键环节，必须严格加以控制。煎煮要求：煎煮充分，饮片无硬心，药渣不焦糊。收汁量要求：一般控制在加水量的1/4～1/3。

（1）煎煮次数 中药一般要煎煮2～3次，最少应煎2次。煎煮次数太少，药物有效成分提取不完全，药材损失大。但煎煮次数太多，会消耗过多的时间和燃料，而且煎出液中杂质含量也会随之增多。试验证明，汤剂煎煮2次能煎出药材总成分的80%～90%，所以一般而言，一服中药煎煮2次或3次为最佳。

（2）煎煮火候 即火力，中医习称“火候”。主要包括“文火”和“武火”。文火为小火，也称“弱火”“慢火”，温度较低，水分蒸发缓慢；武火为大火、急火，又称“紧火”“强火”，温度较高，水分蒸发较快。煎药时，一般是“先武后文”，即煎煮初时使用武火，令水迅速沸腾，达到所需温度，再改用文火，保持微沸状态，减少水分蒸发，以免药汁溢出或过快熬干，有利于有效成分的溶出。此外，根据汤剂类型，煎药的火候也有区别如下表3－9。

表3－9 煎药火候

汤剂类型	所需火力
解表药	武火速煎，“气足势猛”，药力迅速
一般药	“先武后文”，使有效成分充分煎出
补益药	武火煎煮至沸腾，改用文火慢煎，使药汁浓厚，药力持久

（3）煎药时间 煎药时间的长短，与加水量的多少、火力的大小、药物吸水能力与治疗作用等因素有关。计时从水沸时算起，一般为头煎20～30分钟，二煎10～20分钟，煎药时间见表3－10。

表3－10 煎药时间

汤剂类型	头煎时间（分钟）	二煎时间（分钟）
解表药	15～20	10～15
一般药	20～30	15～20
补益药	40～60	25～30

（4）煎取药量 煎药所得的药液量应控制在一定范围内，一般内服汤剂成年人每剂400～600ml，日服2次；儿童酌减，一般学龄期儿童100～300ml，婴幼儿70ml左右，或遵医嘱。外用汤剂的药液可控制在500ml。

4. 过滤药液 中药饮片煎煮好后，要趁热滤过，以免有效成分沉淀附着在药渣上，用200目筛或纱布过滤，头煎药汁另器保存，药渣加水煎煮第二次，按同样方法操作，一般在最后一次煎煮时，趁热将药液滤过后，将药渣用双层纱布包好，压榨药渣内剩余药液，合并于之前煎煮所得的药液中。药物残渣挤出的残液量一般不超过残渣的20%。合并煎液，药液中无药渣及其他不溶物，灌装于指定容器中，或密封于塑料袋中，贴好包含患者姓名、科别、处方号、日期等内容的标签，存于药柜。在煎煮过程中应填写汤剂煎药记录，最后填写汤剂加工记录。

5. 复核发药 对代煎好的汤剂，按照调剂程序要求，煎药人员按发药程序核对科别、姓名、性别、年龄、方剂类别等无误后签字发药。按调剂操作要求核对患者的姓名、性别、日期、处方号等，确定无误后将煎好的汤药交付患者，同时交代汤药的使用方法、贮药方法等注意事项；住院病房煎剂与当班护士办理交接手续，并做好交接记录。

（二）特殊煎煮方法

部分药物的特殊煎煮法归纳起来包括先煎、后下、另煎、包煎、冲服、烊化、兑服等多种方法。

1. 先煎　“先煎”即延长中药煎煮的时间。先煎的目的是为了增加药物的溶解度，降低药物的毒性，充分发挥疗效。对于“先煎”的中药，由于使用要求及煎煮时间各有不同，故在煎煮该中药前，必须弄清先煎的目的、时间及听从医师、药师的用药嘱咐，以免用药不当而危及生命安全。先煎药应当煮沸 10～15 分钟后，再投入其他药料同煎（已先行浸泡）。

（1）矿石类、贝壳类及动物的角、骨、甲类药物，因其质地坚硬，有效成分不易煎出，必须先煎。如生珍珠母、龟甲、鳖甲、水牛角片/丝、鹿角霜、赤石脂等，这些药物必须事先捣碎，加水单独先煎 15 分钟，再加入其他药物一同煎煮。

（2）有毒药物如乌头、附子等，要先煎 1～2 小时，达到降低毒性或消除毒性的目的。

（3）某些植物药如天竺黄、藏青果、火麻仁只有先煎、久煎才有效。

2. 后下　“后下”即缩短中药煎煮的时间。一般在出锅前 10 分钟加入药物。需要后下的中药，通常分为两类：①有效成分易挥发的，煎煮时间过久会使有效成分散失而失去药效，一般在其他群药煎好前 5～10 分钟入煎即可；②有效成分易破坏的，煎煮时间过久会破坏有效成分失去药效，一般在其他群药煎好前 10～15 钟入煎即可。

3. 包煎　指将中药用白布或纱布包裹后跟群药一起煎煮的方法。需要包煎的中药通常有以下三类。①含黏液质较多的中药，在煎煮过程中容易黏糊锅底，需要包煎，如车前子等；②富含绒毛的中药，脱落的绒毛混入药液后会刺激咽喉，引起咳嗽，宜包煎，如枇杷叶、辛夷等；③花粉等微小中药，因质轻、疏水性强，宜包煎，以避免漂浮或溢出药罐而影响有效成分的煎出，如蒲黄等。

4. 另煎　指将中药单独煎煮、取汁的方法。一些名贵药材，为使其有效成分充分煎出及减少有效成分被其他药渣吸附引起的损失，通常将其单独煎煮 2～3 次，合并每次煎煮液存放，再将药渣并入其他群药合煎，然后将前后不同煎煮的药液混匀后分服，如人参、西洋参、天麻、羚羊角等名贵药材。

5. 冲服　即用温开水或刚煎好的药液冲泡药物。主要适用于某些有效成分溶于水和有效成分受热易被破坏的药物，以及少数贵重药物和用量极小的药物，还有少数液汁类药物，如飞朱砂粉、甘遂粉、蔻仁粉、砂仁粉、沉香粉、檀香粉、肉桂粉、三七粉、珍珠粉、牛黄、麝香、羚羊角粉、猴枣粉、鹿茸粉、紫河车粉、白及粉、琥珀粉、雷丸粉、鹤草芽粉、竹沥、梨汁、姜汁、藕汁、鲜地黄汁、荸荠汁等。请注意：雷丸粉只需 60℃左右的开水冲泡即可；沉香、肉桂、檀香、三七、牛黄、麝香等用量特别小的粉末，尚可分次直接放入口中，用水吞服，不一定采用冲泡之法；有的液汁类药亦可分次直接饮服。

6. 烊化　又称溶化，指将中药加热溶化。一些胶类、蜜膏类中药不宜与群药同煎，以免煎液黏稠而影响其他药的有效成分煎出及结底糊化，影响煎煮，应单用水或黄酒将此类药物加热溶化，待其他药煎至预定量并去渣后，将溶化的药液置于其中，再微火加热、不断搅拌，待充分混溶后，再装瓶或装袋分发、使用，如阿胶、鹿角胶、龟甲胶、鳖甲胶、鸡血藤膏、饴糖、蜂蜜等。芒硝、玄明粉等使用时也需溶化，但仅需加热水溶化，一般无需至火上加热，且多系单独外用。

7. 兑服　是指将另煎或烊化好中药兑到煎煮好的中药液中一起服用，也可用温开水或酒调匀兑服。如人参单独煎煮好后兑到煎煮好的群药中一起服用。

8. 煎汤代水　一般体积庞大吸水量较大的药物，如丝瓜络、灶心土、金钱草、糯稻根等，宜先用水煎煮 15～25 分钟后，去渣，用其药汁当溶媒再煎煮其他药物。还应特别注意，先煎药、后下药、另煎或另炖药、包煎药、煎汤代水药在煎煮前均应当先行浸泡，浸泡时间一般不少于30分钟。

练一练3-4

下列药物需要先煎的是（ ）

A. 菟丝子　　B. 草乌　　C. 芒硝

D. 阿胶　　E. 车前子

答案解析

看一看

汤剂的分类

按照制备方法的不同，汤剂可以分为煮剂、煎剂、煮散和饮剂四种类型。

1. 煮剂　是将药物加热煎煮至一定温度，保持一定时间后，去渣所得的液体剂型。煮剂具有简单易行、浓度适中、吸收快、起效快、作用强的特点，是最常用的汤剂类型。

2. 煎剂　是将经过煎煮去渣的药液，再经加热浓缩所得的液体剂型。煎剂加热的时间较长，药液的浓度较高，在体内缓慢吸收，以延长药效，如大乌头煎等。

3. 煮散　是将药物粗粉或细粉，分装或临用时称取，与水共煮或引药煎煮，连同药沫一起或去渣服用的一种剂型。煮散具有煎煮时间短、溶出速度快、能较好地保留挥发性成分等优点，如银翘散等。

4. 饮剂　即沸水泡药，主要是指花叶类及部分易浸出有效成分的药材，用开水浸泡代茶频服，又称代茶饮。具有冲泡方便、随饮随泡等特点。常用于饮剂的花类如金银花、红花、西红花、菊花；叶类如桑叶、竹叶、香薷、大青叶、藿香、薄荷；其他类如胖大海、地丁、蒲公英、桔梗、麦冬。

四、煎药机煎煮

（一）煎煮前准备

（1）检查设备和工作场所是否有上批遗留的产品、文件或与本批次生产无关的物料。

（2）检查水、电供应是否正常。

（3）煎药机是否通电，工具、器具等是否齐全。

（4）煎药机调整：接通电源，第一次按电箱上的设置键，显示屏数字在闪烁状态，用▲和▼键调整，设定所需温度。

（二）装袋

将待煎制的中药饮装入药布袋内，几付药全部倒在一起倒入过滤袋，扎紧熬药袋口（预留足够空间），将装药后的药布袋放入煎药机不锈钢过滤网桶中，再将装完药的不锈钢过滤网桶放进煎药锅的玻璃筒里，盖好锅盖。按需要注入清水。

（三）泡药

药材浸泡宜用冷水，要求中药饮片浸泡后，充分湿润。浸泡时间，应根据药物质地和性能而定。浸泡药物的目的是使水分充分渗透至药材的组织内部，增加或加快有效成分溶出，以便加热后各种成分能最大限度地浸出，提高煎煮效率。没有充分浸泡的药材，加水煎煮时表面附着的高分子物质易糊化或凝固，阻碍水分到达组织内部，从而降低成分的提取效率，影响汤剂的质量。

将装袋完毕的药材按每付800～1000ml水浸泡在不锈钢容器泡药桶。将熬药号牌标注在处方上，将患者姓名、付数、熬药牌等登记在熬药本上。然后适当翻转药袋继续浸泡至透为止。

（四）煎药

清洗煎药机，打开排废液阀，放干净水，关闭排废液阀门，关闭排药液阀门，把浸泡透的药袋放入药锅，加入浸泡的液体，根据处方类别，查看量是否足够，加水量根据不同的药材做适当调整，熬药号牌一并夹在熬药机上，以防出错。煎药机内放入中药和水后，盖上锅盖，旋紧手柄，关闭放气安全阀。按一下“加热”键，“加热指示灯”亮（红色）、“武火指示灯”亮（黄色），数字显示器显示加热时间。设置文火加热时间：通过▲和▼键来调整，待武火加热到设置时间后，设备自动跳转到文火加热。

1. “武火”加热时间到达设定值时，有“嘀”声音响提示，煎药锅的加热方式自动由“武火”转换为“文火”方式。此时“文火指示灯”亮（绿色），煎药锅处于半功率加热状态。这时数字显示器显示的是“文火”加热时间的设定值，并倒计时显示。文火加热时可利用▲和▼键修订加热时间。

2. “文火”加热时间倒计时显示为零时，由程序控制已经停止加热，并且有笛声提示，加热指示灯（红色）灭，表示煎药程序全部结束。

若有先煎、后下、另包的药，遵医嘱。

（五）包装

包装开始前先确定充填主阀门打开，按一下“热合”键，煎药电控板电源接通，辊轴加热管开始加热，其他按键处于待命状态，数字显示器最后一位显示“0”。

按“设置”键选择工作状态：（包装）袋数→（包装）容量→上辊（热合温度）→下辊（热合温度），用“上调”“下调”键来调整各状态下参数。

待上、下辊（热合温度）达到设定温度时，相应指示灯亮。按包装电控板上的“包装”“注入”键，就可以进行包装了。

“热合”键可提前打开，避免等待辊温升温时间，另辊温出厂时已调整好设定温度，如无特殊需要，使用者不必自行调整。

（六）清场

煎药结束，关闭煎药机电源，将药渣取出，煎药锅煎药包装完毕后，对玻璃筒、锅底、过滤网桶、储液槽、充填管道及药液输送管道必须进行清洗。玻璃筒及锅底的清洗禁止使用铁刨花或掉毛的刷洗工具。

1. 先使用“自动”档位将封切辊轴停在指定位置。

2. 用剪刀剪去封切主机下部的包装袋封口。

3. 在卸料口处放一容器。

4. 贮液筒的清洗禁用铁刨花及掉毛毛刷等工具，以免固体杂质堵塞管道。打开充填主阀门、备用阀门，洗刷水可以从备用阀门迅速放掉。

5. 充填管道的清洗，利用“注入”键。在贮液筒中倒入清洁水，打开充填主阀门，（关闭备用阀门）反复开启“注入”键，将水从注入管排出，充填管道即得到充分的清洗。

（七）填写记录

具体见表 3－11。

表 3-11 汤剂煎药记录

日期　　年　月　日					
病区　　科		床号	姓名		性别
贴重		方药类型			
浸泡时间		从　时　分至　时　分，共计　分钟			
煎数	加水量（ml） （　时　分）	沸腾时间 （　时　分）	搅拌次数	终止加热时间 （　时　分）	汤液量（ml）
1					
2					
3					
特殊煎法及药名					
制备过程					
总药量					
汤液质量					
操作者			检查者		
备注					

（八）煎药机煎药注意事项

（1）为保证人身安全，必须做好接地保护。

（2）压力煎药机打开锅盖前，必须打开排气安全阀，排掉锅内压力。在煎药过程中严禁打开排废液阀门，防止人员烫伤。

（3）煎药前需根据处方中药属性，确定浸泡时间、煎药时间长短。注意先煎后下、另煎、包煎等，按医嘱操作。

（4）煎药过程中，包装药的无纺布袋破损，一定要把药渣清洗干净后再用，防止残渣打到包装机后造成包装机的堵塞。

（5）煎药机切忌干烧。

（6）清洗过程中，电器控制部分不能用水清洗。

（7）发药时一定要核对处方、姓名，以防发错药。应告诉患者服药方法、储药方法。

（九）煎药室工作制度、操作常规和质量要求

煎药是制备中药汤剂的一项专业操作技术。汤剂的质量不仅与煎药器具、煎药热源、饮片规格、加水量、煎煮次数、煎煮时间等有直接的关系，而且与工作人员的责任心及专业技术水平有关。汤剂的质量对药物的疗效有着重要的影响。为了保证汤剂的质量，必须建立完善的煎药工作制度及操作规程。

1. 煎药室工作制度

（1）煎药操作人员应具备一定的中药专业知识，熟悉汤剂制备操作技能和操作常规，经培训后在药师指导下上岗工作。

（2）煎药操作人员必须身体健康，无传染病、精神病、皮肤病，每年必须进行一次健康检查并建立健康档案。

（3）煎药操作人员在操作时应穿工作服、戴工作帽，做好个人卫生。注意安全，做好防火、防毒、防盗措施，下班前关好门、窗、水、电。所用制备器具应随时刷洗干净，保持清洁，保持制备室内环境卫生整洁。

（4）煎药操作人员必须严格遵循汤剂制备操作规程，认真执行核对、记录及交接手续，避免差错事故的发生。

（5）用于煎药的容器宜选择化学性质稳定、传热均匀、较牢固的器皿。

（6）因病情需要急煎的中药，煎药室必须立即调整煎药次序，优先煎煮，保证急煎中药从接药到服药时间不得超过 2 小时。

（7）其他人员非公事不得进入煎药室，不得进行与汤剂制备工作无关的活动。

2. 煎药操作常规

（1）煎药室收到待制备的药物后，应与处方药味、剂数、重量核对，查看是否有需要特殊煎煮的饮片。核对瓶签所记科别、患者姓名、日期、取药号或病床号等，是否与处方内容相符。发现疑问应及时与医师或调剂人员联系，确认无误后方可加水煎煮。

（2）群药按一般煎煮法煎煮，需特殊煎煮的药材按特殊煎煮法处理，确保煎药质量。

（3）煎药时应坚守岗位，注意经常搅拌并随时观察煎液量，使饮片充分煎煮，避免出现煎干、煎糊现象。如发现煎干、煎糊现象时，应另行调配，重新煎煮，保证药液质量。

（4）每剂药煎好后应及时趁热滤出煎液，以免温度降低后影响煎液滤出而降低有效成分的含量。药渣应保存 24 小时，以备必要时查对。

（5）内服、外用煎煮器及服药瓶要严格分开使用。煎好的内服药与外用药必须标记清楚或有醒目标识。

（6）打印的煎药卡或标识从领药时起，必须紧随药袋、浸泡容器、煎煮容器和盛药容器转移，每个工序都有操作人员签名。核对药瓶标签上科别、患者姓名及取药号或床号，准确无误后方可发出。

（7）建立煎煮登记和差错事故登记，避免差错事故的发生。

3. 煎药的质量要求

（1）处方调配必须符合药品标准规定和要求。

（2）煎药应严格按照中药汤剂制备的操作常规和制备方法进行。煎煮后的残渣无硬心，应充分煮透，使药效成分溶出而发挥疗效。

（3）操作过程应认真负责，控制好煎煮火候和时间。煎煮后的药物不得烧焦糊化，否则影响汤剂的质量。

（4）煎煮后应充分过滤，药物残渣挤出的残液量一般不超过残渣的 20%。

（5）每种汤剂制备后应具有原方剂中药物的特征气味，不得有焦糊或其他不正常霉腐异味。

（6）每种汤剂制备后应具有相应的色泽，汤液应澄明、少量沉淀物经振摇后能均匀分散。汤液中不得有异物。

五、影响汤剂质量的因素

中药汤剂的煎煮实质上是使有效成分转移到药液中的过程，影响这一过程的主要因素有饮片规格、加水量、煎煮时间、煎煮次数等。

（一）饮片规格

从理论上讲，药材粒径愈小，成分浸出率愈高。但是粉粒过细，会给滤过带来困难。实际制备时，对全草、花、叶及质地疏松的根和根茎类药材可直接入煎或切段、厚片入煎，对质地坚硬、致密的根和根茎类药材切成薄片或粉碎成粗颗粒入煎；对含黏液质、淀粉较多的药材，亦宜切片入煎，以防煎液黏度增大，妨碍成分扩散，甚至焦化糊底。

（二）加水量

加水量是饮片吸水、煎煮时机器蒸发量及煎出所需药量的总和，影响着中药汤剂的质量好坏，煎煮中药饮片时，其加水量直接影响中药饮片中有效成分含量的析出。煎药机煎煮中药汤剂时，加水量靠煎药人员的经验把握，依据药材的质地不同选择适宜水量。

（三）煎煮时间、火候控制、煎煮次数

1. 煎煮时间 应当根据方剂的功能主治和药物的功效确定。一般药物煮沸后再煎煮 20～30 分钟；解表类、清热类、芳香类药物不宜久煎，煮沸后再煎煮 15～20 分钟；滋补药物先用武火煮沸后，改用文火慢煎 40～60 分钟。药剂第二煎的煎煮时间应当比第一煎的时间略缩短。

2. 火候控制 传统煎药经验将火力分为“文火”和“武火”。一般药物煎煮应坚持“先武后文”的原则，即先用火力较大的武火将药物煮沸，沸后则改用火力较弱的文火慢熬，保持微沸状态，既避免药液溢出，又有利于有效成分煎出。煎药过程中要搅拌药料 2～3 次。搅拌药料的用具应当以陶瓷、不锈钢等材料制作的棍棒为宜，搅拌完一药料后应当清洗再搅拌下一药料。

3. 煎煮次数 每剂药一般煎煮两次，将两煎药汁混合后再分装。煎液得量较多，则煎出率愈高，但无限制地增加得量，其无效成分也会随之大量浸出，影响质量和服用效果。

第五节 中成药调剂

PPT

中成药是指在中医药理论指导下，经过药学和临床研究，获得国家药品监督部门的批准，以中医处方为依据，以中药饮片为原料，按照规定的生产工艺和质量标准制成一定剂型、质量可控、安全有效的药品。中成药具有历史悠久、应用广泛、副作用小、安全有效且服用方便等多种优点。由于中成药品种繁多、配方各异、剂型复杂、疗效不同，若使用得当，可迅速奏效；反之，轻则浪费药品和贻误病情，严重者可危及生命。

中成药调剂是药师根据医师处方调配各种中成药，或根据患者的轻微病症来推荐患者购买中成药非处方药的过程。药师应当按照标准操作程序调剂处方药品，严格执行“四查十对”，认真审核处方，准确调配药品，正确粘贴标签，向患者交付药品时，按照药品说明书或处方用法用量，进行用药交代指导。合理正确的调剂工作程序是确保调剂快速、准确，保证调剂质量的重要因素。中成药处方调剂的程序如图 3－48 所示。

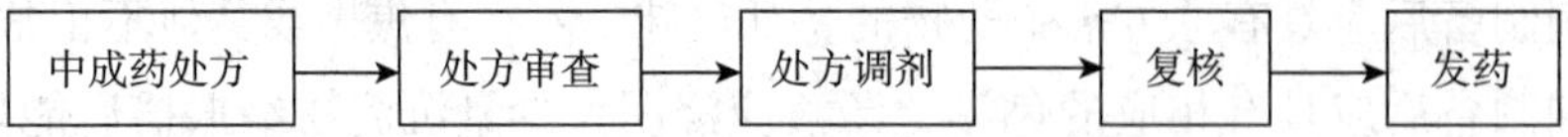

图 3－48 中成药调剂的一般程序

一、处方审查

处方审查是药师综合运用中医学基础、中药学、实用中成药与方剂、中药制剂技术及药事管理与法规等知识，对医师处方、医嘱的有效性和合理性进行审核、判断和干预的过程，是保证患者用药安全、有效的重要药学服务措施。

（一）处方审查的原则和要求

审方是调剂工作中第一个关键环节，应对处方所写的各项内容进行审核，包括处方规范性审核和用药适宜性审核。在审方时应注意以下内容。

1. 认真审查处方各项内容，包括处方前记、正文和后记是否清晰完整，并确认处方的合法性，对

不规范处方或不能判定其合法性的处方不得调剂。对老年、妊娠期、儿童等特殊人群的用药适宜性进行重点审核，如发现问题，应向处方医师或患者核对。

2. 药师审核处方后，认为存在用药不适宜时，如有妊娠禁忌、配伍禁忌、超剂量用药、超时间用药、服用方法有误、毒麻药使用违反规定等，应当告知处方医师，请其确认或者重新开具处方。

3. 药师发现严重不合理用药或者用药错误，应当拒绝调剂。

（二）处方审查的主要内容

1. 处方规范性　①片剂、丸剂、胶囊剂、颗粒剂分别以片、丸、粒、袋为单位；软膏剂及乳膏剂以支、盒为单位；溶液剂、注射剂以支、瓶为单位，应当注明含量；②西药和中成药可以分别开具处方，也可以开具一张处方；③每张中成药处方不得超过5种药品，每一种药品应当另起一行；④药性峻烈的或者含毒性成分的药物应当避免重复使用。

2. 中成药的名称　按照中医诊断结果选用适宜的中成药。中成药名称应当使用经药品监督管理部门批准并公布的药品通用名称，医院中药制剂名称应当使用经省级药品监督管理部门批准的名称。

3. 中成药的用法用量　由于中成药剂型多样，药性各异，主治病证各不相同，故用法用量各不相同，因此正确地把握中成药的使用方法，采取合理给药途径，准确地掌握使用剂量，对保证安全有效地使用中成药具有十分重要的意义。

（1）用法用量应当按照药品说明书规定的常规用法用量使用，特殊情况需要超剂量使用时，开方医师应当注明原因并再次签名。有使用剂量范围的中成药，老年人剂量应选偏小值。

看一看

关注中成药用药剂量

由于中成药大多数由中药饮片制成，毒性低，安全系数大，因此广泛用于多种慢性病或正气虚弱病症的调治，剂量要求也不像西药制剂那样严格，这是中成药的一大优点。然而我们绝不能因此就忽略中成药的使用剂量，特别是近年来中成药已逐渐用于治疗危重急症，如中风痰迷、热病神昏、小儿急惊风、肺热喘咳、风湿顽痹、胸痹心痛、肿瘤等，并显示良好的效果，一些含有毒成分的中成药也被临床广泛应用，如剂量控制不当，可引起药物不良反应的发生。临床有由于医师用量过大，或患者自行服药，或长期连续用药而引起中成药的不良反应，甚至引起中毒死亡的病例报告。因此，对含有砷、汞、铅及斑蝥、蟾酥、马钱子、乌头、巴豆等有毒成分的中成药一定要严格控制使用剂量，不可过服，且不可连续长期用药，以免引起过量或蓄积中毒事故的发生。再如破血消癥的鳖甲煎丸，破气导滞的开胸顺气丸，峻下逐水的舟车丸等也都属于作用猛烈、容易损伤正气的中成药，也要严格控制使用剂量，用之不当或过量使用，也将损害机体，引起毒副反应。

（2）能口服给药的，不采用注射给药；能肌内注射给药的，不选用静脉注射或静脉滴注给药。

（3）中药注射剂应单独使用，如确需同时使用两种或两种以上中药注射剂，严禁混合配伍，应分开使用。

（4）中成药的内服方法。一般中成药均以温开水送服，但有的中成药用配伍适当的“药引”送服，以增强疗效或起协同作用。幼儿使用散剂时，可采用乳汁或糖水将其调成稀糊状喂服，这样既可矫味又不致呛喉，此法也可用于吞咽困难者。有的中成药需要含化，将中成药含于口中约1分钟，使其缓缓溶解和发挥疗效，然后再咽下，此法多用于咽喉肿痛患者，如六神丸、西瓜霜片等，以便迅速发挥消肿止痛之效。对一些神志昏迷或因口腔疾患不能口服的患者，可采用将药物稀释后通过鼻饲管注入胃中，如常用于治疗中风痰迷、热病神昏、小儿惊风等急重病证的安宫牛黄丸、紫雪散、局方至宝散等药可用此法给药，但不可随便撬牙灌服，以免损伤牙齿。医师根据病情需要，有时也可将中成药入汤剂煎煮以增强疗效，如六一散、益元散、左金丸、越鞠丸等。

看一看

“药引”送服中成药

黄酒因其味辛性温，具有温通经络、活血散瘀的作用，故常被作为“药引”，如活络丹、醒消丸、跌打丸、七厘散等可用黄酒送服，一般用量为15～20g。食盐味咸，能引药入肾，如六味地黄丸、大补阴丸等可用淡盐水送服，取其引药入肾，增强滋阴补肾的作用。生姜具有散寒、温胃、止呕作用，可用生姜切片煎汤作为“药引”，如藿香正气丸、附子理中丸等可用姜汤送服，以增强疗效。川芎茶调散用清茶送服，取其清热之效。治疗风热感冒的银翘解毒丸用鲜芦根煎汤送服，取其清热透表生津的协同作用。四神丸、更衣丸用米汤送服，取其保护胃气的作用等。

（5）中成药的外用方法。一般外用药不可内服，特别是含有毒性药物的外用药，更应注意，以免发生事故。即使有的中成药既可内服，又可外用，但在临床使用时，也必须注意其用法用量，确保用药安全有效。

微课4

1）涂患处　洗净患处后直接涂抹药物，如紫草膏、獾油、癣药水等。外用油膏、水剂多用此法。

2）贴患处　是指将中成药外用黑膏药加热烘软后贴敷患处，如狗皮膏；而橡皮膏剂如伤湿止痛膏，可直接贴于患处。

3）调敷患处　将外用散剂或锭剂用适当的液体调成或研成糊状，敷于患处。药物直接接触患处，达到治疗目的。常用的液体辅料有白酒、醋、香油、茶水等。如治跌打外伤的七厘散、五虎丹，用白酒调成糊状，敷于患处，取酒活血通经、疗伤止痛之效。治痈肿疮毒的紫金锭、蟾酥锭，用醋研成糊状敷于患处。用茶水调敷如意金黄散，取茶叶解毒消肿之效。此外，还有用香油调敷黄水疮药，花椒油调敷四圣散，蛋清调敷武力拔寒散等。

4）撒布患处　将药粉直接均匀地撒布于患处，可用消毒敷料或外贴膏固定，以奏消肿解毒、提腐拔脓、生肌敛疮之效，如生肌散、提毒散、珍珠散等。外用散剂多采用此法。

5）吹布患处　将一些外用中成药散剂装入硬纸筒中，吹之使其散布于患处，如吹耳的红棉散，治耳道流脓；吹牙龈的冰硼散治口腔糜烂、牙龈肿痛等。

练一练3-5

七里散可用（　）调成糊状，敷于患处，取酒活血通络、疗伤止痛之效。

A. 水　　B. 醋　　C. 白酒

D. 香油　　E. 茶水

答案解析

4. 用药禁忌　中成药用药禁忌是中医保证临床安全用药的经验总结，它包括配伍禁忌、妊娠禁忌、证候禁忌及服药饮食禁忌四大部分，处方审查时需要审查是否有前三项禁忌。

（1）配伍禁忌　①配伍的中成药中是否含有“十八反”“十九畏”药味。对于中成药处方，只有熟悉中成药制剂的处方内容，才有可能发现此类的配伍禁忌。如治疗风寒湿痹证的大活络丸、天麻丸、人参再造丸等均含有附子，而止咳化痰的川贝枇杷露、蛇胆川贝液、通宣理肺丸等分别含有川贝、半夏，依据配伍禁忌原则，若将上述两组药合用，附子、乌头与川贝、半夏当属相反禁忌之列；②是否含有毒药物中成药的联用。数种功效相似的中成药联用，在各自制剂的组成中，往往有一种或几种相同的药味。因此，联用将会增加某一味或几味药的剂量。如大活络丹与天麻丸合用，两者均含附子；如朱砂安神丸与天王补心丹合用，两者均含朱砂，均会增加有毒药味的服用量，加大患者产生不良反应的危险性。

（2）妊娠禁忌 某些中药具有损害母体及胎元以致引起堕胎的副作用，所以应该作为妊娠禁忌使用的药物。根据药物对母体及胎元损害程度的不同可分为禁用药与慎用药两类。如禁用的品种有舟车丸（含大量峻下逐水、行气破滞之品）、牛黄解毒片（胶囊、丸）（含有毒泻下之品）等。慎用的品种有羚羊清肺颗粒（含有大黄）、香砂枳术丸（含有枳实）等。妊娠期妇女用药时应尽量选用口服途径给药，慎重使用中药注射剂。应尽量缩短妊娠期妇女用药疗程，及时减量或停药。避免或慎重选用含有妊娠禁忌药物的中成药，《中国药典》（2020 年版）收载的妊娠禁用及慎用中成药主要品种见表 3－12。

（3）证候禁忌 每种中成药都有其特定的功效和适用范围，主治相应的病证，因此临床用药亦有所禁忌，称证候禁忌。凡药不对证，即药物的性能功效与所疗疾病的病证相悖，有可能导致病情加重、恶化者，原则上都属于禁忌范围。如二陈丸、二冬膏、清气化痰丸、三子养亲丸都是治疗咳嗽有痰的中成药，但功效不同，主治各异。二陈丸以燥湿化痰为功，主治色白成块，湿痰咳嗽；二冬膏养阴润肺，主治干咳痰黏，燥痰咳嗽；清气化痰丸清热化痰，主治痰黄黏稠，热痰咳嗽；三子养亲丸温肺化痰，主治吐痰清稀，寒痰停饮咳嗽，各有专攻，不能混淆。

表 3－12 《中国药典》（2020 年版）收载的妊娠禁用、忌用及慎用中成药主要品种

禁忌类别	中成药名称
妊娠禁用	二十七定坤丸、十一味能消丸、十二味冀首散、十香返生丸、十滴水（软胶囊）、七厘胶囊（散）、人参再造丸、九气拈痛丸、九分散、九味肝泰胶囊、九制大黄丸、三七片、三七伤药片（胶囊、颗粒）、三七血伤宁胶囊、三两半药酒、大七厘散、大川芎口服液、大黄利胆胶囊、大黄清胃丸、大黄䗪虫丸、万灵五香膏、山楂化滞丸、小金丸（片、胶囊）、小活络丸、马应龙麝香痔疮膏、马钱子散、开光复明丸、天和追风膏、开胸顺气丸（胶囊）、天菊脑安胶囊、天麻祛风补片、天舒胶囊（片）、云南白药（胶囊）、云香祛风止痛酊、木瓜丸、木香槟榔丸、五味麝香丸、比拜克胶囊、止咳宝片、止痛化癥胶囊（片）、止痛紫金丸、少腹逐瘀丸、中华跌打丸、牛黄至宝丸、牛黄净脑片、牛黄消炎片、牛黄清宫丸、牛黄解毒丸（片、软胶囊、胶囊）、片仔癀（胶囊）、化癥回生片、丹灯通脑胶囊（软胶囊）、丹桂香颗粒、丹蒌片、风湿马钱片、风湿定片、风湿骨痛片（胶囊）、风寒双离拐片、乌梅丸、六味安消散（胶囊）、六味香连胶囊、心宁片、心脑康胶囊、心脑宁胶囊、心脑静片、心通口服液、心舒胶囊、玉泉胶囊（颗粒）、玉真散、龙泽熊胆胶囊、平消片（胶囊）、生白口服液、白蚀丸、瓜霜退热灵胶囊、冯了性风湿跌打药酒（禁内服、忌擦腹部）、地榆槐角丸、再造丸、西黄丸、当归龙荟丸、伤痛宁片、华佗再造丸、血府逐瘀胶囊（丸、口服液）、血美安胶囊、血栓心脉宁胶囊（片）、壮骨关节丸、壮骨伸筋胶囊、庆余辟瘟丹、关节止痛膏、安宫止血颗粒、如意定喘片、妇炎康片、妇科千金胶囊、妇科通经丸、红灵散、坎离砂（腹痛者忌用）、花红胶囊、芪冬颐心颗粒（口服液）、芪蛭降糖片（胶囊）、克咳片、克痢痧胶囊、苏合香丸、医痫丸、尪痹片（颗粒）、抗宫炎片（胶囊、颗粒）、抗栓再造丸、利胆排石片（颗粒）、利膈丸、伸筋丹胶囊、伸筋活络丸、肛泰软膏、龟龄集、辛芩片（颗粒）、沈阳红药胶囊、补肾益脑丸、灵宝护心丹、尿塞通片、阿魏化痞膏、附桂骨痛片（胶囊、颗粒）、纯阳正气丸、苦参软膏、肾炎消肿片、肾炎康复片、肾衰宁胶囊、国公酒、季德胜蛇药片、金佛止痛丸、金黄利胆胶囊、金浦胶囊、金蝉止痒胶囊、乳块消片（胶囊、颗粒）、乳疾灵颗粒、乳康丸（胶囊）（前三个月内禁用）、乳康颗粒、乳癖散结胶囊、周氏回生丸、狗皮膏（忌贴腰部和腹部）、泻青丸、治伤胶囊、治咳川贝枇杷滴丸（露）、参附强心丸、茵芪肝复颗粒、荡石胶囊、按摩软膏、胃肠复元膏、骨友灵搽剂、骨折挫伤胶囊、骨刺丸、骨刺宁胶囊、骨痛灵酊、香连化滞丸、复方牛黄消炎胶囊、复方牛黄清胃丸、复方珍珠散、复方夏天无片、复方益母草胶囊、复方益肝丸、便通胶囊、保妇康栓、保济口服液、恒古骨伤愈合剂、追风透骨丸、脉络舒通丸（颗粒）、独圣活血片、养血荣筋丸、养血清脑丸（颗粒）、活血止痛散（胶囊）、活血壮筋丸、宫瘤清片（胶囊）、冠心苏合丸（胶囊）、冠脉宁胶囊、祛风止痛片（丸）、祛伤消肿酊、神香苏合丸、荷丹片、桂枝茯苓胶囊（丸、片）、根痛平颗粒、速效救心丸、唇齿清胃丸、致康胶囊、脂康颗粒、脑心通胶囊、脑立清丸（胶囊）、脑栓通胶囊、狼疮丸、益心丸、益母丸、益母草口服液（片、胶囊、颗粒、膏）、消肿止痛酊、消炎止咳片、消络痛片（胶囊）、消栓颗粒（口服液、肠溶胶囊）、消渴灵片、消瘀康片（胶囊）、消糜栓、消癥丸、调经丸、调经止痛片、调经活血片（胶囊）、通天口服液、通心络胶囊、通幽润燥丸、通窍耳聋丸、通窍镇痛散、通痹片（胶囊）、桑葛降脂丸、培元通脑胶囊、梅花点舌丸、控涎丸、银屑灵膏、银黄清肺胶囊、得生丸、麻仁润肠丸、痔康片、康莱特软胶囊、清宁丸、清泻丸、清眩治瘫丸、清脑降压片（胶囊、颗粒）、清淋颗粒、颈复康颗粒、颈舒颗粒、颈通颗粒、紫龙金片、紫金锭、紫雪散、暑症片、跌打七厘片、跌打丸、跌打活血散、筋痛消酊、舒筋丸、舒筋活血定痛散、舒筋通络颗粒、痧药、痛经丸、强力枇杷露、疏风定痛丸、暖脐膏、腰痛丸（片）、腰痛宁胶囊、腰痹通胶囊、痹祺胶囊、瘀血痹胶囊（颗粒）、痰饮丸、新癀片、障翳散、豨红通络口服液、豨莶通栓丸（胶囊）、槟榔四消丸（大蜜丸、水丸）、鲜益母草胶囊、熊胆救心丸、醒脑再造胶囊、藤丹胶囊、癫痫平片、礞石滚痰丸、麝香风湿胶囊、麝香抗栓胶囊、麝香保心丸、麝香舒活搽剂、麝香镇痛膏、蠲哮片

续表

禁忌类别	中成药名称
妊娠慎用	十香止痛丸、三妙丸、三黄片、万氏牛黄清心丸、万应胶囊、万应锭、山玫胶囊、川芎茶调丸（散、片、颗粒、袋泡茶）、女金丸（胶囊）、马应龙八宝眼膏、天麻丸、木瓜分气丸、木香顺气丸、五虎散、少林风湿跌打膏、牛黄上清丸（片、软胶囊、胶囊）、牛黄清心丸（局方）、气滞胃痛片（颗粒）、分清五淋丸、丹七片、丹红化瘀口服液、风痛安胶囊、乌军治胆片、乌蛇止痒丸、心可舒片、心荣口服液、正天丸（胶囊）、正心泰片（胶囊）、龙胆泻肝丸（水丸）、四方胃片、四妙丸、白癜风胶囊、朴沉化郁丸、当归拈痛丸、竹沥达痰丸、伤湿止痛膏、华山参片、血脂康片（胶囊）、灯台叶颗粒、安宫牛黄丸（散）、安宫降压丸、安神补心丸（颗粒）、防风通圣丸（颗粒）、妇乐颗粒、妇宁栓、妇炎净胶囊、妇科分清丸、妇康宁片、芪参益气滴丸、抗骨髓炎片、抗感口服液（颗粒）、利胆片、利鼻片、沉香化气丸、补脾益肠丸、附子理中丸（片）、枣仁安神胶囊（颗粒）、明目上清片、固本统血颗粒、乳宁颗粒、乳核散结片、乳康丸（胶囊）、乳增宁胶囊、乳癖消片（胶囊、颗粒）、京万红软膏、泻痢消胶囊、参芍片（胶囊）、参芪五味子颗粒、珍黄胶囊、荜铃胃痛颗粒、栀子金花丸、胃乃安胶囊、胃脘舒颗粒、胃康胶囊、骨仙片、复方大青叶合剂、复方川贝精片、复方川芎片（胶囊）、复方丹参片（胶囊、颗粒、滴丸）、复方血栓通胶囊、复方羊角片、复方陈香胃片、复方青黛丸、复方珍珠暗疮片、复方黄柏液涂剂、复方哈青片、复方滇鸡血藤膏、复明片、保心片、胆石通胶囊、独一味胶囊（片）、独活寄生丸（合剂）、养心氏片、前列通片、活血止痛膏、活血通脉片、津力达颗粒、穿龙骨刺片、冠心生脉口服液、祛风舒筋丸、祖师麻片、桂附理中丸、速效牛黄丸、夏天无片、柴连口服液、积雪苷片、健胃片、健脑丸（胶囊）、脑脉泰胶囊、益心酮分散片（滴丸）、益脑宁片、消炎止痛膏、消痤丸、消渴平片、烫伤油、诺迪康胶囊、通关散、通脉养心口服液、黄疸肝炎丸、黄连上清丸（片、胶囊、颗粒）、麻仁滋脾丸、痔宁片、痔炎消颗粒、清肺抑火丸、清胃黄连丸（水丸、大蜜丸）、清咽润喉丸、清膈丸、越鞠保和丸、跌打镇痛膏、喉疾灵片（胶囊）、舒心口服液（糖浆）、舒肝丸、舒肝平胃丸、舒泌通胶囊、舒脑片（胶囊、颗粒）、舒筋活络酒、痛风定片（胶囊）、湿毒清片（胶囊）、滑膜炎片（胶囊、颗粒）、强力枇杷胶囊、强肾片、疏风活络丸、疏痛安涂膜剂、稳心颗粒（片、胶囊）、鼻炎康片、鼻咽灵片、鼻咽清毒颗粒、镇心痛口服液、糖脉康片（胶囊、颗粒）、麝香祛痛气雾剂（搽剂）、麝香痔疮栓、麝香跌打风湿膏

想一想3-5

下列中成药中，哪些是妊娠禁用药？

蛇胆川贝散、牛黄解毒片 、板蓝根颗粒、感冒退热颗粒、克咳片、双黄连口服液。

答案解析

二、处方调配

（一）核查处方

再次核查处方，确认是合格处方方可进行调配。

（二）准确调配药品

1. 按顺序逐一调配药品，注意每次调配好一种药品后再调配下一种药品，避免混淆。
2. 药师调剂处方时必须做到“四查十对”，“四查十对”内容见第二章第三节医院门诊药房调剂。
3. 正确书写粘贴用药标签（图3-49），注明患者姓名和药品名称、剂型规格、用法用量、包装数量。

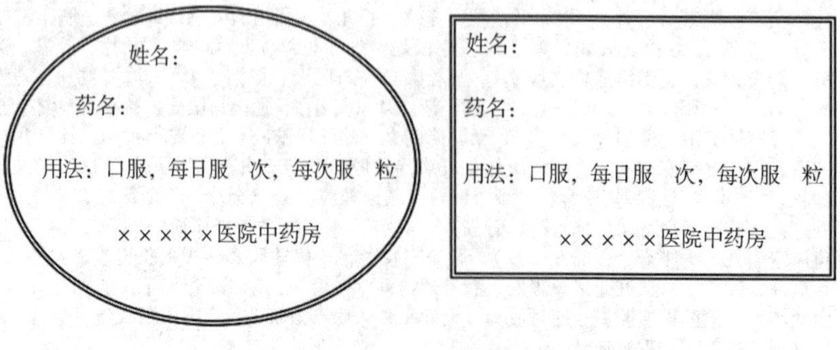

图3-49 不干胶便签形式的用药标签

4. 粘贴标签时应注意避免遮挡原药品包装上的重要信息，如药品名称、规格及有效期等。

5. 药师在完成处方调配后，应在处方后记药师签名处签字。

三、复核

复核是指由另一人对所调配的处方药品做一次全面的检查，以防出现调配差错，中成药复核工作应当由药师及以上专业技术人员负责，复核的内容主要有以下几方面。

（1）核对所调配药品包装及标签上注明的药品名称、规格、剂型与处方所开具的药品名称、规格、剂型的一致性；特别要注意药品名称相似、包装相似、多种规格、多种剂型的易混淆药品的正确辨识和调配。

（2）核对所调配药品包装及标签上注明的用法、用量与处方所开具药品的用法、用量的一致性。

（3）核对药品性状、包装外观及标签的完好性，确保所调配药品的质量是合格的。发现药品标签不清或缺损、包装松动变形污染、颜色改变、性状变化或异样时，一律严禁调配发药，并将其按质量问题报告和处理。

（4）核对所调配药品包装数量与处方所开具药品的总数量的一致性。

（5）核对药品的有效期，确保发出的药品在患者处方治疗周期内是有效的。

四、发药

发药是调配工作的最后一个环节，要使差错不出门，必须把好这一关。发药时应主动热情、态度和蔼，做好发药的各项工作。

（一）发药的要点及方法

1. 核对患者　发药药师在发药前必须询问患者姓名，并核对确认与处方患者姓名的一致性，以确保药品发放正确。

2. “唱付药品”　发药药师在按照处方核对药品的同时，将药品逐盒交付患者并叮嘱其核对包装数量等。

3. 用药交代　发药药师需按照处方核对药品标签的用法用量是否正确标注，并且在发药时向患者嘱咐交代用法用量。如有需特殊贮存的药品，提醒患者按要求存放。

4. 最后确认　询问患者是否已明白所用药品的正确储存和使用方法，必要时发放补充的药品提示信息，提示药品使用注意事项，提高患者的用药依从性。

5. 签字归档　药师在完成处方发药后，应在处方后记药师签名处签字，并将处方按规定办法归档储存。

（二）中成药使用的注意事项

中成药除主要供医师临床使用外，广大患者也可自行购买非处方中成药使用，因此，必须掌握中成药的使用注意事项。中成药使用的注意事项包括证候禁忌、配伍禁忌、妊娠禁忌和饮食禁忌四方面及儿童、老年人、运动员等特殊人群用药。证候禁忌、配伍禁忌、妊娠禁忌的内容详见处方审查中审中成药的用药禁忌，现重点介绍饮食禁忌及儿童、老年人和运动员用药注意事项。

1. 饮食禁忌　在服用中成药治疗疾病期间，对某些食物不宜同时进服，称为“服药禁忌”，又称“忌口”。由于病性、药性和食性的不同，具体到不同的疾病，其饮食禁忌各不相同。具体来说，在服药期间，不宜吃与药性相反或影响治疗的食物。

（1）阳热证宜忌食辛辣油炸及温补性食物和烟、酒等刺激性之品。

（2）阴寒证宜忌食生冷瓜果、清凉饮料及清泄性食品。

（3）肾病水肿、淋病白浊患者，应忌食盐过多和酸辣太过的刺激性食品。

（4）脾胃虚弱、胃脘疼痛、消化不良、泄泻痢疾的患者，应忌食生冷寒滑、油炸坚硬、黏腻壅滞、阻塞气机的食物。

（5）湿热黄疸、肝郁胁痛、肝阳眩晕、癫痫发狂等患者，应忌食肥甘、动物脂肪、内脏及胡椒、辣椒、大蒜、白酒等辛热助阳、蕴湿积热之品。

（6）痰热咳嗽、肺痈吐脓、痨嗽咯血的患者宜忌食辛辣、鱼肉、油腻、甜黏食品及烟酒等刺激性物品，以免助火生痰。

在注意饮食禁忌的同时，也可以根据病情、食性的特点，恰当选择食物，以提高疗效，促进康复。如风寒感冒者，宜食生姜、葱白等，以助散寒解表；如风热感冒者，宜食淡豆豉、菊花、茶叶等，以助疏散风热；如寒痰湿痰、咳嗽气喘者，宜食杏仁、柿子、橘子、乌梅、胡桃仁、姜等，以助燥湿化痰、宣肺化饮、止咳平喘；若热痰燥痰、咳嗽气喘者，宜食鸭梨、橘子、白萝卜、罗汉果等，以助清肺润燥化痰、止咳平喘。

2. 儿童、老年人和运动员用药注意事项 儿童、老年人由于生理、心理不同于成年人，药物在体内的吸收、分布、代谢和排泄过程与成年人有差异，所以会影响用药的安全性和有效性。儿童使用中成药应选择适宜的药物及用法。宜优先选用儿童专用药（其说明书列有与儿童年龄或体重相应的用药剂量），非儿童专用药应结合具体病情，在保证有效性和安全性的前提下，根据儿童年龄与体重选择相应药量。应尽量选用口服或者外用途径给药，慎重使用中药注射剂。根据治疗效果，应尽量缩短用药疗程，及时减量或停药。儿童应根据体重或年龄计算用药剂量，尽量缩短用药疗程，避免滥用滋补类药物和注射液，尽量避免使用含有毒性成分的中成药。

老年人因自身器官逐渐衰老，对药物的代谢、排泄减慢，应避免使用对肝、肾有损害的药物。运动员因其职业特殊性，对含有兴奋性成分的药物应避免使用。原国家食品药品监督管理局2009年公布了“含兴奋剂目录所列物质的中药品种名单”，含有相应物质的中成药品种的说明书中均已标明“运动员慎用”的警示语，运动员对这些中成药品种应避免使用。

总之，药师在审方时要注意判断处方用药是否存在配伍禁忌、妊娠禁忌和证候禁忌，若出现这些禁忌，应禁止调配处方，退回开方医师修改处方，确保患者用药安全、有效。发药时，要交代患者服用的药物有哪些饮食禁忌，根据病情的特点最好选择何种食物来提高疗效。若是患者自行购买非处方中成药，使用前，应仔细阅读药品说明书，严格按说明书中的功能主治、用法用量及使用注意事项用药，确保用药的安全性和有效性。

实训六　中药饮片调剂工具的使用

一、实训目的

学生能规范地使用中药饮片调剂常用称量工具及碎药工具中的戥秤和冲筒，并能解决使用过程中常见问题。

二、实训准备

戥秤、冲筒、电子秤、多种中药饮片、摆药牛皮纸。

三、实训内容及要求

1. 每个同学根据戥秤的使用流程：检查戥秤—持戥—校戥—称量—归位—清场，进行以下多种中药饮片的戥秤称量使用练习，做到持戥规范，动作娴熟，称量准确。

麻黄5g、桂枝5g、紫苏5g、生地黄5g、玄参5g、牡丹皮10g、大黄10g、番泻叶10g、酸枣仁10g、钩藤10g、桃仁3g、红花3g、甘草3g、枇杷叶3g、丁香3g

2. 每个同学练习使用冲筒捣碎以下所准备的中药饮片，要求做到规范操作。

苦杏仁、酸枣仁、炒决明子、白帆、延胡索、桃仁、石膏、牡蛎、苍耳子、牛蒡子

四、实训效果评价

1. 戥秤使用实训评价表（100 分）

考核项目	技能要求	配分	得分
查戥	检查戥秤的完好性并查看戥秤的戥砣号码是否配套	10	
持戥	左手虎口和示指、中指挟持戥杆，无名指、小指从戥杆下方拢住戥绳；右手拇指和示指提毫使戥盘悬空，其余三指自然弯曲，向上屈右腕使手心朝前	10	
校戥	校对戥秤的准确性。左手拇指、示指将戥砣绳移至定盘星上并固定，右手提里钮使戥盘悬空，放开左手（注意左手不能离开戥杆太远，随时做好保护），戥杆、戥盘呈水平状态	10	
称量	用左手挟持戥杆，左手拇指、示指将戥砣绳移至所需称量的戥星上	10	
	右手抓药放入戥盘中	10	
	右手拇指和示指捏住戥钮并提起，举至齐眉，戥杆水平，如戥杆未水平，没有达到所需要的重量，能准确加减中药	10	
	3 分钟内完成 6 味中药的称量，误差率小于 10%（教师用电子秤核对）	18	
归位	将戥砣放入戥盘内，戥盘绳缠绕在戥杆上，戥杆平搭在戥盘上，放置于固定位置存放	7	
清场	将称量过程产生的药材碎渣等清理干净	5	
其他	整个操作得体、大方、个人卫生符合要求	10	
合计		100	

2. 冲筒使用实训评价表（100 分）

考核项目	技能要求	配分	得分
清洁	使用干净软布或鬃刷将冲筒内壁和杵棒擦拭或刷干净	10	
捣药	将适量的中药饮片放入筒体内（所放药物占筒体内容积 1/5～1/4）	15	
	杵棒放入筒内，盖好筒盖	10	
	左手扶持筒体，右手提起杵棒，进行捣碎药物操作（用手腕的“甩劲”捣下），所捣碎的药物应颗粒均匀	20	
	捣药完成，取出杵棒，打开筒盖	10	
	将药物倒在包装纸或袋内，若有药物黏附筒体内壁，用圆头竹片或刮勺刮下，切记不要出现药物外撒。	15	
清场	用软布擦拭冲筒内壁和杵棒，将杵棒放入筒体，盖好筒盖，冲筒放回原位	10	
其他	整个操作得体、大方、个人卫生符合要求	10	
合计		100	

实训七　中药饮片的领取与摆放

一、实训目的

通过中药饮片的领取与摆放实训，学生能描述中药斗谱编排的原则，并能回答部分中药编排的基本要求；掌握查斗与装斗的实践技能，并能完成相关表格的规范书写。

二、实训准备

社会药房或模拟药房、中药斗架、中药饮片、相关表格的印刷。

三、实训内容及要求

1. 熟悉斗谱编排 每个批次的学生分成多个小组，每个小组3~4人，各个小组利用课余时间参观3~5家社会药房中药柜或医院中药房，重点观察设施布局、斗谱编排，并结合本课程、中药学等课程所学知识，按照斗谱编排原则与注意事项，能回答教师提出的部分中药饮片的斗谱编排的基本要求。

（1）常用中药饮片 防风、麻黄、桂枝、紫苏、荆芥、羌活、白芷、薄荷、牛蒡子、蝉蜕、桑叶、菊花、柴胡、升麻、石膏、知母、天花粉、栀子、夏枯草、葛根、决明子、黄芩、黄连、黄柏、龙胆、苦参、金银花、连翘、穿心莲、大青叶、板蓝根、蒲公英、紫花地丁、野菊花、鱼腥草、山豆根、玄参、生地黄、牡丹皮、赤芍、大黄、独活、威灵仙、川乌、秦艽、桑寄生、藿香、佩兰、苍术、厚朴、砂仁、茯苓、薏苡仁、猪苓、泽泻、茵陈、金钱草、五味子、肉豆蔻、山茱萸、枸杞子、麦冬、天冬、南沙参、北沙参、附子、干姜、肉桂、吴茱萸、小茴香、陈皮、青皮、木香、香附、佛手、香橼、山楂、神曲、麦芽、三七、川芎、延胡索、姜黄、乳香、没药、丹参、红花、桃仁、益母草、牛膝、鸡血藤、土鳖虫、半夏、浙贝母、川贝母、瓜蒌、紫菀、桔梗、苦杏仁、酸枣仁、天麻、地龙、钩藤、全蝎、羚羊角、牛黄、人参、西洋参、党参、太子参、白术、山药、黄芪、甘草、鹿茸、淫羊藿、杜仲、补骨脂、当归、熟地黄、白芍、阿胶、何首乌等。

（2）质地沉重和炭药 磁石、赭石、炉甘石、牡蛎、石决明、珍珠母、龙齿、龙骨与蛤壳、石膏、寒水石、蒲黄炭、白茅根炭、茜草炭、大黄炭、黄芩炭、黄柏炭、地榆炭、藕节炭等。

（3）质地轻且用量少的饮片 密蒙花、谷精草、木贼、五加皮、千年健、地骨皮、玫瑰花、代代花、厚朴花、月季花、白梅花、佛手花、络石藤、青风藤、海风藤等。

（4）名称、外形相近而功效相反或配伍禁忌药物 麻黄与麻黄根；制川乌、川乌、制草乌、草乌、附子与半夏、法半夏、清半夏、姜半夏、瓜蒌、瓜蒌子、瓜蒌皮、天花粉、贝母、白蔹、白及；甘草与海藻、大戟、甘遂、芫花；藜芦与人参、党参、太子参、南沙参、北沙参、丹参、苦参、玄参、细辛、白芍、赤芍；丁香与郁金；芒硝与三棱；肉桂与赤石脂等。

（5）质地松泡且用量较大的饮片 灯心草、通草、薄荷、桑叶、白茅根、白花蛇舌草、半枝莲、荷叶、茵陈、金钱草、竹茹、丝瓜络等。

（6）需加盖瓷罐存放的饮片 龙眼肉、青黛、熟地黄、玄明粉、蒲黄、乳香末、没药末、儿茶末、血竭末等。

（7）贵细饮片 人参、鹿茸、羚羊角、冬虫夏草、海马、牛黄、西洋参等。

2. 查斗与装斗练习 按小组完成，每小组2位学生，对模拟药房内的中药斗架3个斗柜6种饮片进行查斗，检查其存斗情况，对缺药或量少的饮片及时装斗，填写中药饮片查斗记录表（表3-13）和装斗复核记录表（表3-14）。

表3-13 中药饮片查斗

门店名称：

查斗日期	品名	单位	生产企业	查斗前批号	包装规格	贮存状态	需补货量	查斗人	备注

表 3－14　中药饮片装斗复核

门店名称：

装斗日期	品名	包装规格	生产日期	生产批号	装斗数量	质量状况	装斗人	复核人	备注

四、实训效果评价

1. 斗谱编排实训评价表（100 分）

考核项目	技能要求	配分	得分
斗谱编排	能说出常用中药饮片在斗柜中存放位置，并列举出 10 种常用中药饮片	20	
	能说出质地沉重或炭药中药饮片在斗柜中存放位置，并列举出 5 种该类中药饮片	10	
	能说出质地轻且用量少中药饮片在斗柜中存放位置，并列举出 5 种该类中药饮片	10	
	能说出配伍禁忌药物存放注意事项，并列举出 10 种该类中药饮片	20	
	能说出质地松泡且用量较大中药饮片存放位置，并列举出 5 种该类中药饮片	10	
	能列举出 4 种需加盖瓷罐存放的中药饮片	10	
	能说出贵细饮片存放注意事项，并列举出 5 种该类中药饮片	10	
其他	整个实训过程表达准确、流畅，行为得体大方	10	
合计		100	

2. 查斗、装斗实训评价表（100 分）

考核项目	技能要求	配分	得分
查斗	检查中药药名是否与药品相符	10	
	检查有无短缺品种	10	
	检查药物的清洁度，有无生虫、霉变、泛油、结串等现象	10	
	根据查斗实际情况，如实填写查斗记录表	10	
装斗	将斗格原有中药饮片取出进行过筛及挑拣后，放于纸上或药盘中	10	
	用干净布料或刷子将斗格清理干净	10	
	在斗格中垫上干净的牛皮纸	10	
	对准备装斗的饮片进行整理	5	
	遵循先入先出原则，先把新领取的中药饮片放置于斗格中的下方，再将原剩余的中药饮片放置于上面	10	
	装斗量适宜，常用药材装八分斗，冷背药材装半斗，细小圆粒的种子类饮片，多装至药斗容积的五分之三处	10	
其他	整个操作得体、大方、个人卫生符合要求	5	
合计		100	

实训八　中药处方审查

一、实训目的

运用相关基础知识，对处方各项内容的规范性进行审查。能够调配的处方应达到清晰、完整、正确三个方面的基本要求。

二、实训准备

1. 实训地点　中药饮片调剂实训室、模拟药房或社会药房。

2. 实训材料　不合格中药饮片处方、审方结果记录表。

三、实训内容及要求

审查中药饮片处方的前记、正文、后记等是否书写规范；用药是否合理；药物有无超量、配伍禁忌、重复用药等，并正确处理不合格处方。

1. 审核处方 1

×××医院处方笺 门诊/住院病历号：2021082401　　科别：儿科 费别：自费　　日期：2021 年 8 月 24 日	指出处方不合理之处：
姓名：李××　性别：女　年龄：53 岁	名称：
临床诊断：	剂量：
R： 葛根 12g　茯苓 12g　北沙参 10g　桔梗 10g　龙胆草 12g 麦冬 12g　天花粉 12g　薄荷 5g　瞿麦 9g　甘草 6g 每日 1 剂，水煎服，早晚各 1 次　8 剂	用药禁忌：
医师：王×× 药品金额：48.25 元　划价：赵×× 调配：　复核：　发药：	其他：

2. 审核处方 2

×××医院处方笺 门诊/住院病历号：2021082402　　科别：中医科 费别：自费　　日期：2021 年 8 月 24 日	指出处方不合理之处：
姓名：王×　性别：女　年龄：33 岁	名称：
临床诊断：脾虚、倦怠食少	剂量：
R： 太子参 12g　炒白术 10g　茯苓 12g　陈皮 12g　焦三仙 18g 赤石脂 9g　肉桂 6g　砂仁后下 6g　苏叶先煎 12g　甘草 12g 每日 1 剂，水煎服，早晚各 1 次　3 剂	用药禁忌：
医师：李× 药品金额：60.35 元　划价：金× 调配：　复核：　发药：	其他：

3. 审核处方 3

<table>
<tr><td>× × × 医院处方笺
门诊/住院病历号：2021082403 科别：中医科
费别：自费 日期：2021 年 8 月 24 日</td><td rowspan="5">指出处方不合理之处：

名称：

剂量：

用药禁忌：

其他：</td></tr>
<tr><td>姓名：韩× 性别：男 年龄：56 岁</td></tr>
<tr><td>临床诊断：肝郁不舒</td></tr>
<tr><td>R：

陈皮 12g 延胡索 10g 川劳 9g 香附 9g 车前草 12g
炒白术 9g 枳壳实 18g 石决明 15g 桃仁 9g 甘草 6g
3 剂</td></tr>
<tr><td>医师：赵×
药品金额：45.67 元 划价：程×
调配： 复核： 发药：</td></tr>
</table>

4. 审核处方 4

<table>
<tr><td>× × × 医院处方笺
门诊/住院病历号：2021082404 科别：中医科
费别：自费 日期：2021 年 8 月 24 日</td><td rowspan="5">指出处方不合理之处：

名称：

剂量：

用药禁忌：

其他：</td></tr>
<tr><td>姓名：郑×× 性别：女 年龄：23 岁</td></tr>
<tr><td>临床诊断：纳差、不思饮食</td></tr>
<tr><td>R：

广藿香 9g 炒白术 9g 茯苓 12g 山药 12g 海藻 9g
蓖麻子 9g 薏米 10g 砂仁 6g 桔梗 12g 甘草 12g
每日 1 剂，水煎服，早晚各 1 次 9 剂</td></tr>
<tr><td>医师：刘××
药品金额：45.67 元 划价：王×
调配： 复核： 发药：</td></tr>
</table>

5. 审核处方 5

<table>
<tr><td>× × × 医院处方笺
门诊/住院病历号：2021082405 科别：中医科
费别：自费 日期：2021 年 8 月 24 日</td><td rowspan="5">指出处方不合理之处：

名称：

剂量：

用药禁忌：

其他：</td></tr>
<tr><td>姓名：柴×× 性别：男 年龄：24 岁</td></tr>
<tr><td>临床诊断：孕至 4～5 月，肾虚胎动不安</td></tr>
<tr><td>R：

当归 9g 女贞子 9g 白术 9g 山药 12g 砂仁 3g
阿胶 6g 川断 9g 莪术 9g 杜仲 9g 枸杞 9g
每日 1 剂，水煎服，早晚各 1 次 3 剂</td></tr>
<tr><td>医师：孔××
药品金额：55.21 元 划价：林×
调配： 复核： 发药：</td></tr>
</table>

四、实训效果评价

考核内容	技能要求	扣分项目
处方 1 ~ 5	处方格式从科别、日期、性别、年龄、剂数等是否符合《处方管理办法》中相关规定，找出处方中不规范之处	
	处方类别从普通处方、儿科处方、急诊处方、外用处方等是否符合《处方管理办法》中相关规定，找出处方中不规范之处	
	处方药物用名以《中国药典》（2020 年版）为依据，正确书写药名和炮制品名，找出不规范药物用名	
	妊娠禁忌和“十九畏”“十八反”等配伍禁忌以《中国药典》（2020 年版）为依据，找出处方中不规范之处	
	有毒中药的限量以《中国药典》（2020 年版）为准，找出处方中有毒中药用量不规范之处	
	找出处方中煎煮，用法及特殊处理的不规范之处。	

实训九　中药饮片处方调配

一、实训目的

1. 熟悉中药配伍禁忌的内容、中药名称和处方应付，掌握中药处方调配的操作规程及注意事项。

2. 熟练使用戥秤等中药调剂常用工具，按照操作规程快速、准确进行中药饮片处方的调配、复核、包装与发药。

二、实训准备

1. 实训地点　中药饮片调剂实训室或模拟药房。

2. 实训材料　戥秤、铜冲筒、架盘药物天平、电子天平、盛药盘、中药饮片、包药纸。

三、实训内容及要求

1. 中药饮片处方调配前审核　审核下列中药饮片处方，审查内容包括配伍禁忌、超剂量、方应付、别名和并开药名、特殊处理的饮片等，将需要修改的内容写在调配记录处。

（1）将处方中饮片的别名修改为中药正名。

（2）写出在调配中需要捣碎的中药。

（3）标出需要进行特殊处理的中药，并写出特殊处理的方法。

（4）对处方中并开药写出调配全名及剂量。

2. 中药饮片处方调配　练习调配下列中药饮片处方，要求在 15 分钟内完成一个处方配三剂的调配任务。

序号	处方	调配记录
处方 1	葛根 15g　柴胡 10g　苍术 12g　前胡 10g　龙胆 12g 麦冬 9g　天花粉 12g　薄荷后下 5g　瞿麦 9g　甘草 6g	

续表

序号	处方	调配记录
处方 2	太子参 12g　白术 9g　薏苡仁 9g　青皮 12g　炒山楂 12g 木香 12g　桂枝 6g　砂仁[后下]6g　紫苏叶 12g　甘草 10g	
处方 3	陈皮 12g　山药 9g　郁金 9g　苦杏仁 9g　车前草 12g 白术 10g　枳壳 9g　石决明[先煎]15g　香附 9g　甘草 6g	
处方 4	广藿香 9g　白术 12g　浙贝母 9g　党参 12g　芡实 9g 茯苓 9g　薏苡仁 10g　豆蔻[后下]6g　桔梗 12g　甘草 12g	
处方 5	地骨皮 12g　百部 9g　天花粉 9g　泽泻 9g　车前草 12g 茯苓 10g　鱼腥草 9g　车前子[包煎]9g　百合 9g　北沙参 9g	
处方 6	广藿香 10g　山药 12g　马齿苋 10g　芦根 12g　麦冬 9g 龙胆 9g　知母 9g　薄荷[后下]5g　葛根 12g　甘草 12g	
处方 7	紫苏子 15g　百部 9g　前胡 9g　苦杏仁[后下]10g　款冬花 10g 紫菀 10g　桑白皮 10g　厚朴 9g　麦冬 12g　甘草 6g	
处方 8	香附 12g　广藿香 12　苍术 9g　栀子 9g　炒山楂 12g 木香 10g　枳实 12g　砂仁[后下]3g　厚朴 9g　薏苡仁 12g	

四、实训效果评价

项目	评分标准细则	得分
1. 调配前审方（10 分）	再次审方，确认无“相反”“相畏”药物等	
2. 验戥准备（5 分）	着装（束紧袖口）戴帽（前面不漏头发），衣帽清洁，双手清洁、指甲合格，得 1 分	
	戥子是否洁净，审慎，包装纸整齐放置，得 1 分	
	持戥（左手持戥，手心向上），查戥，校戥（面向顾客，左手不挨戥），得 3 分	
3. 分戥称量（5 分）	调配时逐剂减戥称量的得 5 分	
4. 按序调配、单味分列（10 分）	按序调配、单味分列、无混杂、无散落、无遗漏、无错配等现象的得 10 分	
5. 单包注明（5 分）	先煎、后下等特殊药物按规定单包并注明的得 5 分	
6. 复核装袋（10 分）	处方调配完毕后看方对药，认真核对，确认无误后装袋折口，处方签字、药袋上注明考生姓名的得 10 分	
7. 发药交代（5 分）	发药交代的内容（煎煮器具、加水量、浸泡时间、煎药时间、饮食禁忌等）均按要求在药袋上注明的得 5 分	
8. 及时清场（5 分）	调配工作完成后及时清场，做到物归原处、清洁戥盘、戥称复原、工作台整洁的得 5 分	
9. 总量误差率（15 分）	低于 ±1.00% 的，得 15 分；±1.01～2.00% 的，扣 3 分（得 12 分）；±2.01～3.00% 的，扣 6 分（得 9 分）；±3.01～4.00% 的，扣 9 分（得 6 分）；±4.01～5.00% 的，扣 12 分（得 3 分）；超过 ±5.00% 的考核不及格	
10. 单剂最大误差率（15 分）	低于 ±1.00% 的，得 15 分；±1.01～2.00% 的，扣 3 分（得 12 分）；±2.01～3.00% 的，扣 6 分（得 9 分）；±3.01～4.00% 的，扣 9 分（得 6 分）；±4.01～5.00% 的，扣 12 分（得 3 分）；超过 ±5.00% 的考核不及格	
11. 调配时间（15 分）	在 9 分钟内完成的，得 15 分；在 9.01～10 分钟内完成的，得 14 分；在 10.01～11 分钟内完成的，得 13 分；在 11.01～12 分钟内完成的，得 12 分；在 12.01～13 分钟内完成的，得 11 分；在 13.01～14 分钟内完成的，得 10 分；在 14.01～15 分钟内完成的，得 5 分；超过 15 分钟，考核不及格	
合计		

注：参照全国中药传统技能大赛中药调剂赛项评分标准。

实训十　中药汤剂制备

一、实训目的

通过实践操作训练学生能够规范地完成中药汤剂制备，掌握汤剂的制备工艺过程及操作要点，掌握中药汤剂制备中药材饮片的特殊处理方法，并能解决制备过程中常见的问题。

二、实训准备

调配合格中药饮片（以大黄、芒硝、厚朴、枳实为例）、煎药工具（以砂锅为例）、饮用水、滤布、不锈钢盆、量杯、电子秤等。

三、实训内容及要求

1. 中药汤剂制备操作步骤

（1）核对调剂好的中药饮片，打开包装，将需特殊处理的小药包即大黄、芒硝取出进行特殊处理，再将厚朴、枳实倒入煎药锅中。取冷饮用水适量，倒入煎药砂锅中至超过药材饮片表面3～5cm。在室温下浸泡30分钟左右，观察饮片断面有水分渗入的潮湿痕迹。小包大黄另放入烧杯中加适量水浸过药材表面。

（2）第一次煎煮：开火，先用武火煮至沸腾，计时。改用文火煎煮15分钟。加入大黄（连同浸提液）煎煮10分钟，关火。趁热用滤布滤过药液，药液量应控制在每服100～150ml。

（3）第二次煎煮：加水超过药渣1～2cm。用武火煮沸，改用文火慢煎15～20分钟。趁热滤取药液并挤榨药渣，药液量应控制在每服100～150ml。

（4）合并两次煎煮药液，混合均匀。

（5）以混合后的药液将芒硝冲开服用。

（6）做好煎药过程记录。

（7）清场。对所用器具进行清洗与消毒，对残渣与环境进行清扫与处理，汇总核查各种文字记录。

2. 实训操作　以小组为单位完成，相互协作开展汤剂制备操作的药材浸泡、煎煮及特殊处理等实训任务练习。填写中药汤剂制备操作过程记录表（表3－15）。

表3－15　中药汤剂制备操作过程

步骤	操作要点
煎煮准备	
浸泡	
第一次煎煮	
第二次煎煮	
药材饮片特殊处理	

四、实训效果评价

项目	评分细则	分值	得分
中药汤剂制备规范操作	1. 能够判定组方中需特殊煎煮的饮片 2. 能够正确规范地对有特殊煎煮需要的饮片进行处理 3. 懂得每次加水量和收得药液量 4. 能够很好地控制火候，及时进行武火、文火的调节 5. 掌握每次沸后的煎煮时间 6. 总药液量能够控制在正确的范围内	50	
中药汤剂质量	1. 不会将药物煎煮至烧焦糊化 2. 煎煮后的残渣不会留有硬心，能够充分煮透 3. 煎煮后能够过滤充分，药物残渣挤出的残液量不超过残渣的 20% 4. 制备的汤剂能够具有原方剂中药物的特征气味，没有焦糊或其他不正常的霉腐异味 5. 制备的汤剂能够具有相应的色泽，药液应澄明，少量沉淀物经振摇后能均匀分散，药液中无异物	30	
实训过程态度	1. 工作服整洁无污物 2. 手部清洁到位，不留长指甲 3. 实训前后工作环境保持整洁整齐 4. 实训态度认真严肃，无大声喧哗	20	
总分			
教师评语	教师签字： 日期：		

实训十一　中成药处方调配

一、实训目的

1. 能运用中成药说明书、《中国药典》（2020 年版）或《中国药典临床用药须知》（2015 年版），初步学会中成药处方审核的方法。

2. 学会对中成药处方进行比较熟练的调配、复核及发药的操作。

二、实训准备

1. 实训地点　社会药店或模拟药房。

2. 实训材料　10 张中成药处方、50 种常用中成药、标签若干。

三、实训内容及要求

1. 下列 10 张成年人患者的处方前记和后记都是正确的，请对表中列出的处方正文内容进行审查，若有错的，请填差错记录。

2. 若正文是正确的，请调剂员对处方用药进行调配。正确填写或粘贴用药标签，注明患者姓名和药品名称、剂型、规格、用法用量、包装数量。

3. 调剂员将调配好的药品交给复核发药人员，复核发药人员对调配好的药品进行复核，并发药给顾客。

4. 实训以 3 位同学为一组，分别轮流扮演调剂员、复核发药人员和患者。三位同学进行角色互换，按同样方法重新进行实训。

中成药调剂练习处方

处方序号	患者姓名	临床诊断	处方正文	审查结果	差错记录
例1	刘强	泄泻	麻仁丸　9g×10丸×1盒 Sig.　9g　q. d.　p. o.	不合格	存在证候禁忌
例2	谢琳	胃痛	温胃舒胶囊　0.4g×12粒×1盒 Sig.　1.2g　b. i. d.　p. o.	合格	无
01	李雪	风热感冒	①银翘解毒片　0.3g×12片×3包 Sig.　4片　t. i. d.　p. o. ②蛇胆川贝液　10ml×6支×1盒 Sig. 10ml　b. i. d.　p. o.		
02	陈华	痔疮	①地榆槐角丸　9g×10丸×1盒 Sig. 9g　b. i. d.　p. o. ②马应龙麝香痔疮膏　10g×1支 用法：外用　适量涂擦患处　一日两次		
03	刘燕	食积	保和丸　9g×10丸×1盒 Sig. 9g　b. i. d.　p. o.		
04	张科	胸痹	复方丹参片　0.6g×100片×1瓶 Sig. 4片　t. i. d.　p. o.		
05	莫红	月经不调	乌鸡白凤丸　9g×10丸×1盒 Sig. 9g　b. i. d.　p. o.		
06	唐琼	白内障	①石斛夜光丸　9g×10丸×1盒 Sig. 9g　b. i. d.　p. o. ②珍珠明目滴眼液　8ml×1支 用法：滴入眼睑内　一次2滴　一日5次		
07	王珊	泄泻（慢性肠炎）	①附子理中丸　9g×10丸×1盒 Sig. 9g　t. i. d.　p. o. ②四神丸　9g×6袋×1盒 Sig. 9g　b. i. d.　p. o.		
08	钟玲	眩晕	全天麻胶囊　0.5g×24粒×1盒 Sig. 0.5g　b. i. d.　p. o.		
09	赵伟	消渴（糖尿病）	六味地黄丸（浓缩丸）　120丸×1瓶 Sig. 8丸　t. i. d.　p. o.		
10	杨华	跌打损伤	①跌打丸　3g×10丸×1盒 Sig. 3g　b. i. d.　p. o. ②云南白药气雾剂　60ml×1瓶 用法：外用喷于伤患处　一日5次		

四、实训效果评价

考核项目	技能要求	配分	得分
审方	审查药名、剂型、规格、剂量用法；审查中成药合理联用；审查中成药的用药禁忌；审查处方前记和后记	10	
	不合格处方差错记录填写	5	
调配	再次核查处方	5	
	按顺序逐一调配药品	5	
	调剂处方时做到“四查十对”	5	
	正确书写粘贴标签（注明患者姓名和药品名称、剂型规格、用法用量、包装数量）	10	
	粘贴标签（应注意避免遮挡原药品包装上的重要信息，如药品名称、规格及有效期）	5	
	完成处方调配后，在处方下方药师签名处签字	5	

续表

考核项目	技能要求	配分	得分
复核	核对所调配药品包装及标签上注明的药品名称、规格、剂型与处方是否一致	5	
	核对所调配药品包装及标签上注明的用法、用量与处方所开具药品的用法、用量的一致性	5	
	核对所调配药品包装数量与处方所开具药品的总数量的一致性	5	
发药	核对患者	5	
	“唱付药品”	5	
	用药交代	5	
	最后确认：询问患者是否已明白所用药品的正确储存和使用方法	5	
	完成处方发药后，应在处方下方药师签名处签字	5	
清场	将处方按规定办法归档储存，清洁整理调剂台面	5	
其他	在规定时间（10 分钟）内完成中成药调剂工作	5	
合计		100	

目标检测

答案解析

一、A 型题（最佳选择题）

1. 研碎少量的冰片、朱砂时，宜选用的碎药工具是（　）。

A. 粉碎机　　B. 铁碾船　　C. 乳钵　　D. 石磨　　E. 铡刀

2. 中药饮片处方正文一般不包括的内容有（　）。

A. 药名　　B. 剂量　　C. 用法　　D. 规格　　E. 剂数

3. 属于中药配伍禁忌中“十八反”的药物组合是（　）。

A. 巴豆霜与牵牛子　　B. 丁香与附子　　C. 玄明粉与三棱

D. 红参与五灵脂　　E. 甘遂与甘草

4. 中药饮片蟾酥的规定用量是（　）。

A. 0.002～0.004g　　B. 0.015～0.03g　　C. 0.03～0.06g

D. 0.06～0.12g　　E. 0.3～0.6g

5. 下列药物需要先煎的是（　）。

A. 菟丝　　B. 草乌　　C. 葶苈子　　D. 芒硝　　E. 阿胶

6. 汤剂制备人员必须身体健康，无传染病、精神病、皮肤病，（　）必须进行一次健康检查并建立健康档案。

A. 每 3 个月　　B. 每半年　　C. 每年　　D. 每两年　　E. 每 3 年

7. 以鲜芦根汤为药引可以增强清热透表生津作用的是（　）。

A. 川芎茶调散　　B. 藿香正气丸　　C. 银翘解毒丸

D. 六神丸　　E. 板蓝根颗粒

8. 审查中成药处方时，发现处方书写有误，应（　）。

A. 由审方人员更改后调配发药

B. 由计价收费员更改

C. 由开方医师更改，并在修改处签字后才能调配

D. 由调剂人员照方调配发药

E. 由患者更改后调配发药

二、X 型题（多项选择题）

9. 关于领取和摆放的说法正确的是（　）。

A. 领药人员根据领药单，核对中药饮片的品名、数量、包装、标签、验收结果、验收日期及饮片质量等

B. 品种不对不上斗，不筛不拣不上斗，虫蛀鼠咬不上斗，霉烂变质不上斗，应加工而未加工的生货、整货不上斗

C. 先入先出原则，新添加的中药饮片放在斗格下面，再将原有饮片放在最上面

D. 一般要求是常用药材八分斗，冷背药材装半斗

E. 装斗后要进行复核，不得错斗、串斗，并做好相应记录

10. 下面常用做中药药引的是（　）。

A. 红糖　　B. 蜂蜜　　C. 食盐　　D. 黄酒　　E. 葱白

书网融合……

重点回顾　　微课1　　微课2　　微课3　　微课4　　习题

第四章　药品调剂质量控制

学习目标

知识目标

1. **掌握**　药品调剂质量监督管理制度、用药错误的概念。
2. **熟悉**　用药错误的防范措施。
3. **了解**　用药错误的含义、类型及分级，药师在预防用药错误方面的作用。

技能目标

熟知药品调剂监督管理各项制度要求，能明确其主要内容并严格执行。熟悉用药错误的严重后果，知道用药错误的原因及预防措施。

素质目标

培养学生认真遵守法律法规、科学严谨的工作态度，严格按照岗位操作流程操作；尊重生命，协同医师、护士、患者及其家属，共同做好安全用药工作；提升药师的职业责任意识，提高公众对药师的社会认同感。

导学情景

情景描述：患者，男，67 岁。为防术后伤口疼痛难忍，要求使用镇痛药，医师未同意。患者家属咨询药师，能否提前用药预防疼痛。

情景分析：患者作为非专业人员，不了解镇痛药相关的管理制度，也不了解镇痛药使用的注意事项，因此会有此疑问。

讨论：该问题涉及镇痛药的作用机制、临床用途和不良反应，专业性较强，那么应如何为患者解释才能在重点突出镇痛药滥用危害的同时，又不伤及患者的情绪，体现出药师的专业性和职业责任感？

学前导语：药品是一种特殊的商品，从事药学工作的专业技术人员应严格遵守药品相关法律法规，熟知药学岗位的操作流程，不断提升专业水平，与临床医护人员紧密协作，保障患者的安全用药，体现药师的职业价值和社会价值。

第一节　药品调剂质量监督管理制度

PPT

药品调剂是药师的基本工作之一，包括审方、调配、核对、发药环节，是指药师依据医师处方或者医嘱，调配药品并进行用药交代，回答患者咨询问题的服务过程。及时、准确地为患者调配药品是药师开展药学服务的基础，也是药师的基本技能之一。为保证药品调剂质量，医疗机构药剂科应依据《中华人民共和国药品管理法》《处方管理办法》《医疗机构药事管理规定》等法律条文，制定切实可行的医疗机构药品调剂质量监督管理制度，明确各岗位药师的职责、权限和岗位操作要求，并严格执行，确保日常调剂工作质量，保障患者安全用药。

一、岗位责任制度

门急诊调剂室应建立以下岗位职责管理制度：调剂室各岗位操作人员职责，包括调剂室组长岗位职责、处方审核人员岗位职责、药品调配人员岗位职责、发药人员岗位职责、药品质量管理人员岗位职责、特殊药品管理人员岗位职责等。

门急诊调剂工作相关的管理制度包括门急诊调剂室工作制度、处方调剂管理制度、处方调剂工作标准操作流程、药物咨询服务工作制度、药品质量监控管理制度、药品储存管理制度、药品盘点管理制度、药品退换货管理制度、易混淆药品管理制度、高警示药品管理制度、药品效期管理制度、药品不良反应监测报告制度、处方管理办法、处方点评制度及实施细则、特殊管理药品管理制度、药品调剂差错报告与管理制度、药品召回管理制度等。

二、人员培训及人员健康状况管理制度

（一）人员培训

药师就业后仍需要完成相关的药学继续教育培训。药师继续教育是毕业后的药学教育，是以学习新理论、新知识、新技术和新方法为主的一种终身性药学教育，药师继续教育培训模式多种，包括参加学术会议、专题讲座、进修考察、承担临床教学任务、科研课题、撰写论文、出版著作等。

药师继续教育的对象为所有从事药学专业技术工作的药学技术人员。医疗机构药师继续教育实施学分制管理，药师每年要完成国家级继续教育医学委员会审批认可的项目或省、自治区、直辖市继续医（药）学继续教育委员会审批认可的或授权单位组织的培训项目，以及自学和其他形式的药学继续教育活动。

（二）人员健康状况管理制度

《医疗机构药事管理规定》第三十二条规定：医疗机构药学专业技术人员按照有关规定取得相应的药学专业技术职务任职资格。医疗机构直接接触药品的药学人员，应当每年进行健康检查。患有传染病或者其他可能污染药品的疾病的，不得从事直接接触药品的工作。

直接接触药品的人员要每年体检一次，建立健康档案，不得漏检和替检。发现患有传染病或其他可能污染药品的疾病，应调离其主要工作岗位，身体康复并体检合格后方可工作。

各医疗机构应依据《中华人民共和国药品管理法》《医疗机构药事管理规定》等法律法规，结合本院实际情况制定符合相关法律法规的人员健康状况管理制度。

三、卫生管理制度

调剂工作环境直接关系到药品储存质量和调剂工作质量，改善调剂工作环境、做好调剂室卫生工作是完成调剂工作的重要前提。

《医疗机构药品监督管理办法（试行）》第十四条规定：医疗机构应当制定和执行药品保管、养护管理制度，并采取必要的控温、防潮、避光、通风、防火、防虫、防鼠、防污染等措施，保证药品质量。

医疗机构应依据《医院感染管理办法》《医疗机构消毒技术规范》等文件要求，制定适合本院实际情况的卫生质量管理制度，并且符合当地卫生主管部门关于医疗机构环境清洁卫生技术与管理的相关要求。

四、特殊药品管理制度

按照《中华人民共和国药品管理法》《麻醉药品和精神药品管理条例》《医疗用毒性药品管理办法》《放射性药品管理办法》《药品类易制毒化学品管理办法》《反兴奋剂条例》等有关法律法规要求，对麻醉药品、精神药品、医疗用毒性药品、放射性药品、易制毒药品及兴奋剂药品等实施特殊管理。医疗机构药学部门应严格遵守法律法规，做好特殊管理药品的调剂、管理及专业服务工作，满足临床用药需求，保障患者用药安全。

（一）管理组织

医疗机构应建立由院领导牵头的特殊药品管理组织，包括药学部门、医疗管理部门、采购部门、护理部门等，依据相关法律法规制定特殊药品管理制度、规范操作流程、管理职责、人员培训及监督检查等。

（二）管理制度

特殊药品管理的相关制度包括管理组织工作制度、人员管理制度、处方管理制度、采购制度、验收制度、储存制度、请领制度、调配制度、处方管理制度、基数药管理制度、空安瓿回收制度、安全制度、应急预案等。

（三）法律法规

1. 麻醉药品和精神药品　为加强麻醉药品和精神药品的管理，保证麻醉药品和精神药品的合法、安全、合理使用，严防麻醉药品、第一类精神药品流入非法渠道，根据药品管理法和其他有关法律的规定，2005 年 8 月，中华人民共和国国务院颁布了《麻醉药品和精神药品管理条例》，并于 2005 年 11 月 1 日起实施，目前执行《麻醉药品和精神药品管理条例》（2016 修订版）。2005 年 11 月，国家卫生部相继颁布了《＜麻醉药品、第一类精神药品购用印鉴卡＞管理规定》《医疗机构麻醉药品、第一类精神药品管理规定》《麻醉药品、精神药品处方管理规定》，以其作为临床用药指导依据。2007 年，国家卫生部印发《麻醉药品临床应用指导原则》《精神药品临床应用指导原则》。2013 年，国家食品药品监管总局、公安部、国家卫计委公布麻醉药品和精神药品品种目录（2013 年版）。

2. 毒性药品　为加强医疗用毒性药品的管理，防止中毒或死亡事故发生，根据《中华人民共和国药品管理法》规定，国务院于 1988 年 12 月颁布并实施《医疗用毒性药品管理办法》。2007 年，国家中医药管理局、卫生部发布关于印发《医院中药饮片管理规范》，旨在指导毒性中药饮片处方调配管理工作。2008 年，国家食品药品监管局发布关于将 A 型肉毒毒素列入毒性药品管理的通知。

3. 放射性药品　根据《中华人民共和国药品管理法》规定，国务院于 1989 年 1 月 13 日发布并实施《放射性药品管理办法》，目前执行 2017 年 3 月 1 日修订版本。

4. 易制毒化学药品　2005 年 8 月 26 日国务院公布《易制毒化学品管理条例》，自 2005 年 11 月 1 日起施行。2010 年国家卫生部公布并于 5 月 1 日起实施《药品类易制毒化学品管理办法》。2012 年，国家食品药品监管局、公安部、卫生部发布关于加强含麻黄碱类复方制剂管理有关事宜的通知。

5. 兴奋剂　2004 年国务院发布《反兴奋剂条例》，并于 2004 年 3 月 1 日起实施。国家体育总局、中华人民共和国商务部、中华人民共和国国家卫生健康委员会、中华人民共和国海关总署、国家药品监督管理局于 2020 年 12 月发布 2021 年兴奋剂目录公告，并于 2021 年 1 月 1 日起执行。

医疗机构是特殊管理的药品采购、使用的主要单位，加强对特殊药品的管理，关键是要控制医疗机构对特殊管理药品的使用管理，医疗机构药房必须严格贯彻执行国务院和卫生部的法规条例，加强特殊药品的使用管理工作。

练一练4-1

下列药物中属于特殊药品管理的是（　）。

A. 氨茶碱　B. 甲氨蝶呤　C. 芬太尼
D. 阿莫西林　E. 硝苯地平

答案解析

五、药品不良反应报告制度

为加强药品的上市后监管，规范药品不良反应报告和监测，及时、有效控制药品风险，保障公众用药安全，依据《中华人民共和国药品管理法》等有关法律法规，制定《药品不良反应报告和监测管理办法》，经中华人民共和国卫生部、国家食品药品监督管理局审议通过，于2004年3月发布执行。

我国实行药品不良反应报告制度。药品生产企业、药品经营企业和医疗机构必须经常考察本单位所生产、经营、使用的药品质量、疗效和反应。发现可能与用药有关的严重不良反应，必须及时向当地省、自治区、直辖市人民政府药品监督管理部门和卫生行政部门报告。国家药品监督管理局主管全国药品不良反应报告和监测工作，地方各级药品监督管理部门主管本行政区域内的药品不良反应报告和监测工作。各级卫生行政部门负责本行政区域内医疗机构与实施药品不良反应报告制度有关的管理工作。

六、效期药品管理制度

药品有效期是指该药品被批准的使用期限，表示该药品在规定的贮存条件下能够保证质量的期限。过有效期药品禁止销售使用。各级医疗机构应依据《中华人民共和国药品管理法》《医疗机构药事管理规定》等法律法规，制定适应本单位情况的效期药品管理制度。

有效期药品应遵循先进先出、近期先出的原则，按照批号、效期摆放；距有效期不足6个月的近效期药品，应及时记录，协调临床调剂使用。对于不能在有效期内使用完的药品应及时联系供货单位进行协商调换或按照有关规定处理。药房不领用效期不足3个月的药品，发给患者的药品，应保证患者使用完毕后至少有1个月的有效期时间。

七、药品拆零管理制度

各级医疗机构住院药房可执行药品拆零管理制度。应依据《中华人民共和国药品管理法》《医疗机构药事管理规定》等法律法规，制定适应本单位情况的药品拆零管理制度。

药品拆零区域应注意储存条件和环境卫生要求，拆零后药品应集中放置拆零专柜，保留药品原包装、标签，做好药品名称、规格、批号、效期等信息的保存工作。不同批号的同种药品、不同厂家的同种药品、不同名称的药品不得拆零后混装；应定期检查拆零药品，保证拆零药品使用完毕后再拆零新包装药品。

八、差错登记制度

药品调剂差错是在调剂过程中发生的疏忽或者失误，是能够预防的事件和行为。常见调剂错误如药品名称、规格、剂型、数量等调配差错，分装药品的患者信息、药品信息等书写错误。

医疗机构应根据《中华人民共和国药品管理法》《医疗机构药事管理规定》《处方管理办法》等法律法规，建立健全药品调剂操作规范，建立差错登记、报告制度，制定和落实积极有效的调剂差错预防措施，分析调剂差错原因，制定针对措施并改进实施。为了预防药品调剂差错的发生，调剂人员应严格遵守药品调剂制度，执行调配、核对、发药各环节的操作规范，保障患者用药安全。

九、药品退药管理制度

《药品经营质量管理规范》第三章第八节第一百七十七条规定：除药品质量原因外，药品一经售出，不得退换。

第二节　用药错误管理

PPT

医疗风险贯穿于疾病诊断、治疗的全过程。患者安全是医院认证与医疗质量管理的核心，用药安全已经成为全球广泛关注的热点问题。

一、用药错误的概念和原因 微课

（一）用药错误的概念

国家卫生部、国家中医药管理局、总后勤部卫生部于2011年发布的《医疗机构药事管理规定》将用药错误定义为合格药品在临床使用全过程中出现的、任何可以防范的用药不当。用药错误与临床医药专业技术人员的专业实践水平、工作流程、操作系统等都有关系，可发生在处方开具、处方传递、药品包装、药品调剂、用药教育、药品使用等多个环节。

近年来，我国卫生部门对用药安全风险防范意识逐步提升，并制定了相应的规章制度。2007年2月，国家卫生部发布的《处方管理办法》第三十六条规定：药师经处方审核后，认为存在用药不适宜时，应当告知处方医师，请其确认或者重新开具处方。药师发现严重不合理用药或者用药错误，应当拒绝调剂，及时告知处方医师，并应当记录，按照有关规定报告。2009年3月，《中共中央、国务院关于深化医药卫生体制改革的意见》中明确提出：加强药品不良反应监测，建立药品安全预警和应急处置机制。2011年国家卫生部制定发布的《医疗机构药事管理规定》也从药品的采购、运输储存、处方管理、药品调剂等多个方面对医疗机构用药安全管理进行规范指导。

可以明确的是，用药错误的监督管理不是以惩罚为目的，而是以互相交流分享、借鉴学习的方式，达到最终避免用药错误事件的发生，提高患者安全用药保障的目的。

（二）用药错误的原因

用药错误可以发生在临床治疗的全过程中。产生用药错误的原因与药品知识缺乏、操作流程不规范、计算错误、配制错误、沟通失误、药品摆放杂乱、患者信息不完善等多种原因有关。

1. 药品知识缺乏　当多种药物同时使用，患者同时期在不同医疗机构就诊及跨科室就医等情况下，容易出现药物选用错误、药物配伍禁忌等情况。加强药品专业知识学习、专科就医、细化问诊环节问题等可以预防该类用药错误问题。

2. 操作流程不规范　药师未执行双人核对制度、护士操作不规范、药品摆放位置混乱、未按规定新手值班等均可引起药品调剂、发放错误，药液稀释配制错误，患者信息被混淆等用药错误情况。临床应严格执行相关规章制度要求，并积极落实、有效监督。

3. 计算错误　儿科患者用药、静脉注射用药浓度和滴速控制等情况下需要进行药品剂量计算，包括钾离子浓度、胰岛素剂量、麻醉性镇痛药等效剂量等。一旦计算错误会导致患者用药剂量错误，出现药效不足或者剂量过大导致毒性反应等情况。

想一想

静脉注射药物的静滴速度和配制浓度会不会对人体健康造成影响？

答案解析

4. 沟通失误 因处方或医嘱字迹潦草导致辨认错误，紧急情况下医师口头医嘱表达错误或处方转录错误，使用非正式缩写等情况可引起处方错误，患者用药名称、剂量、给药途径错误等用药错误。

5. 患者教育不足 当医师、药师未能有足够时间、精力对患者进行用药指导，患者缺乏药品有关使用方法、给药途径、药品储存等信息获取能力，或者因多种原因导致患者自行停药、购药等，可能导致患者用药错误，甚至出现使用假药、劣药等情况。

6. 其他原因 如医护人员责任心不强、工作时接打电话、药品调剂室环境杂乱、计算机系统缺陷等多种情况也可导致用药错误的发生。

二、用药错误的分级

美国国家用药错误报告及预防协调委员会，根据用药错误造成的后果，将用药错误划分为从A级到I级的九个等级。具体等级划分情况见表4-1用药错误分级信息汇总，用药错误分级判断流程见图4-1。

表4-1 用药错误分级信息汇总

后果		等级	描述	判定条件
未造成错误	存在用药错误隐患	A	客观环境或条件下可能引发错误	①无差错发生；②药品发给患者之前被发现；③环境或者事件可能导致差错发生
错误已发生	未对患者造成伤害	B	发生差错，但未发给患者，或发给患者但未使用	①差错已发生；②差错未累及患者；③患者未用药前，发现差错并阻止（同时满足①+②或①+③）
		C	患者已使用，但未造成伤害	①差错已发生；②差错累及患者；③患者未受到伤害
	伤害导致后果未知	D	需要监测差错对患者的后果，并根据后果判断是否需要采取措施预防和减少伤害	①差错已发生；②差错累及患者；③需要进行监测以确保患者不被伤害或介入阻止伤害发生
	伤害有恢复可能	E	差错造成患者暂时性伤害，需要采取处置措施	①差错已发生；②差错累及患者；③差错可能会对患者造成暂时性伤害；④差错发生后患者需要干预治疗
		F	差错对患者的伤害可导致或延长患者住院	①差错已发生；②差错累及患者；③需要住院或延长住院时间；④造成暂时性伤害
	伤害后果严重	G	差错导致患者永久性伤害	①差错已发生；②差错累及患者；③可能造成永久性伤害
		H	差错导致患者生命垂危，需要应用维持生命的措施	①差错已发生；②差错累及患者；③采取必要措施维持患者生命
		I	差错导致患者死亡	①差错已发生；②差错累及患者；③可能是导致患者死亡的直接原因

注：判定条件项中，除B级是同时满足①+②或①+③条件外，其余是指同时满足相应等级的判定条件。

例如：患者，男，15岁，因荨麻疹就医。医师处方氯苯那敏片剂，药师错发成格列苯脲片剂，患者由此导致了低血糖现象，经对症治疗后康复。

分析：此案例中药师确实错发药品（错误已发生），患者确实服用错误，并造成了暂时性伤害（已累及患者），但经过对症治疗后康复（造成暂时性伤害）。该案例满足F级的判定标准，判定为F级错误。

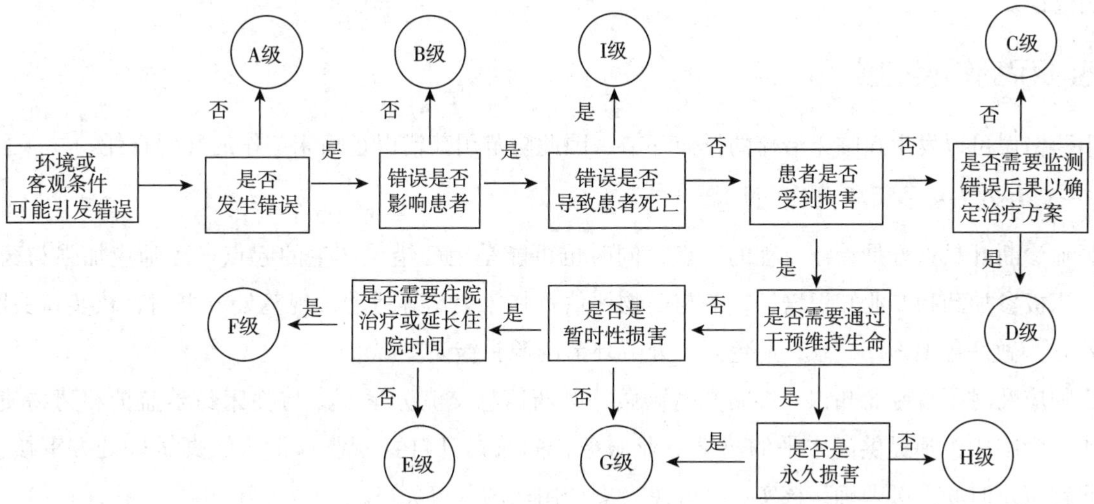

图4－1　用药错误分级判断流程

三、用药错误的类型

用药是一个从医师诊断、处方医嘱，到药品调配、患者治疗、疗效监测、结束治疗的过程，包括治疗效果不佳需要修改治疗方案重新开始治疗的环节。因此，该过程中任何一个环节都可能导致用药错误的发生。用药错误可发生在处方、医嘱、转抄、药品分装、药物混合、配方、发药、药物监测、用药指导、药物应用等环节。医师、药师、护士、患者及其监护人等相关人员的正确操作是保障用药安全的关键。

常见的用药错误包括处方错误、转抄错误、调剂错误、给药错误和其他用药错误等。

（一）处方开具差错

处方差错是指医师处方错误，包括药物选择（基于适应证、禁忌证、已知过敏反应、现有药物治疗情况和其他因素）、剂量、剂型、数量、给药途径、浓度和给药速率等医嘱错误，或者医师开具或者授权开具药物的临床指导不正确；处方或医嘱潦草导致的患者用药差错。

（二）处方转录错误

处方转录错误常见于患者转科、医师口头医嘱等。护士或下级医师通过抄写医嘱或处方，把医嘱传递给其他医护人员时发生的转抄错误。

（三）处方调剂错误

处方调剂错误是药师依据处方或者医嘱在调剂药品过程中发生的错误，包括药品名称、剂型、规格、数量等调剂错误，调剂不合格药品、药品分装错误等。

（四）给药错误

给药错误是护士、患者或患者监护人将药品给予患者的过程中发生的错误，包括药品名称、数量、规格、给药途径、用药时间、给药间隔、治疗疗程等错误以及用药遗漏。

（五）其他用药错误

此外，若患者依从性差、未按照医嘱和（或）药师用药指导用药，临床治疗监测数据有误，未能根据患者症状和实验室检查结果等对药物疗效和毒性作出正确评估并及时采取措施等情况下也容易出现用药错误。

四、用药错误的防范

用药错误可以发生在临床治疗的任何环节，因此防范用药错误是临床工作的共同责任。

（一）开处方环节用药错误的防范

医师诊断开具处方是治疗流程的起点，同时也可能是用药错误产生的起点。医师应加强与药师的沟通，积极参加药物专业知识培训，参与药物评估及临床会诊等活动，规范处方书写，核实口头医嘱、转录处方，做好各项诊疗记录，避免开具处方环节的源头错误。

药师应及时了解专业知识、查阅文献，做好医药信息交流分享，参与临床药学监护和药物使用评估工作，为临床医师提供高水平的药学专业服务，同时提升自身专业水平，认真做好处方审核工作，发现问题应及时联系医师确认核实，把好患者安全用药的首道关口。

（二）药品调配环节用药错误的防范

调剂室应保持干净整洁、有序的整体环境。药师调配时应注意核对处方中药品的所有信息，包括药品名称、剂型、规格、数量、效期及包装完整性等，按处方书写顺序逐一调配处方，严格遵守处方调配制度，尤其是特殊管理药品，避免出现药品调配失误。

练一练4-2

（ ）会影响药师调配质量。

A. 调配期间同时接打电话　　B. 带病工作

C. 因家庭原因情绪不好　　D. 连续加班时间较长

E. 多人调配一张处方

答案解析

（三）药师发药环节用药错误的防范

药师在发药环节，应首先呼叫患者姓名，确保患者与处方患者信息的一致性，避免出现发错药现象；其次应认真核对处方与药品的相符性，包括药品名称、剂型、规格、数量、效期及包装完整性等信息；再次应按照处方书写顺序发放药品，避免漏发、错发药品。此外，发药药师应关注药品分装的标签信息，逐一核对，避免分装错误，同时对有特殊使用要求的药品要有药学专业建议，避免患者出现因药品保管错误导致药品质量问题、因给药途径等错误导致患者用药安全风险问题等。

药爱生命

为了充分利用我国野生植物资源，20世纪60年代初，我国开始对山莨菪植物进行药用研究。青海省产地的茄科植物唐古特山莨菪俗名为樟柳神，与中药商陆之俗名樟柳相仿。曾被误作商陆使用，发生了阿托品样的中毒症状。遵循可持续发展原则，研究人员对该类植物的茎叶进行了科学研究。

在试验过程中，编号为At-2的药物结晶因操作问题崩到研究人员眼睛里，并引起瞳孔明显放大，且持续时间较长。据此对At-2进行了全面系统的研究，并将其与阿托品进行了药理作用的对比。结果表明，At-2的化学结构为6S-羟基莨菪碱，其中枢作用比阿托品弱而外周作用与阿托品相似或稍弱，尤其是抑制腺体分泌的作用比阿托品弱几十倍。根据其来源的植物学名，At-2被命名为山莨菪碱。

1965年4月山莨菪碱第一次进入临床试验，并取得良好的治疗效果，随后山莨菪碱的人工合成获得成功，被命名为654－2，并广泛应用于因微循环障碍导致的多种休克患者。新药氢溴酸山莨菪碱（包括天然品654及合成品654－2）的研究获1982年国家发明二等奖。

药品研发不易，药师更应珍惜前辈心血，提升专业技能和职业素养，促进临床合理用药，让药品更好的服务临床，服务社会。

五、药师在用药错误防范工作中的作用

药师作为药学专业技术人员，是临床防范用药错误、促进安全用药的主力军。药学部门依法制定的并严格要求相关人员执行的各项规章制度，加强了药品管理，规范了工作流程，明确了岗位职责，对防范用药错误、促进临床合理用药有积极的推动作用。

药师了解专业领域前沿知识，能参与药物治疗监控，开展药物评估，为临床医师治疗提供正确的、及时的药物治疗信息及建议。与护士配合完成住院患者的药物治疗，为护士提供有关药物治疗注意事项包括给药时间、静脉滴注速度、药品稀释浓度等多方帮助。临床药师参与查房、会诊等临床活动，协助医师制定适宜的药物治疗方案，能更好地确保药物使用的安全性、有效性、适宜性。

此外，药师熟悉各岗位操作流程，能重点防范处方审核、药品调配、核对发放药品等环节的用药错误，积极联系患者及其家属并对其进行用药指导，针对易误易错环节进行重点安全用药宣传教育，对于提高公众的安全用药意识、预防用药错误有积极的社会意义。

目标检测

答案解析

一、A型题（最佳选择题）

1. 除（　）原因外，药品一经售出，不得退换。
   A. 药品质量不合格
   B. 药品未开封
   C. 症状已控制但未使用的药品
   D. 受药品广告影响购买了不需要的药品
   E. 受病友推荐购买了不适合自己使用的药品
2. 美国国家用药错误报告及预防协调委员会，根据用药错误造成的后果，将用药错误划分为从（　）。
   A. 从1级到5级的五个等级　　B. 从A级到E级的五个等级
   C. 从A级到F级的六个等级　　D. 从1级到9级的九个等级
   E. 从A级到I级的九个等级

二、X型题（多项选择题）

3. 按照《中华人民共和国药品管理法》等有关法律法规要求，对（　）实施特殊管理。
   A. 麻醉药品　　B. 精神药品
   C. 医疗用毒性药品　　D. 放射性药品
   E. 易制毒药品及兴奋剂药品

4. 药师在防范用药错误的工作中应做到（　）。

A. 认真审核处方

B. 积极参与药物评估

C. 做好患者用药教育

D. 保证调剂室环境整洁卫生

E. 严格按照岗位操作规章制度进行操作

书网融合……

重点回顾　　微课　　习题

附录　处方管理办法

第一章　总　则

第一条　为规范处方管理，提高处方质量，促进合理用药，保障医疗安全，根据《执业医师法》、《药品管理法》、《医疗机构管理条例》、《麻醉药品和精神药品管理条例》等有关法律、法规，制定本办法。

第二条　本办法所称处方，是指由注册的执业医师和执业助理医师（以下简称医师）在诊疗活动中为患者开具的、由取得药学专业技术职务任职资格的药学专业技术人员（以下简称药师）审核、调配、核对，并作为患者用药凭证的医疗文书。处方包括医疗机构病区用药医嘱单。

本办法适用于与处方开具、调剂、保管相关的医疗机构及其人员。

第三条　卫生部负责全国处方开具、调剂、保管相关工作的监督管理。

县级以上地方卫生行政部门负责本行政区域内处方开具、调剂、保管相关工作的监督管理。

第四条　医师开具处方和药师调剂处方应当遵循安全、有效、经济的原则。

处方药应当凭医师处方销售、调剂和使用。

第二章　处方管理的一般规定

第五条　处方标准（附件 1）由卫生部统一规定，处方格式由省、自治区、直辖市卫生行政部门（以下简称省级卫生行政部门）统一制定，处方由医疗机构按照规定的标准和格式印制。

第六条　处方书写应当符合下列规则：

（一）患者一般情况、临床诊断填写清晰、完整，并与病历记载相一致。

（二）每张处方限于一名患者的用药。

（三）字迹清楚，不得涂改；如需修改，应当在修改处签名并注明修改日期。

（四）药品名称应当使用规范的中文名称书写，没有中文名称的可以使用规范的英文名称书写；医疗机构或者医师、药师不得自行编制药品缩写名称或者使用代号；书写药品名称、剂量、规格、用法、用量要准确规范，药品用法可用规范的中文、英文、拉丁文或者缩写体书写，但不得使用“遵医嘱”、“自用”等含糊不清字句。

（五）患者年龄应当填写实足年龄，新生儿、婴幼儿写日、月龄，必要时要注明体重。

（六）西药和中成药可以分别开具处方，也可以开具一张处方，中药饮片应当单独开具处方。

（七）开具西药、中成药处方，每一种药品应当另起一行，每张处方不得超过 5 种药品。

（八）中药饮片处方的书写，一般应当按照“君、臣、佐、使”的顺序排列；调剂、煎煮的特殊要求注明在药品右上方，并加括号，如布包、先煎、后下等；对饮片的产地、炮制有特殊要求的，应当在药品名称之前写明。

（九）药品用法用量应当按照药品说明书规定的常规用法用量使用，特殊情况需要超剂量使用时，应当注明原因并再次签名。

（十）除特殊情况外，应当注明临床诊断。

（十一）开具处方后的空白处划一斜线以示处方完毕。

（十二）处方医师的签名式样和专用签章应当与院内药学部门留样备查的式样相一致，不得任意改动，否则应当重新登记留样备案。

第七条　药品剂量与数量用阿拉伯数字书写。剂量应当使用法定剂量单位：重量以克（g）、毫克

(mg)、微克(μg)、纳克(ng)为单位;容量以升(L)、毫升(ml)为单位;国际单位(IU)、单位(U);中药饮片以克(g)为单位。

片剂、丸剂、胶囊剂、颗粒剂分别以片、丸、粒、袋为单位;溶液剂以支、瓶为单位;软膏及乳膏剂以支、盒为单位;注射剂以支、瓶为单位,应当注明含量;中药饮片以剂为单位。

第三章　处方权的获得

第八条　经注册的执业医师在执业地点取得相应的处方权。

经注册的执业助理医师在医疗机构开具的处方,应当经所在执业地点执业医师签名或加盖专用签章后方有效。

第九条　经注册的执业助理医师在乡、民族乡、镇、村的医疗机构独立从事一般的执业活动,可以在注册的执业地点取得相应的处方权。

第十条　医师应当在注册的医疗机构签名留样或者专用签章备案后,方可开具处方。

第十一条　医疗机构应当按照有关规定,对本机构执业医师和药师进行麻醉药品和精神药品使用知识和规范化管理的培训。执业医师经考核合格后取得麻醉药品和第一类精神药品的处方权,药师经考核合格后取得麻醉药品和第一类精神药品调剂资格。

医师取得麻醉药品和第一类精神药品处方权后,方可在本机构开具麻醉药品和第一类精神药品处方,但不得为自己开具该类药品处方。药师取得麻醉药品和第一类精神药品调剂资格后,方可在本机构调剂麻醉药品和第一类精神药品。

第十二条　试用期人员开具处方,应当经所在医疗机构有处方权的执业医师审核、并签名或加盖专用签章后方有效。

第十三条　进修医师由接收进修的医疗机构对其胜任本专业工作的实际情况进行认定后授予相应的处方权。

第四章　处方的开具

第十四条　医师应当根据医疗、预防、保健需要,按照诊疗规范、药品说明书中的药品适应证、药理作用、用法、用量、禁忌、不良反应和注意事项等开具处方。

开具医疗用毒性药品、放射性药品的处方应当严格遵守有关法律、法规和规章的规定。

第十五条　医疗机构应当根据本机构性质、功能、任务,制定药品处方集。

第十六条　医疗机构应当按照经药品监督管理部门批准并公布的药品通用名称购进药品。同一通用名称药品的品种,注射剂型和口服剂型各不得超过2种,处方组成类同的复方制剂1~2种。因特殊诊疗需要使用其他剂型和剂量规格药品的情况除外。

第十七条　医师开具处方应当使用经药品监督管理部门批准并公布的药品通用名称、新活性化合物的专利药品名称和复方制剂药品名称。

医师开具院内制剂处方时应当使用经省级卫生行政部门审核、药品监督管理部门批准的名称。

医师可以使用由卫生部公布的药品习惯名称开具处方。

第十八条　处方开具当日有效。特殊情况下需延长有效期的,由开具处方的医师注明有效期限,但有效期最长不得超过3天。

第十九条　处方一般不得超过7日用量;急诊处方一般不得超过3日用量;对于某些慢性病、老年病或特殊情况,处方用量可适当延长,但医师应当注明理由。

医疗用毒性药品、放射性药品的处方用量应当严格按照国家有关规定执行。

第二十条　医师应当按照卫生部制定的麻醉药品和精神药品临床应用指导原则,开具麻醉药品、第一类精神药品处方。

第二十一条　门（急）诊癌症疼痛患者和中、重度慢性疼痛患者需长期使用麻醉药品和第一类精神药品的，首诊医师应当亲自诊查患者，建立相应的病历，要求其签署《知情同意书》。

病历中应当留存下列材料复印件：

（一）二级以上医院开具的诊断证明；

（二）患者户籍簿、身份证或者其他相关有效身份证明文件；

（三）为患者代办人员身份证明文件。

第二十二条　除需长期使用麻醉药品和第一类精神药品的门（急）诊癌症疼痛患者和中、重度慢性疼痛患者外，麻醉药品注射剂仅限于医疗机构内使用。

第二十三条　为门（急）诊患者开具的麻醉药品注射剂，每张处方为一次常用量；控缓释制剂，每张处方不得超过7日常用量；其他剂型，每张处方不得超过3日常用量。

第一类精神药品注射剂，每张处方为一次常用量；控缓释制剂，每张处方不得超过7日常用量；其他剂型，每张处方不得超过3日常用量。哌醋甲酯用于治疗儿童多动症时，每张处方不得超过15日常用量。

第二类精神药品一般每张处方不得超过7日常用量；对于慢性病或某些特殊情况的患者，处方用量可以适当延长，医师应当注明理由。

第二十四条　为门（急）诊癌症疼痛患者和中、重度慢性疼痛患者开具的麻醉药品、第一类精神药品注射剂，每张处方不得超过3日常用量；控缓释制剂，每张处方不得超过15日常用量；其他剂型，每张处方不得超过7日常用量。

第二十五条　为住院患者开具的麻醉药品和第一类精神药品处方应当逐日开具，每张处方为1日常用量。

第二十六条　对于需要特别加强管制的麻醉药品，盐酸二氢埃托啡处方为一次常用量，仅限于二级以上医院内使用；盐酸哌替啶处方为一次常用量，仅限于医疗机构内使用。

第二十七条　医疗机构应当要求长期使用麻醉药品和第一类精神药品的门（急）诊癌症患者和中、重度慢性疼痛患者，每3个月复诊或者随诊一次。

第二十八条　医师利用计算机开具、传递普通处方时，应当同时打印出纸质处方，其格式与手写处方一致；打印的纸质处方经签名或者加盖签章后有效。药师核发药品时，应当核对打印的纸质处方，无误后发给药品，并将打印的纸质处方与计算机传递处方同时收存备查。

第五章　处方的调剂

第二十九条　取得药学专业技术职务任职资格的人员方可从事处方调剂工作。

第三十条　药师在执业的医疗机构取得处方调剂资格。药师签名或者专用签章式样应当在本机构留样备查。

第三十一条　具有药师以上专业技术职务任职资格的人员负责处方审核、评估、核对、发药以及安全用药指导；药士从事处方调配工作。

第三十二条　药师应当凭医师处方调剂处方药品，非经医师处方不得调剂。

第三十三条　药师应当按照操作规程调剂处方药品：认真审核处方，准确调配药品，正确书写药袋或粘贴标签，注明患者姓名和药品名称、用法、用量，包装；向患者交付药品时，按照药品说明书或者处方用法，进行用药交待与指导，包括每种药品的用法、用量、注意事项等。

第三十四条　药师应当认真逐项检查处方前记、正文和后记书写是否清晰、完整，并确认处方的合法性。

第三十五条　药师应当对处方用药适宜性进行审核，审核内容包括：

（一）规定必须做皮试的药品，处方医师是否注明过敏试验及结果的判定；

（二）处方用药与临床诊断的相符性；

（三）剂量、用法的正确性；

（四）选用剂型与给药途径的合理性；

（五）是否有重复给药现象；

（六）是否有潜在临床意义的药物相互作用和配伍禁忌；

（七）其它用药不适宜情况。

第三十六条　药师经处方审核后，认为存在用药不适宜时，应当告知处方医师，请其确认或者重新开具处方。

药师发现严重不合理用药或者用药错误，应当拒绝调剂，及时告知处方医师，并应当记录，按照有关规定报告。

第三十七条　药师调剂处方时必须做到“四查十对”：查处方，对科别、姓名、年龄；查药品，对药名、剂型、规格、数量；查配伍禁忌，对药品性状、用法用量；查用药合理性，对临床诊断。

第三十八条　药师在完成处方调剂后，应当在处方上签名或者加盖专用签章。

第三十九条　药师应当对麻醉药品和第一类精神药品处方，按年月日逐日编制顺序号。

第四十条　药师对于不规范处方或者不能判定其合法性的处方，不得调剂。

第四十一条　医疗机构应当将本机构基本用药供应目录内同类药品相关信息告知患者。

第四十二条　除麻醉药品、精神药品、医疗用毒性药品和儿科处方外，医疗机构不得限制门诊就诊人员持处方到药品零售企业购药。

第六章　监督管理

第四十三条　医疗机构应当加强对本机构处方开具、调剂和保管的管理。

第四十四条　医疗机构应当建立处方点评制度，填写处方评价表（附件 2），对处方实施动态监测及超常预警，登记并通报不合理处方，对不合理用药及时予以干预。

第四十五条　医疗机构应当对出现超常处方 3 次以上且无正当理由的医师提出警告，限制其处方权；限制处方权后，仍连续 2 次以上出现超常处方且无正当理由的，取消其处方权。

第四十六条　医师出现下列情形之一的，处方权由其所在医疗机构予以取消：

（一）被责令暂停执业；

（二）考核不合格离岗培训期间；

（三）被注销、吊销执业证书；

（四）不按照规定开具处方，造成严重后果的；

（五）不按照规定使用药品，造成严重后果的；

（六）因开具处方牟取私利。

第四十七条　未取得处方权的人员及被取消处方权的医师不得开具处方。未取得麻醉药品和第一类精神药品处方资格的医师不得开具麻醉药品和第一类精神药品处方。

第四十八条　除治疗需要外，医师不得开具麻醉药品、精神药品、医疗用毒性药品和放射性药品处方。

第四十九条　未取得药学专业技术职务任职资格的人员不得从事处方调剂工作。

第五十条　处方由调剂处方药品的医疗机构妥善保存。普通处方、急诊处方、儿科处方保存期限为 1 年，医疗用毒性药品、第二类精神药品处方保存期限为 2 年，麻醉药品和第一类精神药品处方保存期限为 3 年。

处方保存期满后，经医疗机构主要负责人批准、登记备案，方可销毁。

第五十一条　医疗机构应当根据麻醉药品和精神药品处方开具情况，按照麻醉药品和精神药品品种、规格对其消耗量进行专册登记，登记内容包括发药日期、患者姓名、用药数量。专册保存期限为3年。

第五十二条　县级以上地方卫生行政部门应当定期对本行政区域内医疗机构处方管理情况进行监督检查。

县级以上卫生行政部门在对医疗机构实施监督管理过程中，发现医师出现本办法第四十六条规定情形的，应当责令医疗机构取消医师处方权。

第五十三条　卫生行政部门的工作人员依法对医疗机构处方管理情况进行监督检查时，应当出示证件；被检查的医疗机构应当予以配合，如实反映情况，提供必要的资料，不得拒绝、阻碍、隐瞒。

第七章　法律责任

第五十四条　医疗机构有下列情形之一的，由县级以上卫生行政部门按照《医疗机构管理条例》第四十八条的规定，责令限期改正，并可处以5000元以下的罚款；情节严重的，吊销其《医疗机构执业许可证》：

（一）使用未取得处方权的人员、被取消处方权的医师开具处方的；

（二）使用未取得麻醉药品和第一类精神药品处方资格的医师开具麻醉药品和第一类精神药品处方的；

（三）使用未取得药学专业技术职务任职资格的人员从事处方调剂工作的。

第五十五条　医疗机构未按照规定保管麻醉药品和精神药品处方，或者未依照规定进行专册登记的，按照《麻醉药品和精神药品管理条例》第七十二条的规定，由设区的市级卫生行政部门责令限期改正，给予警告；逾期不改正的，处5000元以上1万元以下的罚款；情节严重的，吊销其印鉴卡；对直接负责的主管人员和其他直接责任人员，依法给予降级、撤职、开除的处分。

第五十六条　医师和药师出现下列情形之一的，由县级以上卫生行政部门按照《麻醉药品和精神药品管理条例》第七十三条的规定予以处罚：

（一）未取得麻醉药品和第一类精神药品处方资格的医师擅自开具麻醉药品和第一类精神药品处方的；

（二）具有麻醉药品和第一类精神药品处方医师未按照规定开具麻醉药品和第一类精神药品处方，或者未按照卫生部制定的麻醉药品和精神药品临床应用指导原则使用麻醉药品和第一类精神药品的；

（三）药师未按照规定调剂麻醉药品、精神药品处方的。

第五十七条　医师出现下列情形之一的，按照《执业医师法》第三十七条的规定，由县级以上卫生行政部门给予警告或者责令暂停六个月以上一年以下执业活动；情节严重的，吊销其执业证书。

（一）未取得处方权或者被取消处方权后开具药品处方的；

（二）未按照本办法规定开具药品处方的；

（三）违反本办法其他规定的。

第五十八条　药师未按照规定调剂处方药品，情节严重的，由县级以上卫生行政部门责令改正、通报批评，给予警告；并由所在医疗机构或者其上级单位给予纪律处分。

第五十九条　县级以上地方卫生行政部门未按照本办法规定履行监管职责的，由上级卫生行政部门责令改正。

第八章　附　则

第六十条　乡村医生按照《乡村医生从业管理条例》的规定，在省级卫生行政部门制定的乡村医生基本用药目录范围内开具药品处方。

第六十一条　本办法所称药学专业技术人员，是指按照卫生部《卫生技术人员职务试行条例》规定，取得药学专业技术职务任职资格人员，包括主任药师、副主任药师、主管药师、药师、药士。

第六十二条　本办法所称医疗机构，是指按照《医疗机构管理条例》批准登记的从事疾病诊断、治疗活动的医院、社区卫生服务中心（站）、妇幼保健院、卫生院、疗养院、门诊部、诊所、卫生室（所）、急救中心（站）、专科疾病防治院（所、站）以及护理院（站）等医疗机构。

第六十三条　本办法自2007年5月1日起施行。《处方管理办法（试行）》（卫医发［2004］269号）和《麻醉药品、精神药品处方管理规定》（卫医法［2005］436号）同时废止。

附件1　处方标准

一、处方内容

1. 前记：包括医疗机构名称、费别、患者姓名、性别、年龄、门诊或住院病历号，科别或病区和床位号、临床诊断、开具日期等。可添列特殊要求的项目。

麻醉药品和第一类精神药品处方还应当包括患者身份证明编号，代办人姓名、身份证明编号。

2. 正文：以Rp或R（拉丁文Recipe“请取”的缩写）标示，分列药品名称、剂型、规格、数量、用法用量。

3. 后记：医师签名或者加盖专用签章，药品金额以及审核、调配，核对、发药药师签名或者加盖专用签章。

二、处方颜色

1. 普通处方的印刷用纸为白色。
2. 急诊处方印刷用纸为淡黄色，右上角标注“急诊”。
3. 儿科处方印刷用纸为淡绿色，右上角标注“儿科”。
4. 麻醉药品和第一类精神药品处方印刷用纸为淡红色，右上角标注“麻、精一”。
5. 第二类精神药品处方印刷用纸为白色，右上角标注“精二”。

附件2　处方评价表

医疗机构名称：

填表人：　　　　填表日期：

表1

序号	处方日期（年月日）	年龄（岁）	药品品种	抗菌药（0/1）	注射剂（0/1）	基本药物品种数	药品通用名数	处方金额	诊断
1									
2									
3									
4									
5									
6									
7									
8									

续表

序号	处方日期（年月日）	年龄（岁）	药品品种	抗菌药（0/1）	注射剂（0/1）	基本药物品种数	药品通用名数	处方金额	诊断
9									
10									
11									
12									
13									
14									
15									
16									
17									
18									
19									
20									
21									
22									
23									
24									
25									
26									
27									
28									
29									
30									
总计			A =	C =	E =	G =	I =	K =	
平均			B =					L =	
%				D =	F =	H =	J =		

注：有 =1　无 =0；结果保留小数点后一位。

A：用药品种总数；

B：平均每张处方用药品种数 = A/30；

C：使用抗菌药的处方数；

D：抗菌药使用百分率 = C/30；

E：使用注射剂的处方数；

F：注射剂使用百分率 = E/30；

G：处方中基本药物品种总数；

H：基本药物占处方用药的百分率 = G/A；

I：处方中使用药品通用名总数；

J：药品通用名占处方用药的百分率 =I/A；

K：处方总金额；

L：平均每张处方金额 =K/30。

表2

序号	就诊时间（分钟）	发药交待时间（秒）	处方用药品种数	实发处方药品数	标签标示完整的药品数	患者是否了解全部处方药用法（0/1）
1						
2						
3						
4						
5						
6						
7						
8						
9						
10						
11						
12						
13						
14						
15						
16						
17						
18						
19						
20						
21						
22						
23						
24						
25						
26						
27						
28						
29						
30						
总计			C =	D =	F =	H =
平均	A =	B =				
%				E =	G =	I =

注：是 = 1　否 = 0。

A：患者平均就诊时间

B：患者取药时药师平均发药交待时间

C：处方用药品种总数

D：按处方实际调配药品数

E：按处方实际调配药品的百分率 = D/C

F：标签标示完整的药品数

G：药品标示完整的百分率 = F/D

H：能正确回答全部处方药用法的例数

I：患者了解正确用法的百分率 = H/30

表3

综合评价指标	本机构数	本地区平均数
每次就诊平均用药品种数		
就诊使用抗菌药的百分率	%	%
就诊使用注射剂的百分率	%	%
基本药物占处方用药的百分率	%	%
通用名药品占处方用药的百分率	%	%
平均处方金额	%	%
平均就诊时间	分钟	分钟
平均发药交待时间	秒	秒
按处方实际调配药品的百分率	%	%
药品标示完整的百分率	%	%
患者了解正确用法的百分率	%	%
有无本机构处方集和基本药物目录	有/无	

意见：

签名：

处方评价及填表说明：

1. 处方评价表是对医疗机构合理用药、处方管理、费用控制等情况实施的综合评价，可以由医疗机构对本机构药事管理整体情况实施评价，也可以对一名或者多名医师处方情况实施评价。卫生行政部门在对医疗机构实施监督管理过程中，也可以使用处方评价表对医疗机构药事管理情况实施评价。

2. 对本地区医疗机构实施群体评价时，可以在各医疗机构某一时段所有处方中随机抽取30例（张）处方进行分析评价；对某个医疗机构或者科室、医师的处方实施评价、比较时，应当随机抽取100例（张）处方进行分析评价。各医疗机构和各地卫生行政部门可以根据本机构和本地区实际情况，在处方评价表的基础上适当进行调整。

3. 表1中“药品品种”、“抗菌药（0/1）”、“注射剂（0/1）”、“基本药物品种数”“药品通用名数”、“处方金额”均为每张处方的数据，其中，“基本药物品种数”为国家或者本省基本药物目录中的药物品种。

4. 填写表2时，可以从门诊取药患者中随机选取30位，由调查人员现场填写。

5. 表3中“本地区平均数”是指本地市或者本省医疗机构各项指标的平均值，计算方法为：随机抽取本地区10—20家医院，处方总量不少于600例（张）的平均值，即抽取10家医院时，每家医院随机抽取不少于60例（张）处方，抽取20家医院时，每家医院随机抽取不少于30例（张）处方。“意见”栏由医疗机构药事管理委员会或者卫生行政部门组织的药学专家，根据各项评价指标对医疗机构药事管理或者医师处方情况提出意见、建议，某项指标严重超常时，应当提出预警信息。

参考文献

［1］国家药品监督管理局执业药师资格认证中心．中药学综合知识与技能［M］．北京：中国医药科技出版社，2020.

［2］国家药品监督管理局执业药师资格认证中心．药学综合知识与技能［M］．北京：中国医药科技出版社，2020.

［3］张晓乐．现代调剂学［M］．北京：北京大学医学出版社，2011.

［4］黄欣碧，傅红．中药调剂技术［M］．北京：中国医药科技出版社，2021.

［5］胡晋红．医院药学［M］.3 版．上海：第二军医大学出版社，2010.

［6］杨长青．医院药学［M］．北京：中国医院科技出版社，2019.

［7］王玉琴，李玉珍，甄建存．医院药师基本技能与实践［M］．北京：人民卫生出版社，2013.

［8］吴永佩，颜青，张健，等．全国静脉用药集中调配工作模式与验收管理培训教材［M］．北京：科学技术文献出版社，2016.

［9］翟华强，黄晖，郑占虎．实用中药临床调剂技术［M］．北京：人民卫生出版社，2011.

［10］蒋爱品．中药调剂技术［M］．北京：中国中医药出版社，2016.

［11］区门秀．药品调剂技术［M］．北京：人民卫生出版社，2015.

［12］陈洁忠．药品调剂技术［M］．郑州：郑州大学出版社，2021.

［13］陈地龙，张庆．药学服务实务［M］．北京：中国医药科技出版社，2017.